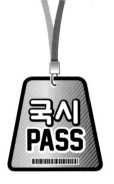

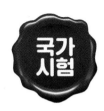

국가
시험

보건의료인 국가시험 한번에 합격하기

[전면 개정판]

영양사

NUTRITIONIST

실전 모의고사

조은진 편저

씨마스

머리말

서구화된 식습관으로 인한 질병 증가와 웰빙을 추구하는 삶에 대한 관심 고조로 영양사의 역할은 날로 그 중요성이 증가되고 있습니다.

잘못된 식습관에 기인한 질병의 치료와 예방뿐만 아니라 건강한 삶의 연장을 위한 각종 연구에도 영양사가 참여함으로써 교육, 급식시설, 연구소, 공공기관, 보건소 등 그 수요와 활동 영역은 더욱 넓어질 것으로 예상됩니다.

이 책은 세상으로 나가 여러분의 꿈을 마음껏 펼칠 관문을 잘 통과하기 위한 밑거름이 되고자 심혈을 기울여 구성했습니다.

다양한 문제와 자세한 해설을 통해 꼭 알아야 할 필수 내용들을 정리하여 오랜 시간 갈고 닦은 실력을 마무리하고 확고히 하는 데 도움이 되도록 하였습니다.

여러분 모두 합격의 기쁨과 목표에 한걸음 더 나아가길 진심으로 기원하며, 이 책을 통해 저에게 새로운 꿈을 가질 수 있도록 해주신 씨마스 이미래 대표님과 많은 도움을 주신 임직원 여러분께 깊이 감사드립니다.

저자 조은진

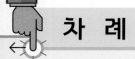

차 례

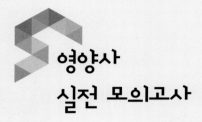

영양사
실전 모의고사

	[문제]	[해답]
머리말	3	
영양사 국가시험 안내	6	
출제범위	10	

제1회 영양사 실전 모의고사

		[문제]	[해답]
1교시	1. 영양학 및 생화학(60)	18	310
	2. 영양교육, 식사요법 및 생리학(60)	34	
2교시	1. 식품학 및 조리원리(40)	50	322
	2. 급식, 위생 및 관계법규(60)	60	

제2회 영양사 실전 모의고사

		[문제]	[해답]
1교시	1. 영양학 및 생화학(60)	78	333
	2. 영양교육, 식사요법 및 생리학(60)	94	
2교시	1. 식품학 및 조리원리(40)	111	344
	2. 급식, 위생 및 관계법규(60)	121	

	[문제]	[해답]

제3회 영양사 실전 모의고사

1교시 1. 영양학 및 생화학(60) 138 355

2. 영양교육, 식사요법 및 생리학(60) 153

2교시 1. 식품학 및 조리원리(40) 170 366

2. 급식, 위생 및 관계법규(60) 180

제4회 영양사 실전 모의고사

1교시 1. 영양학 및 생화학(60) 196 378

2. 영양교육, 식사요법 및 생리학(60) 212

2교시 1. 식품학 및 조리원리(40) 229 389

2. 급식, 위생 및 관계법규(60) 239

제5회 영양사 실전 모의고사

1교시 1. 영양학 및 생화학(60) 254 399

2. 영양교육, 식사요법 및 생리학(60) 269

2교시 1. 식품학 및 조리원리(40) 286 410

2. 급식, 위생 및 관계법규(60) 295

영양사 국가시험 안내

※ 해당 국가시험에 대한 정확한 정보는 한국보건의료인국가시험원에서 확인하시기 바랍니다.

📍시험일정

구분		일정	비고
응시원서 접수	기간	인터넷 접수: 9월 중순 8일간 다만, 외국대학 졸업자로 응시자격 확인서류를 제출하여야 하는 자는 접수기간 내에 반드시 국시원(1층 고객지원센터)에 방문하여 서류확인 후 접수 가능함	[응시수수료] 98,000원 [접수시간] 인터넷접수: 해당 시험 직종 원서접수 시작일 09:00부터 접수 마감일 18:00까지
	장소	인터넷 접수: 국시원 홈페이지 [원서접수] 메뉴	
응시표 출력기간		시험장 공고일 이후부터 출력 가능	
시험시행	일시	12월 하순 토요일	[응시자 준비물] 응시표, 신분증, 필기도구 지참(컴퓨터용 흑색 수성사인펜은 지급함) ※ 식수(생수)는 제공하지 않습니다.
	장소	[국시원 홈페이지] - [시험안내] - [영양사] - [시험장소(필기/실기)]	
최종 합격자 발표	일시	1월 초순	휴대전화번호가 기입된 경우에 한하여 SMS 통보
	장소	• 국시원 홈페이지 [합격자조회] 메뉴 • 자동응답전화: 060-700-2353	

📍응시자격

1. 2016년 3월 1일 이후 입학자

일정
국민영양관리법 제15조 ① 영양사가 되고자 하는 사람은 다음 각 호의 어느 하나에 해당하는 사람으로서 영양사 국가시험에 합격한 후 보건복지부장관의 면허를 받아야 한다. 　1.「고등교육법」에 따른 대학, 산업대학, 전문대학 또는 방송통신대학에서 식품학 또는 영양학을 전공한 자로서 교과목 및 학점이수 등에 관하여 보건복지부령으로 정하는 요건을 갖춘 사람 **국민영양관리법 시행규칙 제7조** ① 법 제15조제1항제1호에서 "보건복지부령으로 정하는 요건을 갖춘 사람"이란 별표 1에 따른 교과목 및 학점을 이수하고, 별표 1의2에 따른 학과 또는 학부(전공)를 졸업한 사람 및 제8조에 따른 영양사 국가시험의 응시일로부터 3개월 이내에 졸업이 예정된 사람을 말한다. 이 경우 졸업이 예

정된 사람은 그 졸업예정시기에 별표 1에 따른 교과목 및 학점을 이수하고, 별표 1의2에 따른 학과 또는 학부(전공)를 졸업하여야 한다.

다음 각 호에 모두 해당하는 자가 응시할 수 있습니다.
(1) 다음의 학과 또는 학부(전공) 중 1가지
  가. 학과: 영양학과, 식품영양학과, 영양식품학과
  나. 학부(전공): 식품학, 영양학, 식품영양학, 영양식품학
  ※ 학칙에 의거한 '학과명' 또는 '학부의 전공명'이어야 하며, 위와 명칭이 상이한 경우 반드시 담당자 확인 요망 (1544-4244)
(2) 교과목(학점) 이수: '영양관련 교과목 이수증명서'로 교과목(학점) 확인 가능
                (국시원 홈페이지 [시험안내 홈]-[영양사 시험선택]-[서식모음 7.] 첨부파일 참조)
  가. 영양관련 교과목 이수증명서에 따른 18과목 52학점을 전공(필수 또는 선택)과목으로 이수해야 함
  나. 2016년 3월 1일 이후 영양사 현장실습 교과목 이수 시 80시간 이상(2주 이상), 영양사가 배치된 집단급식소, 의료기관, 보건소 등에서 현장 실습하여야 함
  다. 법정과목과 그에 해당하는 유사인정과목은 동일한 과목이므로, 여러 개 이수해도 1개 과목 이수로만 인정 (단, 학점은 합산 가능)

2. 2010년 5월 23일 이후 ~ 2016년 2월 29일 입학자

응시자격 관련법령
국민영양관리법 제15조 ① 영양사가 되고자 하는 사람은 다음 각 호의 어느 하나에 해당하는 사람으로서 영양사 국가시험에 합격한 후 보건복지부장관의 면허를 받아야 한다. 　1.「고등교육법」에 따른 대학, 산업대학, 전문대학 또는 방송통신대학에서 식품학 또는 영양학을 전공한 자로서 교과목 및 학점이수 등에 관하여 보건복지부령으로 정하는 요건을 갖춘 사람 **국민영양관리법 시행규칙 제7조** ① 법 제15조제1항 제1호에서 "교과목 및 학점이수 등에 관하여 보건복지부령으로 정하는 요건을 갖춘 사람"이란 별표 1에 따른 교과목 및 학점을 이수하고 졸업한 사람 및 제8조에 따른 영양사 국가시험의 응시일로부터 3개월 이내에 졸업이 예정된 사람을 말한다. 이 경우 졸업이 예정된 사람은 그 졸업예정시기에 별표 1에 따른 교과목 및 학점을 이수하고 졸업하여야 한다.

다음 각 호에 모두 해당하는 자가 응시할 수 있습니다.

(1) 식품학 또는 영양학 전공: 식품학, 영양학, 식품영양학, 영양식품학 중 1가지

　※ 학칙에 의거한 '전공명'이어야 하며, 위와 명칭이 상이한 경우 반드시 담당자 확인 요망(1544-4244)

(2) 교과목(학점) 이수: '영양관련 교과목 이수증명서'로 교과목(학점) 확인 가능

　　　　　(국시원 홈페이지 [시험안내 홈]-[영양사 시험선택]-[서식모음 7.] 첨부파일 참조)

　가. 영양관련 교과목 이수증명서에 따른 18과목 52학점을 전공(필수 또는 선택)과목으로 이수해야 함

　나. 2016년 3월 1일 이후 영양사 현장실습 교과목 이수 시 80시간 이상(2주 이상), 영양사가 배치된 집
　　　단급식소, 의료기관, 보건소 등에서 현장 실습하여야 함

　다. 법정과목과 그에 해당하는 유사인정과목은 동일한 과목이므로, 여러 개 이수해도 1개 과목 이
　　　수로만 인정(단, 학점은 합산 가능)

3. 2010년 5월 23일 이전 입학자

※ 2010년 5월 23일 이전 「고등교육법」에 따른 학교에 입학한 자로서 종전의 규정에 따라 응시자격
을 갖춘 자는 「국민영양관리법」 제15조 제1항 및 동법 시행규칙 제7조 제1항의 개정규정에도 불
구하고 시험에 응시할 수 있습니다. 다음에 해당하는 자가 응시할 수 있습니다.

　– 식품학 또는 영양학 전공: 식품학, 영양학, 식품영양학, 영양식품학 중 1가지

※ 학칙에 의거한 '전공명'이어야 하며, 위와 명칭이 상이한 경우 반드시 담당자 확인 요망 (1544-4244)

4. 국내대학 졸업자가 아닌 경우

다음 각 호의 어느 하나에 해당하는 자가 응시할 수 있습니다.

(1) 외국에서 영양사면허를 받은 사람

(2) 외국의 영양사 양성학교 중 보건복지부장관이 인정하는 학교를 졸업한 사람

※ 다음 각 호의 어느 하나에 해당하는 자는 응시할 수 없습니다.

(1) 「정신건강증진 및 정신질환자 복지서비스 지원에 관한 법률」 제3조제1호에 따른 정신질환자.
　　다만, 전문의가 영양사로서 적합하다고 인정하는 사람은 그러하지 아니하다.

(2) 「감염병의 예방 및 관리에 관한 법률」 제2조제13호에 따른 감염병환자 중 보건복지부령으로 정하는 사람

(3) 마약·대마 또는 향정신성의약품 중독자

(4) 영양사 면허의 취소처분을 받고 그 취소된 날부터 1년이 지나지 아니한 자

🔶 시험과목

시험과목수	문제수	배점	총점	문제형식
4	220	1점/1문제	220점	객관식 5지선다형

시험시간표

교시	시험과목(문제수)	교시별 문제수	시험형식	입장시간	시험시간
1	1. 영양학 및 생화학(60) 2. 영양교육, 식사요법 및 생리학(60)	120	객관식	~08:30	09:00~10:40(100분)
2	1. 식품학 및 조리원리(40) 2. 급식, 위생 및 관계법규(60)	100		~11:00	11:10~12:35(85분)

※식품·영양 관계법규 : 「식품위생법」, 「학교급식법」, 「국민건강증진법」, 「국민영양관리법」, 「농수산물의 원산지 표시에 관한 법률」과 그 시 행령 및 시행규칙

합격기준

(1) 합격자 결정은 전 과목 총점의 60퍼센트 이상, 매 과목 만점의 40퍼센트 이상 득점한 자를 합격자 로 합니다.
(2) 응시자격이 없는 것으로 확인된 경우에는 합격자 발표 이후에도 합격을 취소합니다.

응시자격 자가진단

(1) 정의: 법정과목 이수 및 경력 확인을 통해 응시가 가능한 직종의 응시자격을 응시(예정)자가 스스 로 확인 점검하여 시험에 응시함(합격 후 면허발급 신청 시 응시자격 구비서류 한 번만 제출)
(2) 대상 직종: 영양사, 의무기록사, 안경사(경력), 1급 응급구조사(경력), 위생사, 한약사, 의지·보조기 기사, 보건교육사 1, 2, 3급, 1·2급 언어재활사

연도별 합격률

횟수	시험시행일	응시인원	합격인원	합격률(%)
31	2008. 2. 3	8,340	4,416	52.9
32	2009. 2. 8	8,117	3,523	43.4
33	2010. 1. 31	8,677	5,494	63.3
34	2011. 1. 28	7,274	4,141	56.9
35	2012. 2. 5	7,252	4,018	55.4
36	2013. 2. 3	7,487	4,139	55.3
37	2014. 2. 9	7,690	4,998	65.0
38	2015. 2. 1	7,250	4,636	63.9
39	2016. 1. 31	6,892	4,041	58.6
40	2017. 2. 4	6,998	4,504	64.4
41	2017. 12. 23	6,888	4,458	64.7
42	2018. 12. 22	6,464	4,509	69.8
43	2019. 12. 21	6,411	3,522	54.9

출제범위

시험직종	영양사		적용기간	2019년도 제43회 부터~별도 공지 시 까지	
직무내용	영양사는 개인/단체/지역사회를 대상으로 질병예방과 건강증진을 위하여 급식관리 및 영양서비스를 수행하는 전문인이자 국민의 생명, 건강 및 다중의 보건위생을 다루는 보건전문 인력임				
시험형식	객관식(5지 선다형)	문제수(배점)	220문제(1점/1문제)	시험시간	185분

시험과목	분야	영역	세부영역
1. 영양학 및 생화학	1. 영양학 및 생화학	1. 개요	1. 영양섭취기준, 영양섭취실태, 영양밀도, 영양과 성장, 영양표시, 세포의 구조와 기능
		2. 탄수화물 영양	1. 탄수화물의 소화, 흡수
			2. 혈당조절
			3. 탄수화물의 생리적 기능
			4. 탄수화물 섭취기준, 급원, 탄수화물 섭취 관련 문제
			5. 식이섬유
		3. 탄수화물 대사	1. 해당작용, TCA 회로, 전자전달계, 오탄당인산회로
			2. 포도당 신생
			3. 글리코겐 대사
		4. 지질 영양	1. 지질의 소화, 흡수
			2. 지질의 운반
			3. 지질의 생리적 기능
			4. 지질 섭취기준, 급원, 지질 섭취 관련 문제
		5. 지질 대사	1. 중성지방 대사
			2. 케톤체 대사
			3. 콜레스테롤 대사
		6. 단백질 영양	1. 단백질의 소화, 흡수
			2. 단백질의 생리적 기능
			3. 단백질의 질 평가
			4. 단백질 섭취기준, 급원, 단백질 섭취 관련 문제
		7. 아미노산 및 단백질 대사	1. 아미노산의 대사
			2. 질소 배설
			3. 핵산
			4. 단백질 생합성, 유전자 발현
			5. 효소

			1. 에너지 필요량
		8. 에너지 대사	2. 에너지 섭취기준, 에너지 섭취 관련 문제
			3. 에너지 대사의 통합적 조절
			4. 알코올 대사
			1. 지용성 비타민 종류, 기능
		9. 지용성 비타민	2. 지용성 비타민의 흡수, 대사
			3. 지용성 비타민 결핍, 과잉
			4. 지용성 비타민의 섭취기준, 급원
			1. 수용성 비타민 종류, 기능
		10. 수용성 비타민	2. 수용성 비타민의 흡수, 대사
			3. 수용성 비타민 결핍, 과잉
			4. 수용성 비타민의 섭취기준, 급원
			1. 다량무기질 종류, 기능
		11. 다량무기질	2. 다량무기질 흡수, 대사
			3. 다량무기질 결핍, 과잉
			4. 다량무기질의 섭취기준, 급원
			1. 미량무기질 종류, 기능
		12. 미량무기질	2. 미량무기질의 흡수, 대사
			3. 미량무기질 결핍, 과잉
			4. 미량무기질의 섭취기준, 급원
		13. 수분	1. 수분의 기능
			2. 인체 수분 균형, 필요량
	2. 생애주기영양학		1. 임신기의 생리적 특성
			2. 임신기의 영양관리
		1. 임신기, 수유기 영양	3. 임신부 영양관련 문제
			4. 수유기의 생리적 특성
			5. 수유기 영양관련 문제
			1. 영아기의 생리적 특성
			2. 영아기의 영양관리
		2. 영아기, 유아기(학령전기) 영양	3. 이유기의 영양관리
			4. 영아기 영양관련 문제
			5. 유아기(학령전기)의 생리적 특성, 영양관리
			6. 유아기(학령전기) 영양관련 문제

			1. 학령기의 생리적 특성, 영양관리
		3. 학령기, 청소년기 영양	2. 학령기 영양관련 문제
			3. 청소년기의 생리적 특성, 영양관리
			4. 청소년기 영양관련 문제
			1. 성인기의 생리적 특성, 영양관리
		4. 성인기, 노인기 영양	2. 성인기 영양관련 문제
			3. 노인기의 생리적 특성, 영양관리
			4. 노인기 영양관련 문제
		5. 운동과 영양	1. 운동 시 에너지 대사, 영양관리
2. 영양교육, 식사요법 및 생리학	1. 영양교육	1. 영양교육과 사업의 요구도 진단	1. 영양교육과 지역사회사업의 요구도 진단 과정
		2. 영양교육과 사업의 이론 및 활용	1. 영양교육의 이론 및 활용
			2. 지역사회영양사업의 이론 및 활용
		3. 영양교육과 사업의 과정	1. 영양교육과 사업의 계획 및 실행
			2. 영양교육과 사업의 평가
		4. 영양교육의 방법 및 매체 활용	1. 영양교육의 방법
			2. 영양교육의 매체 활용
		5. 영양상담	1. 영양상담
		6. 영양정책과 관련기구	1. 영양정책
			2. 영양행정기구 역할
		7. 영양교육과 사업의 실제	1. 영양교육 실행 시 교수학습 과정안 작성 및 활용
			2. 지역사회 영양사업의 실제
	2. 식사요법 및 생리학	1. 영양관리과정	1. 영양관리과정(NCP)의 개념
			2. 영양판정과 영양검색
		2. 병원식과 영양지원	1. 식단계획과 식품교환표
			2. 병원식
			3. 영양지원
		3. 위장관질환의 영양관리	1. 위장관의 기능과 소화흡수
			2. 식도질환의 영양관리
			3. 위질환의 영양관리
			4. 장질환의 영양관리

			1. 간, 담도계, 췌장의 기능과 영양대사
		4. 간, 담도계, 췌장 질환의 영양관리	2. 간 및 담도계 질환의 영양관리
			3. 췌장질환의 영양관리
			1. 비만의 영양관리
		5. 체중조절과 영양관리	2. 저체중의 영양관리
			3. 대사증후군의 영양관리
			1. 당뇨병의 분류
		6. 당뇨병의 영양관리	2. 당뇨병의 대사
			3. 당뇨병의 합병증과 관리
			4. 당뇨병의 영양관리
			1. 심혈관계의 생리
		7. 심혈관계 질환의 영양관리	2. 심혈관계 질환의 영양관리
			3. 뇌혈관질환의 영양관리
			1. 콩팥의 구조와 기능
		8. 비뇨기계 질환의 영양관리	2. 콩팥질환의 영양관리
			3. 콩팥/요로 결석의 영양관리
		9. 암의 영양관리	1. 암의 예방을 위한 영양관리
			2. 암환자의 영양관리
			1. 면역과 영양관리
		10. 면역, 수술 및 화상, 호흡기질환의 영양관리	2. 알레르기와 영양관리
			3. 수술 및 화상의 영양관리
			4. 호흡기 질환의 영양관리
		11. 빈혈의 영양관리	1. 혈액의 조성과 기능
			2. 빈혈의 영양관리
		12. 신경계 및 골격계 질환의 영양관리	1. 신경계 질환의 영양관리
			2. 골격계 질환의 영양관리
		13. 선천성대사장애 및 내분비조절장애의 영양관리	1. 선천성 대사장애의 영양관리
			2. 내분비 조절장애의 영양관리
3. 식품학 및 조리원리	1. 식품학 및 조리원리	1. 개요	1. 조리의 기초
		2. 수분	1. 수분의 특성
		3. 탄수화물	1. 탄수화물의 분류 및 특성
		4. 지질	1. 지질의 분류 및 특성

		5. 단백질	1. 단백질의 분류 및 특성
			2. 식품의 효소
		6. 식품의 색과 향미	1. 식품의 색
			2. 식품의 맛과 냄새
		7. 식품 미생물	1. 미생물의 생육과 영향인자
			2. 식품 관련 미생물
		8. 곡류, 서류 및 당류	1. 곡류의 성분과 조리
			2. 서류의 성분과 조리
			3. 당류의 성분과 조리
		9. 육류	1. 육류의 성분
			2. 육류의 조리 및 가공
		10. 어패류	1. 어패류의 성분
			2. 어패류의 조리 및 가공
		11. 난류	1. 난류의 성분과 조리
		12. 우유 및 유제품	1. 우유 및 유제품의 성분과 조리 및 가공
		13. 두류	1. 두류의 성분과 조리 및 가공
		14. 유지류	1. 유지의 조리 및 가공
		15. 채소 및 과일류	1. 채소류의 성분과 조리
			2. 과일류의 성분과 조리
		16. 해조류 및 버섯류	1. 해조류의 성분과 조리
			2. 버섯류의 성분과 조리
4. 급식, 위생 및 관계 법규	1. 급식관리	1. 개요	1. 급식유형 및 체계
			2. 급식계획 및 조직
		2. 식단관리	1. 식단작성 및 평가
			2. 메뉴개발 및 관리
		3. 구매관리	1. 구매
			2. 검수
			3. 저장
			4. 재고관리
		4. 생산 및 작업관리	1. 수요예측
			2. 다량조리
			3. 보관과 배식
			4. 급식품질관리
			5. 급식소 작업관리

		5. 위생·안전관리	1. 작업공정별 식재료 위생
			2. 급식관련자 위생·안전 교육과 관리
			3. 급식 시설·기기 위생관리
		6. 시설·설비관리	1. 급식소 시설·설비 관리
		7. 원가 및 정보관리	1. 원가 및 재무관리
			2. 사무 및 정보관리
		8. 인적자원관리	1. 인적자원 확보, 유지, 보상
			2. 인적자원 개발
			3. 리더십과 동기부여, 의사소통
		9. 마케팅 관리	1. 마케팅 관리
	2. 식품위생	1. 식품위생관리	1. 식품위생관리 대상 및 방법
		2. 세균성 식중독	1. 감염형
			2. 독소형
			3. 바이러스성
		3. 화학물질에 의한 식중독	1. 화학적 식중독
			2. 자연독
			3. 곰팡이독
			4. 환경오염
			5. 식품첨가물
		4. 감염병, 위생동물, 기생충	1. 경구감염병과 인축공통 감염병
			2. 위생동물과 기생충
		5. 식품안전관리인증기준	1. 식품안전관리인증기준(HACCP)
	3. 식품·영양 관계 법규	1. 식품위생법	1. 총칙
			2. 식품 등의 기준, 규격과 판매 금지
			3. 영업(영양사와 종사원의 준수사항)
			4. 조리사 등
			5. 보칙(집단급식소와 식중독)
		2. 학교급식법	1. 학교급식 관리·운영
		3. 기타 관계법규	1. 국민건강증진법(국민영양조사, 영양개선)
			2. 국민영양관리법
			3. 농수산물의 원산지 표시에 관한 법률(집단급식소에서의 원산지표시)
			4. 식품 등의 표시·광고에 관한 법률

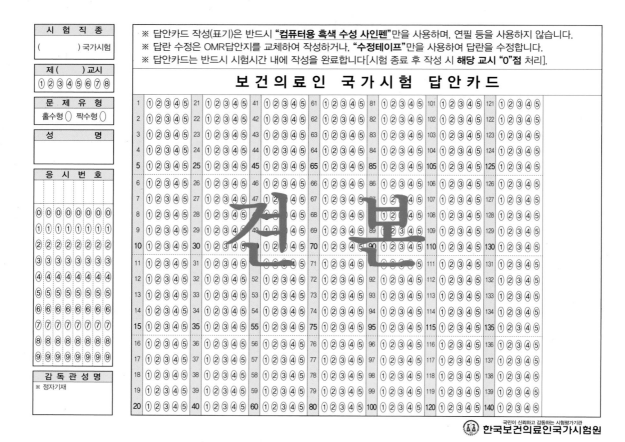

보 건 의 료 인   국 가 시 험   답 안 카 드

시 험 직 종
( ) 국가시험

제 ( ) 교시
① ② ③ ④ ⑤ ⑥ ⑦ ⑧

문 제 유 형
홀수형 ○ 짝수형 ○

성 명

응 시 번 호

감 독 관 성 명
※ 정자기재

한국보건의료인국가시험원
국민이 신뢰하고 감동하는 시험평가기관

답안카드 작성 시 유의사항

작성 예시 : "의사"국가시험, "제1교시", "홀수형", 응시번호가 "01010023", "홍길동"이 1번 문제의 정답을 "②"번으로 표기한 경우

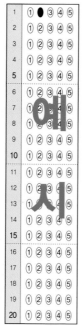

시 험 직 종
(의사) 국가시험

제 (1) 교시
● ② ③ ④ ⑤ ⑥ ⑦ ⑧

문 제 유 형
홀수형 ● 짝수형 ○

성 명
홍 길 동

응 시 번 호
0 1 0 1 0 0 2 3

감 독 관 성 명
※ 정자기재

응시자 유의사항

○ 답안카드 작성[표기]은 반드시 "컴퓨터용 흑색 수성 사인펜"만을 사용하여야 합니다.
○ 연필, 볼펜 등의 사용 시 해당 문제가 "0점" 처리 될 수 있습니다.

1. 필기구 : 컴퓨터용 흑색 수성 사인펜만을 사용해야 합니다.
2. 시험 전 기재·표기 사항 : 시험직종, 교시, 문제유형, 성명, 응시번호
   – 시험직종 란에는 '의사' 등으로 해당 직종명을 기재해야 합니다.
   – 교시 란에는 해당 교시를 숫자로 기재하고 해당란에 표기해야 합니다.
   – 문제유형 란에는 배부받은 문제의 유형을 확인하고 표기해야 합니다.
   (※ 응시번호 끝자리가 홀수이면 홀수형, 짝수이면 짝수형 문제지를 배부받아야 함)
   – 성명 란에는 응시자의 성명을 바르게 기재해야 합니다.
   – 응시번호 란에는 숫자로 기재하고 해당란에 표기해야 합니다.
   – 답란은 "●"와 같이 완전하게 표기해야 합니다(※ 바르지 못한 표기(⊗ ⊘ ① ◑)를 하였을 경우에는 불이익을 받을 수 있음).
3. 답란의 수정 방법 : 답란을 잘못 표기하였을 경우에는 OMR답안지를 교체하여 작성하거나, "수정테이프"만을 사용하여 답란을 수정합니다.
   – 수정테이프를 사용하여 완전히 지우고 수정한 후 수정테이프가 떨어지지 않게 손으로 눌러주어야 합니다.
   – 불완전한 수정 처리로 인해 발생하는 책임은 응시자에게 있으니 주의합니다.
4. 예비마킹을 할 경우에는 중복 답안 등으로 채점되어 불이익을 받을 수 있습니다.
5. 답안카드는 훼손하거나 구겨지지 않도록 주의하며, 특히 답안카드 하단의 타이밍 마크 (▮▮▮▮)를 절대로 칼로 긁거나 훼손해서는 안됩니다.

제1회

 영양사 실전 모의고사

1교시

영양학 및 생화학 (60)
영양교육 및 식사요법 및 생리학 (60)

2교시

식품학 및 조리원리 (40)
급식, 위생 및 관계법규 (60)

1교시 영양사 실전 모의고사

1 영양학 및 생화학(60)

01 식이섬유소에 대한 설명으로 옳지 않은 것은?

① 혈청 cholesterol을 저하시킨다.
② 인체 내의 소화 효소에 의해 가수분해 된다.
③ Ca, Fe 등의 무기질 흡수를 저해한다.
④ 포도당의 β-1, 4 결합으로 이루어졌다.
⑤ 소화관을 자극하여 연동운동을 촉진한다.

02 다음 중 영양소 필요량에 대한 정확한 자료가 부족할 때 사용하는 기준으로 옳은 것은?

① 권장 섭취량
② 상한 섭취량
③ 영양 권장량
④ 충분 섭취량
⑤ 평균 필요량

03 오탄당 인산 경로에 대한 설명으로 옳지 않은 것은?

① ribose가 생성되어 핵산 합성의 전구체를 제공할 수 있다.
② transketolase와 transaldolase가 반응에 작용한다.
③ NADPH 생성에 의해 지방산 합성의 환원력을 제공한다.
④ 지방 조직의 경우 ribose가 잘 쓰이지 않아 6개의 5탄당이 5개의 6탄당으로 회수되는 과정을 거친다.
⑤ TCA cycle에 주로 연결되어 에너지를 생성한다.

MEMO

01	① ② ③ ④ ⑤
02	① ② ③ ④ ⑤
03	① ② ③ ④ ⑤

04 다음 중 당질의 흡수에 대한 설명으로 옳은 것은?

① 흡수된 단당류는 림프관을 통해 문맥으로 이동한다.
② 포도당은 흡수 과정에서 과당과 경쟁한다.
③ 흡수 속도가 가장 빠른 당은 포도당이다.
④ 오탄당이 육탄당보다 빠르게 흡수된다.
⑤ 과당은 촉진 확산에 의해 흡수된다.

05 인산에 결합하여 존재하다가 분해되면서 생성되는 에너지로 ADP와 P가 ATP로 재합성되도록 돕는 물질로 옳은 것은?

① 글루카곤
② 크레아틴
③ 카르니틴
④ 아세토아세테이트
⑤ 글리신

06 탄수화물 대사에 대한 설명으로 옳지 않은 것은?

① 탄수화물이 대사되면 글리코겐 형태로 저장되고 남은 것은 지방으로 전환되어 저장된다.
② 갈락토스가 체내에서 포도당으로 전화되지 않으면 백내장을 유발할 수 있다.
③ 유당불내증은 lactase의 결핍으로 인한 증상이다.
④ 인슐린과 글루카곤은 췌장에서 분비되며 glycogenolysis를 촉진한다.
⑤ 단시간 동안 극심한 운동을 하면 근육에는 글리코겐에서 에너지를 얻고 젖산이 축적된다.

04	① ② ③ ④ ⑤
05	① ② ③ ④ ⑤
06	① ② ③ ④ ⑤

07 포도당의 기능에 대한 설명으로 옳은 것은?

① 과당보다 감미가 높다.
② 지방이 에너지원으로 사용되는 것을 촉진한다.
③ 섬유소가 흡수되는 것을 막는다.
④ 정상인의 혈당을 1%로 유지되게 한다.
⑤ 뇌와 신경세포의 에너지원으로 사용된다.

08 당지수(GI: Glycemic Index)에 대한 설명으로 옳은 것은?

① 현미밥이 쌀밥보다 당지수가 낮다.
② 당뇨, 비만, 심장병 환자에게 당지수가 높은 식품이 좋다.
③ 대체로 가공한 식품이 가공하지 않은 식품의 당지수보다 낮다.
④ 당지수가 낮은 식품을 섭취할수록 더 많은 인슐린을 분비해야 한다.
⑤ 당지수가 낮을수록 소화·흡수되는 속도가 빠르고, 섭취 후 혈당치가 빠르게 높아진다.

09 다음 중 콜레스테롤에 대한 설명으로 옳은 것은?

① 스테로이드계 호르몬 합성을 위한 전구물질이며 담즙산을 유도하는 모체로 지방 대사를 조절한다.
② 인체에서 합성되지 않으므로 일정량을 섭취해야 한다.
③ 정상인의 혈중 콜레스테롤 농도는 $100mg/dl$ 이하이다.
④ 담즙은 콜레스테롤로 전환되어 소장으로 이동한다.
⑤ 동, 식물성 모든 지방에 미량으로 함유되어있다.

07	① ② ③ ④ ⑤
08	① ② ③ ④ ⑤
09	① ② ③ ④ ⑤

10 심한 운동 시 근육 조직에서 생성된 젖산이 간에서 당신생 반응에 의해 포도당으로 재생성 되는 과정으로 옳은 것은?

① TGA 회로
② 요소 회로
③ 코리 회로
④ 구연산 회로
⑤ 글루코스-알라닌 회로

11 다음의 글루코스-알라닌 회로에 대한 설명으로 옳은 것은?

① 간의 지방산 합성을 위해 근육으로부터 환원력을 옮겨오는 역할을 한다.
② 근육에서 해당 작용의 산물인 피루브산과 아미노산의 대사이다.
③ 포도당이 과잉 섭취될 때 일어난다.
④ 지방이 당질로 전환되는 과정이다.
⑤ 젖산으로부터 포도당이 합성된다.

12 해당 과정에서 생성되는 고에너지 인산 화합물로 조합된 것으로 옳은 것은?

> 가. 포도당 6-인산
> 나. 포스포에놀 피루브산
> 다. 글리세르알데히드-3-인산
> 라. 글리세린산 1, 3-이인산
> 마. 과당 1, 6-이인산

① 가, 다, 라
② 나, 라
③ 가, 다, 마
④ 나, 마
⑤ 가, 나, 다, 라

10	① ② ③ ④ ⑤
11	① ② ③ ④ ⑤
12	① ② ③ ④ ⑤

13 다음 중 TCA 회로에서 기질 수준 인산화 반응이 일어나는 과정으로 옳은 것은?

① 말산 → 옥살로아세트산
② 이소구연산 → α-케토글루타르산
③ 시트르산 → 이소시트르산
④ 숙시닐 CoA → 숙신산
⑤ 구연산 → 이소구연산

14 소장에서 포도당 유입이 중단되어 혈당이 저하될 때 가장 먼저 일어날 수 있는 것으로 옳은 것은?

① 포도당 신생 촉진
② 단백질 분해 촉진
③ 지방산 분해 촉진
④ 글리코겐 분해 촉진
⑤ 글리코겐 합성 촉진

15 다음 중 인지질에 대한 설명으로 옳은 것은?

① 인지질은 지방산 합성에 관여한다.
② 인지질은 호르몬 유사물질의 생성을 돕는다.
③ 인지질은 동물 조직의 풍부한 에너지원이다.
④ 글리세롤과 인산의 에테르 결합으로 구성되어 있다.
⑤ 세포막을 비롯한 생체막의 주요 구성 성분이며 극성과 비극성 부분을 모두 가지고 있다.

16 아라키돈산($C_{20:4}$)이 아세틸 CoA로 분해될 때, 생성되는 ATP의 수는?

① 120
② 124
③ 128
④ 132
⑤ 136

13 ① ② ③ ④ ⑤
14 ① ② ③ ④ ⑤
15 ① ② ③ ④ ⑤
16 ① ② ③ ④ ⑤

17 다음 중 불포화지방산의 설명으로 옳은 것은?

① 수소화 처리한 불포화지방산은 심혈관 기능에 도움을 준다.
② 불포화지방산은 모두 필수 지방산이다.
③ 불포화지방산을 함유한 식품은 비타민 E도 함유하므로 스스로의 산화에서 보호할 수 있다.
④ 인지질을 구성하는 지방산은 모두 불포화지방산이다.
⑤ 탄소 수가 18개인 불포화지방산에서 아이코사노이드가 생성된다.

18 다음 중 지방의 소화·흡수에 대한 설명으로 옳은 것은?

① 지질 섭취 시 담즙은 위장으로 분비된다.
② 지방의 소화산물은 대부분 지방산과 콜레스테롤이다.
③ 형성된 킬로미크론은 모세혈관을 통해 림프관으로 운반된다.
④ 대부분 위장에서 분비되는 리파아제에 의해 소화가 이루어진다.
⑤ 중성 지방은 소장에서 흡수된 후, 소장 점막 세포 내에서 다시 중성 지방을 형성한다.

19 다음 중 담즙에 대한 설명으로 옳은 것은?

① 1일 담즙 분비량은 섭취한 음식물의 종류와 관계 없이 거의 일정하다.
② 지질이 유화되는 것을 도우며 사용된 담즙은 대부분 재흡수 된다.
③ 담낭에서 합성되어 지방의 소화를 돕는다.
④ 지질을 분해하여 체내에 흡수되게 한다.
⑤ 위산에 의해 분비가 촉진된다.

17	① ② ③ ④ ⑤
18	① ② ③ ④ ⑤
19	① ② ③ ④ ⑤

20 다음은 팔미트산의 생합성 과정이다. ( ) 안에 들어갈 알맞은 단어를 순서대로 나열한 것은?

> 지방산 생합성 시 (   ) 분자 하나는 시동 물질 단위로 시작하고 (   ) 7분자가 연속적으로 집합되어 팔미트산이 된다.

① 아세틸 CoA, 말로닐 CoA
② 아세토아세틸 CoA, 프로피오닐 CoA
③ 말로닐 CoA, 메틸말로닐 CoA
④ 숙시닐 CoA, 아세틸 CoA
⑤ 메틸말로닐 CoA, 프로피오닐 CoA

21 다음은 탄소 수가 홀수 개인 지방산의 β-산화 과정이다. ( ) 안의 단어를 알맞은 순서대로 나열한 것은?

> 탄소 수가 홀수인 지방산의 β-산화와 최종 산화물은 (   )이다. 이것은 (   )로 전환되어 TCA 회로에서 대사된다.

> 가. 프로피오닐 CoA   나. 말로닐 CoA
> 다. 숙시닐 CoA   라. 아세틸 CoA

① 라, 가   ② 가, 다   ③ 나, 다
④ 라, 나   ⑤ 다, 라

22 단백질 소화 효소의 전구물질인 펩시노겐, 트립시노겐, 키모트립시노겐을 각각 활성형인 펩신, 트립신, 키모트립신으로 활성화시키는 물질이 순서대로 나열된 것은?

① 레닌, 아밀라아제, 트립신
② NaCl, 리파아제, 엔테로키나아제
③ HCl, 엔테로키나아제, 트립신
④ 가스트린, HCl, 아밀라아제
⑤ 트립신, NaCl, 레닌

20	① ② ③ ④ ⑤
21	① ② ③ ④ ⑤
22	① ② ③ ④ ⑤

23 단백질의 섭취에 대한 설명으로 옳지 않은 것은?

① 단백질을 과잉 섭취하면 요소 합성이 증가되어 소변으로 배설된다.

② 단백질과 칼슘은 소모성 환자에게 새로운 조직을 형성하는데 필요한 기본 영양소이다.

③ 나프탈렌과 벤졸을 취급하는 종사자는 단백질을 많이 섭취해야 한다.

④ 단백질이 장기간 결핍되면 근육량과 혈중 알부민 농도 감소, 부종, 혈당 강하, 무기력 등이 나타난다.

⑤ 티로신의 섭취량에 따라 필수아미노산인 페닐알라닌의 요구량이 달라진다.

24 지방산 생합성에 필요한 말로닐 CoA를 생성할 때 관여하는 아세틸 CoA 카르복실화 효소의 조효소는?

① FAD ② NAD ③ TPP
④ PLP ⑤ 비오틴

25 다음의 단백질에 대한 설명으로 옳지 않은 것은?

① 신체를 구성하는 아미노산은 약 20여 종이다.

② 필수아미노산은 신체에서 합성되지 않으므로 반드시 음식으로 공급해야 한다.

③ 아미노산은 아미노기를 제거한 뒤 에너지원으로 이용된다.

④ 단백질은 분자 내에 평균 6.25%의 질소를 함유한다.

⑤ 아미노산이 수십~수만 개가 결합된 고분자 화합물이다.

23	① ② ③ ④ ⑤
24	① ② ③ ④ ⑤
25	① ② ③ ④ ⑤

26 단백질 생합성 순서를 바르게 나열한 것은?

> 가. 연장　　　　　　　　　나. 아미노산 활성화
> 다. 폴리펩티드 사슬 합성 개시　　라. 접힘과 처리 과정
> 마. 종결

① 가 → 나 → 다 → 라 → 마
② 나 → 다 → 가 → 마 → 라
③ 다 → 나 → 라 → 가 → 마
④ 다 → 라 → 가 → 나 → 마
⑤ 나 → 가 → 다 → 마 → 라

27 면역 반응에 관여하는 혈장 단백질로 옳은 것은?

① 피브리노겐　　② 알부민　　③ 히스톤
④ 카제인　　　　⑤ γ-글로불린

28 다음의 필수아미노산 중 니아신의 전구체가 되는 것은?

① 이소류신　　② 트립토판　　③ 메티오닌
④ 트레오닌　　⑤ 페닐알라닌

29 요소 회로에서 가수분해되어 요소와 오르니틴으로 되는 물질은?

① 글루탐산　　② 시트룰린　　③ 아르기닌
④ 아스파르트산　⑤ 푸마르산

26	①	②	③	④	⑤
27	①	②	③	④	⑤
28	①	②	③	④	⑤
19	①	②	③	④	⑤

30 신체 제지방 측정에 이용하는 체내 구성 물질은?

① 칼륨   ② 칼슘   ③ 나트륨

④ 황   ⑤ 마그네슘

31 기초 대사량에 포함되지 않는 생리현상은 어떤 것인가?

① 호흡 운동   ② 심장박동   ③ 체온 조절

④ 배설 작용   ⑤ 소화 작용

32 위에서 염산(HCI)을 분비하는 세포는?

① 주 세포   ② 벽 세포   ③ 내분비 세포

④ G 세포   ⑤ 부 세포

33 나프탈렌과 벤졸을 취급하는 작업에 종사하는 작업자들이 많이 섭취해야 하는 것은?

① 메티오닌   ② 발린   ③ 카제인

④ 페닐알라닌   ⑤ 류신

34 눈의 암적응과 관계 깊은 비타민 A와 단백질의 형태로 옳은 것은?

① 옵신과 레티날

② 베타카로틴과 레티날

③ 베타카로틴과 레티놀

④ 알부민과 레티날

⑤ 레티노산과 히스타민

30	① ② ③ ④ ⑤
31	① ② ③ ④ ⑤
32	① ② ③ ④ ⑤
33	① ② ③ ④ ⑤
34	① ② ③ ④ ⑤

35 폭발 열량계에 의한 지방 1g의 열량은 9.45kcal이지만, 체내에서 생리적 열량가가 9kcal로 감소하는 이유로 옳은 것은?

① 지방을 구성하는 원소들이 불완전 연소하기 때문이다.
② 지방이 포도당 신생에 쓰였기 때문이다.
③ 지방의 소화·흡수율이 95%이기 때문이다.
④ 체내에서 산화된 수치이다.
⑤ 지방이 체내에서 불완전 연소되기 때문이다.

36 비타민 D의 필요량에 영향을 주는 요인으로 옳은 것은?

① 성별　　　② 나이　　　③ 근육량
④ 체지방량　⑤ 야외 활동 정도

37 노화 지연과 면역 반응에 관여하며 적혈구 막 보호와 항산화제 역할을 하는 비타민은?

① 비타민 B_1　　② 비타민 K　　③ 비타민 B_2
④ 비타민 E　　　⑤ 비타민 B_{12}

38 체내에서 수분의 기능으로 옳은 것은?

① 열의 발생 및 방출을 조절한다.
② 근육 수축 작용에 관여한다.
③ 이산화탄소를 운반한다.
④ 노폐물을 대변으로 배설한다.
⑤ 소화액의 분비를 억제한다.

35	① ② ③ ④ ⑤
36	① ② ③ ④ ⑤
37	① ② ③ ④ ⑤
38	① ② ③ ④ ⑤

39 탄수화물 대사에서 조효소로서 영향을 주는 비타민은?

① 비타민 A   ② 비타민 K   ③ 비타민 B_1
④ 비타민 D   ⑤ 비타민 C

40 다음 중 임신 말기에 많이 분비되는 호르몬으로 바르게 연결된 것은?

가. 프로게스테론   나. 옥시토신 다. 융모성선자극 호르몬   라. 프로락틴 마. 에스트로겐

① 가, 라   ② 가, 나, 다   ③ 나, 라
④ 가, 라, 마   ⑤ 가, 나, 다, 라, 마

41 다음 중 칼슘 대사와 연관이 있는 호르몬은?

① 파라토르몬   ② 티록신   ③ 아드레날린
④ 옥시토신   ⑤ 글루카곤

42 가공식품 및 탄산음료에 많이 함유되어 있으며 칼슘 흡수를 저해하는 물질은?

① 마그네슘   ② 나트륨   ③ 칼륨
④ 인   ⑤ 황

43 체내 대사 중 생성된 인돌, 스카톨 등의 페놀계 물질의 해독에 관여하는 무기질은?

① S   ② Mn   ③ Cu
④ Ca   ⑤ Cl

39	① ② ③ ④ ⑤
40	① ② ③ ④ ⑤
41	① ② ③ ④ ⑤
42	① ② ③ ④ ⑤
43	① ② ③ ④ ⑤

44 다음 중 산성식품에 많이 함유되어 있는 무기질은?

① 마그네슘, 인 ② 황, 염소

③ 칼슘, 염소 ④ 마그네슘, 칼슘

⑤ 황, 나트륨

45 갈증을 느끼게 되는 체내의 수분 손실도로 옳은 것은?

① 50% ② 20% ③ 10%

④ 4% ⑤ 2%

46 임신 중 기초 대사량이 증가하는 이유로 옳지 않은 것은?

① 교감신경 항진과 같은 신경 인자의 항진과 관련이 있다.

② 갑상선의 기능 항진 때문이다.

③ 모체의 임신에 따른 다른 조직의 발육과는 관련이 없다.

④ 심장, 간, 신장 등의 기능과 여러 가지 대사가 항진하기 때문이다.

⑤ 태아의 급속한 성장과 관련이 있다.

47 임신 시 빈혈이 나타나는 이유로 옳은 것은?

① 헤모글로빈 양 증가

② 헤모글로빈 수치 감소

③ 모체의 순환 혈액량 증가

④ 헤마토크릿 감소

⑤ 총 혈장량 감소

44	①	②	③	④	⑤
45	①	②	③	④	⑤
46	①	②	③	④	⑤
47	①	②	③	④	⑤

48 임신 중 구토에 대한 설명으로 옳지 않은 것은?

① 구토가 심하지 않을 때는 꿀물과 같은 당분 섭취가 도움을 준다.
② 비타민C 부족 시 신경 전달물질 생성에 이상이 생겨 구토가 발생한다.
③ 비타민B$_6$ 결핍 시 아미노산 대사의 영향을 받아 임신중독증과 구토 발생에 영향을 미친다.
④ 악성 구토의 원인은 당질 대사의 혼란, 태반 단백의 중독 등이 있다.
⑤ 임신 중 티아민 부족 시 신경 피로, 근육경련, 구토가 심해진다.

49 이유식을 처음 실시하기에 가장 적당한 시기는?

① 4~6개월   ② 6~7개월   ③ 8~9개월
④ 10~11개월   ⑤ 12개월 이후

50 출생 후 영아는 저장철을 이용하여 혈색소를 만들게 된다. 그 저장기관으로 옳은 것은?

① 폐   ② 췌장   ③ 간
④ 소장   ⑤ 비장.

51 청소년의 성장 특성에 대한 설명으로 옳은 것은?

① 최고 신장 발육 속도는 남자가 여자에 비해 빠르다.
② 청소년기 때 성장 속도가 가장 빠르다.
③ 사춘기의 시작은 남자가 여자보다 빠르다.
④ 영양 상태는 사춘기가 시작되는 시기에 영향을 주지 않는다.
⑤ 사춘기에는 성 호르몬의 증가로 생식 기능이 나타난다.

48	①	②	③	④	⑤
49	①	②	③	④	⑤
50	①	②	③	④	⑤
51	①	②	③	④	⑤

52 비만 아동의 식사 지도에 대한 내용이 바르게 연결된 것은?

> 가. 총 열량 섭취를 줄이며 운동을 권장한다.
> 나. 식사 제한을 엄격하게 하고, 단백질을 제한한다.
> 다. 간식은 살이 찌므로 절대 먹지 않게 한다.
> 라. 단백질을 충분히 공급하고, 한꺼번에 많이 먹지 않게 한다.

① 가, 라
② 나, 다, 라
③ 가, 다, 라
④ 나, 라
⑤ 가, 나, 다, 라

53 뇌세포의 형성과 발육에 가장 중요한 시기는?

① 생후 6개월까지
② 생후 1세까지
③ 생후 2세 이후
④ 생우 3세 이후
⑤ 사춘기 이전

54 학령기 아동에게 나타나는 알레르기의 원인 식품으로 옳지 않은 것은?

① 밀가루
② 우유
③ 밥
④ 감귤류
⑤ 달걀흰자

55 조제분유 중 단백질 알레르기가 있는 영아가 섭취할 수 있는 것은?

① 무가당 연유
② 두유로 만든 조제분유
③ 카제인을 가수분해하여 만든 조제분유
④ 선천성 대사이상아용 조제분유
⑤ 미숙아용 조제분유

52	①	②	③	④	⑤
53	①	②	③	④	⑤
54	①	②	③	④	⑤
55	①	②	③	④	⑤

56 성인기에 발생할 수 있는 뇌·심혈관계 질환의 위험성을 낮추기 위해 식사에서 섭취량을 줄여야 하는 것은?

① 지질, 나트륨 ② 지질, 칼슘
③ 마그네슘, 요오드 ④ 칼륨, 칼슘
⑤ 식이섬유, 나트륨

57 여성은 폐경 후에 총 콜레스테롤과 LDL의 농도가 높아져 심혈관계 질환의 발생 위험이 높아진다. 이때 원인이 되는 호르몬은?

① 안드로겐 ② 에스트로겐 ③ 옥시토신
④ 프로락틴 ⑤ 프로게스테론

58 에너지 소비량이 증가하는 근육 운동 시 요구량이 증가하는 비타민은?

① 비타민 A ② 비타민 K ③ 비타민 B_{12}
④ 비타민 B_2 ⑤ 비타민 C

59 운동선수의 경기 전 식사로 바람직한 것은?

① 고비타민식 ② 고무기질식 ③ 고단백질식
④ 고지방식 ⑤ 고당질식

60 운동 시 가장 나중에 사용되는 에너지원은 어떤 것인가?

① ATP ② 크레아틴인산 ③ 글리코겐
④ 포도당 ⑤ 지방산

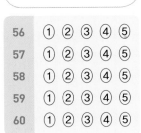

MEMO

61 영양교육과 상담의 궁극적 목적으로 옳은 것은?

① 질병의 조기 발견
② 합리적인 식생활 확립
③ 체계적인 영양 지식 습득
④ 식품 취급 기술 및 정보 보급
⑤ 영양 상태 개선과 건강 증진

62 영양교육의 실시 과정으로 옳은 것은?

① 문제 발견 → 실태 파악 → 문제 진단 → 대책 수립 → 실시
　　→ 효과 판정
② 실태 파악 → 문제 발견 → 문제 진단 → 대책 수립 → 실시
　　→ 효과 판정
③ 문제 발견 → 문제 진단 → 대책 수립 → 실시 → 효과 판정
④ 실태 파악 → 문제 진단 → 대책 수립 → 실시
⑤ 문제 진단 → 실태 파악 → 대책 수립 → 실시

63 당뇨병 환자에게 식품 교환표를 사용하여 올바른 식사요법상의 음식을 선택하는 법이나 음주를 절제하는 법을 교육하는 것은 무엇을 목적으로 실시하는 것인가?

① 주관적 규범 향상
② 행동에 대한 태도 향상
③ 자아 효능감 증진
④ 인지된 위험성 증대
⑤ 인지된 위험성 감소

61	① ② ③ ④ ⑤
62	① ② ③ ④ ⑤
63	① ② ③ ④ ⑤

64 영양교육 대상의 진단 결과 많은 영양 문제들이 발견될 때, 해결을 위한 우선순위를 정하는 기준으로 옳은 것은?

① 영양교육의 장소
② 영양교육의 반복성
③ 교육 대상자의 연령
④ 영양 문제의 긴급성 및 필요성
⑤ 교육 실시의 용이성 및 편리성

65 단시일 내에 영양교육의 효과 판정을 할 수 있는 것은?

① 건강 상태의 변화
② 신체 발육 상태의 변화
③ 생화학적 검사의 변화
④ 식품 섭취 상태의 변화
⑤ 영양교육 참가 횟수 변화

66 배석식 토의법에 대한 설명으로 옳지 않은 것은?

① 사회자, 강사진, 참가자가 실시하는 대중 토의다.
② 전문가(강사진)의 토의 시간은 보통 20~30분이다.
③ 강사와 청중 사이의 토의 시간은 보통 10~15분이다.
④ 청중이 100명 이상으로 많을 때 하는 토의법이다.
⑤ 토론 과제에 대해 청중에서 뽑힌 4~8명이 토의한 후 질의 응답식으로 하는 토의법이다.

67 집단지도 토의 방법 중 참가자가 많을 경우 제한된 시간 내에 전체의 의견을 수렴하는 토의 방법은?

① 두뇌 충격법
② 강연식 토의법
③ 문단식 토의법
④ 6·6식 토의법
⑤ 공론식 토의법

64	① ② ③ ④ ⑤
65	① ② ③ ④ ⑤
66	① ② ③ ④ ⑤
67	① ② ③ ④ ⑤

68 10여 명의 조리실 종업원을 대상으로 해당 급식 시설에서 시행하는 배선 과정의 문제점과 개선 방법을 토의할 때 가장 적당한 방법은?

① 벤치마킹　　　　　　② 두뇌 충격법
③ 배석식 토론법　　　　④ 공론식 토론법
⑤ 집단 토의 결정법

69 아침 식사를 먹지 않으면 학업 성취도가 저하되므로 반드시 먹도록 1~2주간 집중적으로 반복하고 강조하여 학생들에게 알리고 실천하게 하는 적당한 지도 방법은?

① 견학　　　　　　　　② 캠페인
③ 시뮬레이션　　　　　④ 실험형 집단 지도
⑤ 강의형 집단 지도

70 매스미디어를 통한 영양교육의 이점으로 알맞은 것은?

① 애매모호한 영양·건강 정보를 제시할 수 있다.
② 영양·건강과 관련된 개인의 식행동 변화를 유도한다.
③ 일회성 정보의 제공으로 행동 변화를 유도하기가 어렵다.
④ 인쇄 매체인 신문이나 잡지는 경제성이 높으면서 광범위한 파급 효과를 얻을 수 있다.
⑤ 많은 사람에게 정보의 전달이 신속하지 않다.

71 매스미디어의 구성 요소로 옳은 것은?

가. 정보의 효과　　　　나. 정보의 내용
다. 정보의 매체　　　　라. 전달자
마. 수용자

① 가, 나, 다　　　　　　② 나, 라, 마
③ 가, 나, 다, 라　　　　④ 나, 다, 라, 마
⑤ 가, 나, 다, 라, 마

68	① ② ③ ④ ⑤
69	① ② ③ ④ ⑤
70	① ② ③ ④ ⑤
71	① ② ③ ④ ⑤

72 만성질환 입원 환자의 급식 방법으로 옳은 설명은?

① 환자의 기호에 맞지 않더라도 필요시에 급식한다.
② 소화와 흡수 보다는 환자의 기호에 따라 급식한다.
③ 환자가 원할 때는 횟수와 무관하게 급식한다.
④ 식단의 중복을 피하여 식사의 맛을 특별히 배려한다.
⑤ 향신료를 많이 사용하여 식욕을 자극한다.

73 다음에서 설명하는 내용으로 옳은 것은?

- 기초생활 보장제도의 하나로 영양 상태가 취약한 임신부나 영유아를 대상으로 필수 영양소를 식품 형태로 지원하고 영양교육을 통해 스스로 식생활 관리 능력을 향상시키는 사업
- 임신부, 출산부, 수유부 및 66개월 이하 영유아 가정에 영양 상태를 개선하고자 각 지자체에서 시행
- 필수 영양 보충 식품의 공급, 영양교육 및 상담, 정기적 영양 평가가 함께 이루어짐

① 응용 영양 사업
② 영양 플러스 사업
③ 희망 리본 프로젝트
④ 결식아동 급식 지원 사업
⑤ 임산부 건강관리 지원 사업

74 영양교육 매체의 선택 시 고려할 기준으로 옳은 것은?

① 구체성, 반복성, 흥미
② 속보성, 가격, 직접성
③ 구체성, 대량성, 기술적인 질, 직접성
④ 반복성, 속보성, 대량성, 적절성
⑤ 가격, 신빙성, 적절성, 조직과 균형

72	① ② ③ ④ ⑤
73	① ② ③ ④ ⑤
74	① ② ③ ④ ⑤

75 집단지도에 적합하지 않은 대상은?

① 기숙사생
② 학교의 학생
③ 요리 강습의 회원
④ 보건소 방문 환자
⑤ 유아 교육 기관의 학부모

76 빈혈 판정에 사용되는 수치는?

① 혈중 빌리루빈 색소
② 당화혈색소(HbA1c)
③ 소변 크레아틴 농도
④ 혈중 유리지방산 농도
⑤ 평균 적혈구 혈색소량(MCH)

77 영양관리과정(NCP) 중 영양 처방을 계획하고 시행하여 환자의 영양 문제를 해결하거나 개선하는 단계는?

① 영양 중재　　　② 영양 판정
③ 영양 개선　　　④ 영양 진단
⑤ 영양 모니터링·평가

78 성인의 혈청 콜레스테롤 정상 수치는?

① 400㎎/dl 미만
② 300㎎/dl 미만
③ 200㎎/dl 미만
④ 100㎎/dl 미만
⑤ 50㎎/dl 미만

75	①	②	③	④	⑤
76	①	②	③	④	⑤
77	①	②	③	④	⑤
78	①	②	③	④	⑤

79 여러 기관에서 나누어 실시하던 국민건강영양조사를 2007년 제4기부터 통합 시행하게 된 기관은?

① 교육부
② 질병관리본부
③ 식품의약품안전처
④ 한국보건사회연구원
⑤ 한국보건산업진흥원

80 위장관 기능이 완전하지 않고 장기간 구강으로 음식을 섭취하지 못한 극심한 영양 불량 환자에게 공급하는 영양액은?

① 가수분해 영양액   ② 고단백 경장 영양액
③ 농축 경장 영양액   ④ 면역 증강 경장 영양액
⑤ 표준 경장 영양액

81 위하수증의 적절한 식사요법은?

① 식사 횟수를 줄여야 한다.
② 식사 시 물을 많이 섭취한다.
③ 향신료는 전혀 사용하지 않는다.
④ 섬유질이 많은 채소를 제공한다.
⑤ 위 근육의 강화를 위해 단백질을 충분히 섭취한다.

82 발효성 설사의 식사요법으로 알맞은 것은?

① 고섬유질 식품을 공급한다.
② 당질 섭취를 감소시킨다.
③ 맥주, 청주 등은 공급할 수 있다.
④ 사이다, 콜라 등의 찬 음료를 공급한다.
⑤ 결체 조직이 있는 단백질 식품이 좋다.

79	① ② ③ ④ ⑤
80	① ② ③ ④ ⑤
81	① ② ③ ④ ⑤
82	① ② ③ ④ ⑤

83 수술 후 처음으로 구강을 통해 음식을 섭취할 때 적합한 맑은 유동식은?

① 두유

② 미음

③ 맑은 육즙

④ 아이스크림

⑤ 저지방 우유

84 덤핑증후군에 대한 설명으로 옳은 것은?

① 식사 전·후에 수분 섭취를 한다.

② 소장 절제 후 나타나는 증상이다.

③ 고당질, 고단백식 중심으로 소량씩 공급한다.

④ 후기 증상으로 고혈당, 구토, 발한의 증상이 있다.

⑤ 초기 증상으로 복통, 상복부 팽만감, 설사 등의 증상이 있다.

85 경련성 변비에 대한 설명으로 옳은 것은?

① 증상이 심할 때는 저잔사식을 해야 한다.

② 기계적, 화학적 자극이 있는 식품을 공급한다.

③ 장을 적당히 자극하기 위해 탄산음료를 공급한다.

④ 변을 부드럽게 하기 위해 섬유소를 충분히 섭취한다.

⑤ 우유, 콩 제품, 알코올 등은 경련성 변비에 좋은 식품이다.

86 크론병에 대한 설명으로 옳지 않은 것은?

① 점막 하 조직의 염증성 질환, 유전적인 요인, 면역 과민 반응으로 발생한다.

② 설사, 복통, 식욕 감퇴, 체중 감소, 미열 증상이 가장 흔하다.

③ 소화기 전체에 걸쳐 발병할 수 있는 만성 염증성 장 질환이다.

④ 소화기관의 부담을 줄이기 위해 단백질 공급을 제한한다.

⑤ 자극성의 향신료, 술, 커피, 탄산음료 섭취는 피한다.

MEMO

83	①	②	③	④	⑤
84	①	②	③	④	⑤
85	①	②	③	④	⑤
86	①	②	③	④	⑤

87 간경변증과 복수에 대한 설명으로 옳지 않은 것은?

① 복수가 있는 경우 염분을 제한해야 하므로 염장 식품은 피한다.

② 간경변증 환자에게 복수가 있을 경우 혈청 알부민이 증가한다.

③ 복수가 심한 간경변증 환자에게는 고열량, 고단백, 고비타민, 저나트륨식을 제공한다.

④ 복수가 있는 환자의 식이요법은 수분과 염분을 제한한다. 염분 제한은 환자 상태에 따라 5g 이내로 하고, 수분 제한 시에는 약 복용 시의 물까지도 제한해야 한다.

⑤ 간경변증 환자가 간성혼수를 일으킬 때 식사요법은 단백질 제한이다.

88 당뇨병 진단 기준에 대한 설명으로 옳은 것은?

① 요량 – 1.5L

② 당뇨 – 1일 8g

③ 당화혈색소 – 6%

④ 요중케톤체 – 1일 5mg

⑤ 공복 시 혈당 – 126mg/dl

89 암의 종류에 따른 암 유발 식이 요인이 옳게 연결된 것은?

① 전립선암 – 저지방식

② 간암 – 고지방식

③ 위암 – 고열량식

④ 유방암 – 저열량식

⑤ 대장암 – 저섬유소식

81	①	②	③	④	⑤
88	①	②	③	④	⑤
89	①	②	③	④	⑤

90 고콜레스테롤혈증의 식사 지침 설명으로 옳은 것은?

① 포화지방산의 섭취를 늘린다.
② 총 에너지 섭취량을 제한한다.
③ 총 식이섬유 섭취량을 제한한다.
④ 콜레스테롤은 하루 700㎎ 이하로 섭취한다.
⑤ 지방은 총 에너지의 30~40% 정도를 섭취한다.

91 알코올성 간경변증의 영양 섭취 방법으로 가장 옳은 것은?

① 고단백식을 실시한다.
② 식욕 증진을 위해 소금 섭취량을 늘린다.
③ 간세포 보호를 위해 고지방식을 실시한다.
④ 간성혼수를 막기 위해 저단백식을 실시한다.
⑤ 간의 부담을 줄이기 위해 저열량식을 실시한다.

92 신장 170㎝, 체중 92㎏의 45세 성인 남자가 간에 지방이 많고 통풍이 있다는 진단을 받았다. 이 사람에 대한 식사 지도 방법으로 가장 옳은 것은?

① 스트레스를 받지 않고 충분히 휴식하며 먹고 싶은 식품을 먹게 한다.
② 지방 섭취를 제한하고 단백질 위주의 식사를 하도록 한다.
③ 매일 우유 2컵과 두유 2컵을 마시고 다른 음식은 제한하도록 한다.
④ 자유롭게 식품을 섭취하고 의사 처방에 따라 약을 복용한다.
⑤ 동물성 식품은 제한하고, 잡곡과 채소, 과일을 적당량 섭취하도록 한다.

90	① ② ③ ④ ⑤
91	① ② ③ ④ ⑤
92	① ② ③ ④ ⑤

93 식사 장애의 특징에 대한 설명으로 옳은 것은?

① 신경성 식욕부진 환자는 성공적 다이어트에 자부심을 갖고 극도로 수척할 때까지 굶는다.
② 폭식 장애는 폭식과 장 비우기를 교대로 반복한다.
③ 신경성 식욕부진은 성인 여성, 완벽주의자에게 많다.
④ 폭식장애는 폭식과 장 비우기를 비밀리에 한다.
⑤ 신경성 대식증은 자신의 행동에 문제가 있음을 인정하지 않는다.

94 담석증 환자의 식사요법으로 옳지 않은 것은?

① 담석은 담즙산이 적게 분비되거나 콜레스테롤이 많이 배설될 때 만들어진다.
② 동물성 식품의 섭취를 제한하고 물의 섭취량을 높인다.
③ 급성기가 지나면 고열량, 고단백질, 고비타민식의 연식을 실시한다.
④ 담석증 예방을 위해 지방식은 피하며 단백질도 담즙 분비를 촉진하므로 과량으로 섭취하는 것은 피한다.
⑤ 담석증 수술로 담낭 제거 시, 식사요법 중 가장 중요한 것은 단백질 섭취 제한이다.

95 당뇨병 환자의 식사요법으로 적당하지 않은 것은?

① 당질의 양을 엄격하게 제한한다.
② 지방 식품은 체중 과대가 아니면 적절하게 공급한다.
③ 무기질과 비타민은 정상인과 같은 수준으로 공급한다.
④ 적당한 체중 유지를 위하여 열량은 정상인과 같거나 약간 적게 공급한다.
⑤ 콜레스테롤은 1일 $300mg$ 이하, 포화지방산은 총 열량의 10% 미만으로 한다.

93	① ② ③ ④ ⑤
94	① ② ③ ④ ⑤
95	① ② ③ ④ ⑤

96 나트륨을 제한해야 하는 질병으로 가장 옳은 것은?

① 심장병, 고혈압 신장병
② 간경화, 심장병, 당뇨병
③ 위장병, 심장병, 당뇨병
④ 고혈압, 췌장염, 비만증
⑤ 동맥경화, 위장병, 고혈압

MEMO

97 고혈압을 예방·치료하기 위한 DASH 식단에 대한 설명으로 옳지 않은 것은?

① 칼륨, 칼슘, 마그네슘, 섭취를 증가시킨다.
② 콜레스테롤, 포화지방산, 염분 섭취를 줄인다.
③ 적색 육류, 고지방 식품, 단순당 제품을 많이 공급한다.
④ 신선한 과일, 채소, 저지방 유제품을 충분히 섭취하게 한다.
⑤ 잡곡밥과 버섯국, 과메기, 다시마쌈 등은 좋은 식단이다.

98 네프로제에 대한 설명으로 옳은 것은?

① 열량 보충군의 섭취는 바람직하지 않다.
② 고지혈증이 나타나므로 에너지 제한식을 실시한다.
③ 사구체 모세 혈관의 투과성 감소로 부종이 생긴다.
④ 고혈압이나 혈뇨가 나타나므로 단백질을 제한한다.
⑤ 고도의 부종 치료에는 수분과 식염을 제한해야 한다.

99 식품 알레르기 체질인 사람에게 공급해도 좋은 식품은?

① 오이, 호박, 사과, 인절미
② 아스파라거스, 달걀, 당근
③ 고등어, 토마토, 우유, 게
④ 연어, 오징어, 쌀밥, 양파
⑤ 밀, 새우, 딸기, 돼지고기

96	① ② ③ ④ ⑤
97	① ② ③ ④ ⑤
98	① ② ③ ④ ⑤
99	① ② ③ ④ ⑤

100 철 결핍성 빈혈의 식사 지침에 대한 설명으로 옳은 것은?

① 식물성 식품에는 헴철이 많아 흡수율이 좋으므로 충분히 섭취한다.

② 흡수율이 좋은 비헴철의 급원은 파래가 좋으므로 많이 공급한다.

③ 철 흡수를 촉진하기 위해서 단백질과 함께 비타민 C를 섭취하게 한다.

④ 난황에 함유된 황은 철 흡수를 방해하므로 달걀은 제한한다.

⑤ 채소와 과일에 많은 비타민 A는 철의 흡수를 촉진하므로 섭취를 권장한다.

101 신장 결석 환자의 식사요법으로 옳은 것은?

① 수산 결석 환자에게 시금치, 오렌지 등을 충분히 공급한다.

② 요산 결석 환자에게 육류, 어류 등을 제공한다.

③ 요산 결석과 시스틴결석 환자는 수분을 충분히 공급한다.

④ 칼슘 결석 환자에게 수산 함유 식품을 제공한다.

⑤ 시스틴 결석 환자에게 고단백식을 실시한다.

102 적혈구 조혈 인자가 주로 생성되는 기관은?

① 간　　　　② 신장　　　　③ 비장
④ 소장　　　　⑤ 림프절

103 골다공증 치료를 위한 영양관리 내용으로 옳은 것은?

① 식이섬유소 섭취량을 증가시킨다.

② 칼슘은 1일 2000mg 이상 권장한다.

③ 칼슘과 인의 비율을 2:1로 유지한다.

④ 동물성 단백질을 되도록 많이 공급한다.

⑤ 비타민 D 합성을 위해 피부를 자외선에 노출한다.

100	① ② ③ ④ ⑤
101	① ② ③ ④ ⑤
102	① ② ③ ④ ⑤
103	① ② ③ ④ ⑤

104 혈관의 특징에 대한 설명으로 옳지 않은 것은?

① 정맥에는 판막이 있다.

② 동맥은 몸의 깊은 곳에 분포한다.

③ 가장 탄력성이 있는 혈관은 정맥이다.

④ 총 단면적이 가장 넓은 것은 모세혈관이다.

⑤ 혈관은 동맥, 모세혈관, 정맥으로 구성된다.

105 위에서 분비되는 물질로 비타민 B_{12} 흡수와 관련 없는 물질은?

① 뮤신　　　② 펩신　　　③ 내인자

④ 리파아제　　⑤ 가스트린

106 퓨린 제한 식사를 해야 하는 환자는?

① 관절염, 간질　　　② 고혈압, 게실염

③ 지방간, 당뇨병　　④ 요산결석증, 통풍

⑤ 동맥경화증, 위궤양

107 간의 기능으로 옳은 것은?

① 해독 작용　　　② 소화 작용

③ 혈압 유지 작용　④ 요소 배설 작용

⑤ 적혈구 생성 작용

108 신장과 체중을 이용해 비만을 측정할 수 있는 지표로 옳은 것은?

① 체중 신장 지수　　② 상단 근육 둘레

③ 피부 두겹 두께　　④ 체질량 지수

⑤ 허리/엉덩이 비율

104	①	②	③	④	⑤
105	①	②	③	④	⑤
106	①	②	③	④	⑤
107	①	②	③	④	⑤
108	①	②	③	④	⑤

109 간에 대한 설명으로 옳은 것은?

① 담즙을 농축시킨다.
② 성인의 간 무게는 500g이다.
③ 간의 글리코겐은 혈당원이 되지 못한다.
④ 간은 문맥과 간정맥을 통해 혈액이 유입된다.
⑤ 비타민 K의 작용으로 프로트롬빈을 합성한다.

110 모세혈관을 2번 순환하는 국소 순환계는?

① 뇌 순환계 ② 폐 순환계 ③ 문맥 순환계
④ 림프 순환계 ⑤ 관상 순환계

111 나트륨의 재흡수, 칼륨의 배설 등에 관여하여 혈압을 조절하는 호르몬은?

① 이눌린 ② 티록신 ③ 인슐린
④ 안드로겐 ⑤ 알도스테론

112 당뇨병 환자의 혈당이 상승하는 이유는?

① 포도당 내성이 증가하기 때문이다.
② 체지방의 분해가 감소하기 때문이다.
③ 케톤체의 합성이 증가되기 때문이다.
④ 혈액 내의 포도당 이동이 감소하기 때문이다.
⑤ 당질 섭취의 증가로 포도당의 흡수량이 증가하기 때문이다.

113 심장 기능에 대한 설명으로 옳지 않은 것은?

① 심박수는 체온, 신경, 호르몬, 화학물질 등에 좌우된다.
② 교감신경이 흥분되면 심박출량은 감소한다.
③ 미주신경을 자극하면 심장박동수는 감소한다.
④ 안정 상태의 심장박동량은 70ml, 박동수는 70회이다.
⑤ 안정 상태의 심박출량은 분당 4.5~5.0L이다.

109	① ② ③ ④ ⑤
110	① ② ③ ④ ⑤
111	① ② ③ ④ ⑤
112	① ② ③ ④ ⑤
113	① ② ③ ④ ⑤

114 다음 설명 중 옳지 않은 것은?

① 요붕증은 ADH가 부족하기 때문에 발생한다.

② 사구체 여과율을 측정하는데 이용되는 것은 이눌린이다.

③ 항이뇨 호르몬이 없으면 오줌의 삼투압은 혈장보다 낮다.

④ 신장 혈장 유통량(RPF)을 측정하는데 적당한 물질은 이눌린이다.

⑤ 정상인의 요성분에는 요소, 크레아틴 등이 있고 지방산, 포도당, 단백질이 들어있지 않아야 한다.

115 혈액의 산소포화도에 대한 설명으로 옳은 것은?

① CO_2 분압이 낮을 때 해리반응이 증가한다.

② CO_2 분압이 높을 때 해리반응이 감소한다.

③ 온도가 높을수록 Hb의 산소 포화도가 증가한다.

④ pH가 낮을수록 Hb의 산소포화도가 증가한다.

⑤ pH가 낮을수록 Hb의 산소포화도가 감소한다.

116 골격근을 관찰했을 때 근원섬유에 대한 설명으로 옳지 않은 것은?

① Z선과 Z선 사이를 근원절이라고 한다.

② 근육이 수축하면 H대의 길이가 줄어든다.

③ 근육이 수축하면 A대의 길이가 줄어든다.

④ 굵은 선이 미오신필라멘트, 가는 선이 액틴필라멘트다.

⑤ A대는 어두운 부분으로 액틴과 미오신이 겹쳐진 부분이다.

117 출산 후 유즙 분비를 촉진하는 호르몬은?

① 안드로겐   ② 바소프레신

③ 테스토스테론   ④ 에스트로겐

⑤ 옥시토신

114	①	②	③	④	⑤
115	①	②	③	④	⑤
116	①	②	③	④	⑤
117	①	②	③	④	⑤

118 혈액 응고에 대한 설명으로 옳지 않은 것은?

① 헤파린은 혈액 내에 존재하는 항응고제이다.
② 혈액 응고 과정에 관여하는 물질은 피브리노겐, 트롬보플
   라스틴, 칼슘 등이 있다.
③ 혈액의 항응고제에는 헤파린, 플라스민, 옥살산나트륨,
   구연산나트륨 등이 있다.
④ 혈액 응고 기전과 관계있는 비타민은 비타민 D이다.
⑤ 혈액 응고 인자로서 칼슘과 작용하여 프로트롬빈을 트롬
   빈으로 전환시키는 조직 또는 혈소판 중의 단백질은 트
   롬보플라스틴이다.

119 감각에 대한 설명으로 옳은 것은?

① 미각 중 역치가 가장 낮은 것은 신맛이다.
② 미각은 미각 신경을 통해 소뇌로 전달된다.
③ 눈의 구조 중 안구 앞쪽 투명한 막을 공막이라 한다.
④ 몸의 회전감각을 맡고 있는 곳은 반고리관이다.
⑤ 피부에는 촉각, 압각, 통각, 냉각, 온각이 있는데 그 중
   촉각이 가장 많이 분포한다.

120 호르몬에 대한 설명으로 옳은 것은?

① 합성되는 곳과 작용하는 곳이 같다.
② 호르몬은 분비관 없이 혈액으로 분비된다.
③ 호르몬의 조절 효과는 비교적 빠르고 장기적이다.
④ 체내에서 분비되는 모든 호르몬은 경구 투여 시 효력이
   없다.
⑤ 척추동물에서 같은 종류의 호르몬은 다른 동물에게 작용
   과 기능이 다르다.

118	①	②	③	④	⑤
119	①	②	③	④	⑤
120	①	②	③	④	⑤

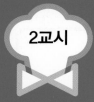

1 식품학 및 조리원리(40)

01 조리 시 영양소 손실을 최소로 줄이기 위한 방법으로 옳은 것은?

① 생선은 토막 내서 씻는다.
② 시금치를 데칠 때는 중조를 넣는다.
③ 육류는 삶은 후 조리하는 것이 좋다.
④ 마른 표고버섯을 불린 물은 찌개에 이용한다.
⑤ 튀김의 질감을 좋게 하기 위해 중조를 넣는다.

02 조미료의 침투 속도에 맞게 사용 순서를 나열한 것은?

① 식초-설탕-소금
② 설탕-소금-식초
③ 설탕-식초-소금
④ 소금-설탕-식초
⑤ 소금-식초-설탕

03 등온 흡습 곡선의 C 영역에 대한 설명으로 틀린 것은?

① 비열과 표면장력이 작다.
② 녹는점과 끓는점이 높다.
③ 0℃ 이하에서 쉽게 어는 물이다.
④ 용매로 작용할 수 있다.
⑤ 미생물의 생물과 증식에 사용된다.

MEMO

01	① ② ③ ④ ⑤
02	① ② ③ ④ ⑤
03	① ② ③ ④ ⑤

04 설탕이 감미도의 표준물질로 사용되는 이유는?

① 단맛이 가장 강하기 때문이다.
② 용해도가 크기 때문이다.
③ 설탕에 대한 기호도가 높기 때문이다.
④ 쉽게 접할 수 있는 당류이기 때문이다.
⑤ 이성질체가 없기 때문이다.

05 포도당 중합체로만 묶인 것은?

① 전분, 젖당
② 엿당, 과당
③ 펙틴, 셀룰로스
④ 아밀로펙틴, 이눌린
⑤ 글리코겐, 아밀로오스

06 지질에 대한 설명으로 옳은 것은?

① 지질은 $4kcal$의 열량을 낸다.
② 식물성 기름에는 불포화 지방산이 많다.
③ 지질은 지방산과 글리세롤의 에스테르로 체내에서 합성된다.
④ 상온에서 액체인 것을 지(fat), 고체인 것은 유(oil)라고 한다.
⑤ 지질은 물에 녹으며 지방산과 글리세롤의 에스테르 결합으로 되어있다.

07 유지의 검화(비누화)에 대한 설명으로 알맞은 것은?

① 검화란 산에 의한 유지의 가수분해 과정이다.
② 버터나 야자유는 다른 유지보다 검화가가 작다.
③ 유지 중에 저급 지방산이 많으면 검화가가 크다.
④ 대표적인 불검화물은 왁스, 불포화 탄화수소이다.
⑤ 검화가가 클수록 유지를 구성하는 지방산의 분자량이 크다.

04	① ② ③ ④ ⑤
05	① ② ③ ④ ⑤
06	① ② ③ ④ ⑤
07	① ② ③ ④ ⑤

08 아미노산의 설명으로 옳은 것은?

① 아미노산을 가수분해하면 단백질을 얻는다.
② 천연 단백질을 구성하는 아미노산은 α-D-아미노산이다.
③ 산성 아미노산은 같은 수의 카르복시기와 아미노기를 갖는다.
④ 곁사슬에 의해 함황, 지방족, 방향족 아미노산 등으로 분리한다.
⑤ 아미노산은 분자 내에 아미노기 또는 카르복시기를 갖는다.

09 난백의 단백질 중 생으로 먹었을 때, 비오틴과 결합하여 비오틴 결핍증을 일으키는 것은?

① 아비딘
② 콘알부민
③ 리포비텔린
④ 오브알부민
⑤ 락트알부민

10 유지의 발연성에 대한 설명으로 옳은 것은?

① 연소할 때의 온도
② 유지가 발화하는 온도
③ 연소가 지속될 때의 온도
④ 검은 연기가 발생될 때의 온도
⑤ 아크롤레인이 발생될 때의 온도

11 안토시아닌 색소에 대한 설명으로 옳은 것은?

① 화황소라고도 한다.
② 비타민 P의 작용을 가진다.
③ 주로 단백질과 결합하여 존재한다.
④ 산에 안정하고 알칼리에 불안정하다.
⑤ 수산화기가 많아질수록 청색이 진해진다.

MEMO

08	① ② ③ ④ ⑤
09	① ② ③ ④ ⑤
10	① ② ③ ④ ⑤
11	① ② ③ ④ ⑤

12 식품의 색소에 대한 설명이 옳은 것은?

① 피코시안 – 갑각류의 적색 색소
② 아스타크산틴 – 홍조류의 청색 색소
③ 안토시아닌 – 고추, 토마토의 적색 색소
④ 안토크산틴 – 녹차, 홍차의 산화된 갈색 색소
⑤ 플라보노이드 – 식물의 잎, 열매, 곡류의 담황 색소

13 햄이나 소시지를 만들 때 질산염 처리를 하여 얻는 안정한 선홍색의 물질은?

① 미오글로빈
② 옥시미오글로빈
③ 메트미오글로빈
④ 니트로소미오글로빈
⑤ 카르바미노 헤모글로빈

14 곡류와 함유되어있는 단백질이 바르게 연결된 것은?

① 밀 – 제인　　　　② 콩 – 카제인
③ 쌀 – 알부민　　　④ 옥수수 – 글리신
⑤ 보리 – 호르데인

15 밥맛에 영향을 주는 요소로 옳은 것은?

① 밥물의 pH는 5~6이 적당하다.
② 지나치게 건조된 쌀은 밥맛을 떨어뜨린다.
③ 밥을 지을 때 물의 양은 밥맛과 관계가 없다.
④ 밥을 지을 때 0.03% 식초를 넣으면 맛이 더 좋아진다.
⑤ 열원, 조리 용기의 재질은 밥맛에 영향을 주지 않는다.

12	①	②	③	④	⑤
13	①	②	③	④	⑤
14	①	②	③	④	⑤
15	①	②	③	④	⑤

16 황을 함유하는 필수 아미노산은?

① 리신   ② 시스틴   ③ 알라닌

④ 메티오닌   ⑤ 시스테인

17 옥수수를 주식으로 섭취할 때 결핍되기 쉬운 아미노산은?

① 오리제닌   ② 트립토판   ③ 이소류신

④ 리신   ⑤ 제인

18 육류의 근원섬유 단백질에 대한 설명으로 옳은 것은?

① 미오겐을 함유한다.
② 콜라겐을 구성한다.
③ 색소단백질과 각종 효소를 함유한다.
④ 근육의 수축과 사후 경직에 관여한다.
⑤ 결체 조직을 구성한다. 해당계 효소를 함유한다.

19 육류를 연화시키는 방법으로 옳은 것은?

① 숙성시키지 않는다.
② pH를 5~6으로 조절한다.
③ 5% 이상의 염을 사용한다.
④ 끓여 식힌 배즙을 첨가한다.
⑤ 파인애플, 키위 등의 천연 연화제를 넣는다.

20 어유에 많은 지방산은?

① 부티르산   ② 팔미트산   ③ 스테아르산

④ DHA   ⑤ 구아닐산

MEMO

16	① ② ③ ④ ⑤
17	① ② ③ ④ ⑤
18	① ② ③ ④ ⑤
19	① ② ③ ④ ⑤
20	① ② ③ ④ ⑤

21 숯불에 구운 탄 고기나 훈연 제품에서 검출되는 다환 방향족 탄화수소로 발암 물질은?

① 니트로사민   ② 다이옥신   ③ 벤조피렌
④ 아플라톡신   ⑤ 리신

22 어패류의 조리에 대한 설명으로 맞는 것은?

① 생선전은 붉은 살 생선이 많이 쓰인다.
② 비린내 제거를 위해 생강은 끓을 때 넣는다.
③ 끓고 있는 양념에 넣어야 생선 원형이 유지된다.
④ 근육에는 결체 조직이 많아 찜을 하는 것이 가장 좋다.
⑤ 소금에 절일 경우 생선 무게의 5% 정도의 소금이 적당하다.

23 난황의 성분에 대한 설명으로 옳은 것은?

① 중량은 전란의 50~55%를 차지한다.
② 신선한 난황의 pH는 7.5~8.0 정도다.
③ 신선한 난황은 대부분 당단백질로 존재한다.
④ 난황에 함유된 당단백질은 유화제 역할을 한다.
⑤ 난황은 65℃ 부근에서 응고가 시작되어 70℃에서 완전히 응고된다.

24 우유 성분에 대한 설명으로 옳은 것은?

① 카제인은 산에 의해 응고된다.
② 우유는 비타민 C의 좋은 급원이다.
③ 우유의 주단백질은 락트알부민이다.
④ 유당은 과당과 갈락토스가 결합한 이당류다.
⑤ 유지방은 다른 동물성 유지에 비해 불포화지방산 함량이 많다.

MEMO

21	①	②	③	④	⑤
22	①	②	③	④	⑤
23	①	②	③	④	⑤
24	①	②	③	④	⑤

25 난백의 기포성과 관계 깊은 것은?

① 융점　　　　② 비등점　　　　③ 동결점
④ 등전점　　　⑤ 젤리도

26 두부는 Ca^{2+}, mg^{2+} 등의 금속염에 의해 응고되어 만들어진다. 이때 응고되는 단백질은?

① 제인　　　　② 카제인　　　　③ 글리시닌
④ 글루테닌　　⑤ 글리아딘

27 우유를 가열할 때 생기는 피막에 대한 설명으로 옳은 것은?

① 우유를 가열하면 유청 단백질이 응고되어 피막이 생긴다.
② 스텐 재질의 용기에 가열하면 피막형성을 방지할 수 있다.
③ 냄비의 뚜껑을 열고 가열하면 피막형성을 방지할 수 있다.
④ 피막을 제거해도 영양가의 큰 손실은 없다.
⑤ 피막은 열에 의한 카제인 변성으로 생긴다.

28 대두유가 식용유로서 우수한 점으로 옳은 것은?

① 융점이 높다.
② 발연점이 낮다.
③ 글리세롤이 많다.
④ 필수 지방산 함량이 많다.
⑤ 포화지방산이 많아 산패가 잘 일어나지 않는다.

25	① ② ③ ④ ⑤
26	① ② ③ ④ ⑤
27	① ② ③ ④ ⑤
28	① ② ③ ④ ⑤

29 콩에는 거의 없으나 콩나물이 되면서 증가하는 영양소는?

① 칼슘   ② 비타민 C   ③ 무기질

④ 지방질   ⑤ 탄수화물

30 지방의 산패를 촉진하는 요인은?

① 질소분압   ② 항산화제   ③ 토코페롤

④ 철   ⑤ 진공포장

31 파인애플에 든 단백질 분해 효소는?

① 액티니딘   ② 파파인   ③ 피신

④ 프로테아제   ⑤ 브로멜린

32 당근에 함유되어 있으며 채소와 함께 섭취 시 비타민 C를 파괴하는 효소는?

① alliinase   ② invertase

③ thiaminase   ④ myrosinase

⑤ ascorbinase

33 비타민 B_1의 흡수를 돕는 마늘의 성분은?

① 알리신   ② 나린진   ③ 채비신

④ 바닐린   ⑤ 캡사이신

29	①	②	③	④	⑤
30	①	②	③	④	⑤
31	①	②	③	④	⑤
32	①	②	③	④	⑤
33	①	②	③	④	⑤

34 건조시키면 레티오닌과 구아닐산이 생성되어 특유의 향과 감칠맛을 갖는 식품은?

① 김   ② 미역   ③ 표고버섯
④ 느타리버섯   ⑤ 우뭇가사리

35 원핵세포와 진핵세포에 대한 설명으로 옳은 것은?

① 원핵세포는 미토콘드리아와 핵막이 존재한다.
② 진핵세포의 호흡에 관계있는 효소들은 골지체에 존재한다.
③ 원핵세포의 세포벽 구성 성분은 인지질이다.
④ 단세포 생물인 효모는 원핵세포 생물이다.
⑤ 원핵세포의 호흡에 관계있는 효소들은 세포막 또는 메소좀에 부착되어 있다.

36 페니실린이 항균력을 갖는 이유는?

① 세포벽 합성 저해
② 핵산의 합성 저해
③ 유전자의 염기 변화
④ 호흡 효소의 활성 저해
⑤ 원형질막의 투과성 저하

37 세균 증식 곡선의 순서가 바르게 나열된 것은?

① 대수기 → 정지기 → 쇠퇴기 → 유도기
② 정지기 → 쇠퇴기 → 유도기 → 대수기
③ 유도기 → 쇠퇴기 → 정지기 → 대수기
④ 정지기 → 대수기 → 유도기 → 쇠퇴기
⑤ 유도기 → 대수기 → 정지기 → 쇠퇴기

34	① ② ③ ④ ⑤
35	① ② ③ ④ ⑤
36	① ② ③ ④ ⑤
37	① ② ③ ④ ⑤

38 미생물의 증식도를 측정할 수 있는 방법으로 옳지 않은 것은?

① 생균계수법 ② 균체질소량

③ 총균계수법 ④ 생화학적 방법

⑤ 건조균체량

39 그람 염색에 대한 설명으로 옳지 않은 것은?

① 그람 염색 결과는 세균 세포벽의 조성차이에 의해 구별된다.

② 세균의 배양시간은 그람 염색에 영향을 미친다.

③ 그람 염색을 이용하여 세균의 편모를 확인할 수 있다.

④ 그람 염색 결과는 세균 분류의 중요한 기준이 된다.

⑤ 그람 염색이 남보라색이 나오면 그람 양성이다.

40 식품의 부패 미생물에 대한 설명으로 옳지 않은 것은?

① 식품을 오염시켜 흙냄새를 유발하는 미생물은 스트렙토미세스이다.

② 채소류의 연화병(무름병)을 일으키는 균은 에르비니아속이다.

③ 발암성인 아플라톡신을 생성하는 균은 아스페르길루스 플라부스이다.

④ 바실러스속은 쌀밥 등 전분이 많은 식품에 잘 번식한다.

⑤ 아스페르길루스 니게르는 빵의 점질물질을 생성한다.

38	① ② ③ ④ ⑤
39	① ② ③ ④ ⑤
40	① ② ③ ④ ⑤

제1회 2교시 59

41 식품위생법상 규정된 단체급식소의 설명으로 옳은 것은?

① 사회복지시설, 병원, 양로원 등에서 영리를 목적으로 하지 않고 일반 대중을 대상으로 식사를 제공하는 것.

② 산업체, 학교, 병원 등에서 영리를 목적으로 하지 않고 특정 다수인에게 계속적으로 식사를 제공하는 것.

③ 회사, 사업장, 병원, 대중식당 등에서 특정인을 대상으로 계속적으로 식사를 공급하는 것.

④ 고아원 모자원, 병원, 학교 등에서 영리를 목적으로 일반 대중에게 식사를 제공하는 것.

⑤ 병원, 양로원, 대중식당 등에서 영리를 목적으로 계속적으로 식사를 제공하는 것.

42 산업체 급식의 목적을 설명한 것으로 옳은 것은?

① 인건비 감소

② 노동자의 건강 증진

③ 생산성 향상 및 기업의 이윤 증대

④ 산업체의 복지 향상

⑤ 올바른 식습관 교육과 영양교육

43 위탁 급식의 기대 효과로 가장 옳은 것은?

① 영양관리 철저

② 시설, 설비의 우수성

③ 위생관리 철저

④ 서비스의 향상

⑤ 신속한 원가 통제 가능

41	① ② ③ ④ ⑤
42	① ② ③ ④ ⑤
43	① ② ③ ④ ⑤

44 급식소에서 사용하는 표준화된 조리법과 품질 통제 방법은 급식 경영 지원의 6요소 중 어디에 포함되는가?

① 사람   ② 자본   ③ 기계

④ 물자   ⑤ 방법

45 식단표의 기능에 대한 설명으로 옳은 것은?

① 화폐 가치
② 실시 보고서
③ 가정생활 지도서
④ 잔반율 측정 도구
⑤ 고객만족도 측정 도구

46 식사 구성안의 표시 내용은?

① 열량 계산
② 열량과 단백질을 계산
③ 식품군별로 식품량 표시
④ 영양 소요량을 숫자로 표시
⑤ 열량과 단백질, 기타 영양소 표시

47 영양사의 메뉴 관리 업무는?

① 메뉴 평가, 구매 계획
② 영양 계획, 메뉴 개발과 작성
③ 표준 레시피 작성, 예산과 결산 관리
④ 표준 레시피 작성과 개발, 영양 계획
⑤ 구매 계획, 급식 생산성 증대 및 작업 일정 계획

44	①	②	③	④	⑤
45	①	②	③	④	⑤
46	①	②	③	④	⑤
47	①	②	③	④	⑤

48 시장 조사의 기본 역할이 아닌 것은?

① 새로운 식품 정보 수집
② 물가 상승 및 동향 파악
③ 음식 판매 정책 결정
④ 계절 식품의 출하 파악
⑤ 급식 구매 계획 수립

49 식품 구매 명세서의 설명으로 옳은 것은?

① 영양사가 작성한다.
② 납품업자들만 사용한다.
③ 주관적이고 현실적인 품질기준을 제시한다.
④ 가능한 자세하게 기록하고 새로운 상품명을 기록한다.
⑤ 제품명, 재료명, 무게 범위, 온도 상태(냉장 및 냉동), 포장 단위, 용량, 가격 등을 기록한다.

50 식재료 구매 절차가 바르게 나열된 것은?

㉮ 발주	㉯ 입고
㉰ 주문 확인	㉱ 공급원 선정
㉲ 기록과 파일 보관	㉳ 거래 계약의 성립
㉴ 물품 배달 및 검수	㉵ 필요한 품목과 수량 확인

① ㉮-㉯-㉰-㉱-㉳-㉵-㉴-㉲
② ㉲-㉮-㉴-㉳-㉯-㉱-㉵-㉰
③ ㉴-㉳-㉮-㉱-㉯-㉲-㉵-㉰
④ ㉵-㉱-㉳-㉮-㉰-㉴-㉯-㉲
⑤ ㉵-㉴-㉳-㉱-㉲-㉮-㉯-㉰

48	① ② ③ ④ ⑤
49	① ② ③ ④ ⑤
50	① ② ③ ④ ⑤

51 발주량 결정 시 고려해야 할 사항이 아닌 것은?

① 재고량 ② 식재료의 가격
③ 창고의 저장 능력 ④ 식품의 포장 단위
⑤ 급식 대상자의 기호성

52 경쟁 입찰의 장점은?

① 절차가 간편하다.
② 절차상 경비가 절약된다.
③ 새로운 업자를 발견할 수 있다.
④ 신용이 확실한 업자와 계약할 수 있다.
⑤ 긴급을 요하는 식품의 구매가 유리하다.

53 쟁반 서비스의 급식 형태인 중앙배선식과 병동배선식의 설명으로 옳은 것은?

① 병동배선식은 병동별 간이 취사실이 불필요하며 시설비가 적게 든다.
② 병동배선식은 1인분 양의 정량 공급이 용이해 비용이 절약된다.
③ 중앙배선식은 간이 취사실이 필요하고 시설비가 많이 든다.
④ 중앙배선식은 적온 급식이 어렵다.
⑤ 중앙배선식은 많은 인력이 필요하다.

54 식재료를 수의계약에 의해 구매했을 때의 단점은?

① 수속이 복잡하다.
② 계약의 공정성이 떨어진다.
③ 구매 절차상 경비가 절약된다.
④ 긴급할 때 조달 시기를 놓치기 쉽다.
⑤ 자격이 부족한 업체가 응찰할 수 있다.

55 급식 생산 과정에서 대량 조리의 특징은?

① 소량씩 자주 조리한다.
② 대형 기구의 사용은 자제한다.
③ 계획적인 생산 통제가 필요하다.
④ 최대한 가정집과 같은 방법으로 조리한다.
⑤ 맛, 질감 변화가 적어 조리법 상의 제약이 없다.

56 검식에 대한 설명으로 옳지 않은 것은?

① 검식은 배식 전 미리 검사한다.
② 검식 내용은 검식 일지에 기록해야 한다.
③ 검식은 급식 관리자가 하는 것이 바람직하다.
④ 검식은 맛, 질감, 조리 상태, 위생 등 종합적으로 평가하는 것이다.
⑤ 식중독 사고에 대한 원인규명을 위한 보존식을 냉장보관해야 한다.

57 급식 생산 계획에서 생산량 초과와 부족으로 인한 잘못된 수요 예측으로 일어날 수 있는 경우가 아닌 것은?

① 생산량 초과 시 음식의 품질 하락
② 생산량 초과 시 과다한 잔반 발생
③ 생산량 초과 시 현금의 유동성 생김
④ 생산량 부족 시 음식의 품절
⑤ 생산량 부족 시 긴급 추가 발주로 원가 상승

58 건열 소독의 용도에 맞는 것은?

① 생채소, 과일　　　② 조리대, 행주
③ 식기, 조리기구　　④ 손, 식품 접촉면
⑤ 발판, 식품 접촉면

55	① ② ③ ④ ⑤
56	① ② ③ ④ ⑤
57	① ② ③ ④ ⑤
58	① ② ③ ④ ⑤

59 식기 세정의 간이 검사법으로 옳은 것은?

① 0.1N 요오드 용액 – 전분 식품
② 0.1N 요오드 용액 – 단백질 식품
③ 0.1% 요오드 팅크액 – 지방 식품
④ 0.1N 옐로우 버터 알코올 용액 – 전분 식품
⑤ 0.01% 옐로우 버터 알코올 용액 – 지방 식품

60 식품위생법 상 산업체 급식 종사원의 건강진단 횟수는?

① 수시
② 매월 1회
③ 매년 1회
④ 6개월에 1회
⑤ 매 분기별 1회

61 기기 설비의 설치 조건으로 옳은 것은?

① 가열기기는 분산 배치한다.
② 동선에 유의하여 기기를 배치한다.
③ 식재료 종류에 따라 기기를 배치한다.
④ 동선을 넓혀 조리원의 피로도를 감소시킨다.
⑤ 건축 설비는 고가로 하여 작업 능률을 높인다.

62 비품의 정기점검 주기로 적당한 것은?

① 주 1회
② 1개월에 1회
③ 2개월에 1회
④ 3개월에 1회
⑤ 6개월에 1회

59	①	②	③	④	⑤
60	①	②	③	④	⑤
61	①	②	③	④	⑤
62	①	②	③	④	⑤

63 급식소의 경비에 포함되는 것은?

① 전력비, 감가상각비
② 퇴직금, 수도 광열비
③ 식재료비, 운임비
④ 식재료비, 인건비
⑤ 상여금, 복리후생비

64 단체급식 예산 중 가장 큰 지출 항목은?

① 인건비   ② 광열비   ③ 운영비
④ 전력비   ⑤ 식재료비

65 급식비가 5,000원인 급식소에서 1일 고정비가 600,000원, 1일 식당 변동비가 3,000원이라면 손익분기점에서의 매출량은?

① 150식   ② 200식   ③ 250식
④ 300식   ⑤ 350식

66 인사관리의 개념으로 옳은 것은?

① 종업원의 안전, 보호, 후생 등을 고려하여 인격체를 양성하는 것이다.
② 종업원의 기술 능력을 발휘하여 효과를 올리는 것이다.
③ 조직원의 잠재 능력을 최대화하여 이것을 효과적으로 활용하는 것이다.
④ 종업원이 보유한 능력에 따라 최대 임금을 지급하는 것이다.
⑤ 최대의 기술로 좋은 상품을 생산해 이익을 증대시키는 것이다.

MEMO

	①	②	③	④	⑤
63	①	②	③	④	⑤
64	①	②	③	④	⑤
65	①	②	③	④	⑤
66	①	②	③	④	⑤

67 인사고과에 대한 설명으로 옳지 않은 것은?

① 사실에 입각하여 실시한다.

② 평가의 객관성을 위해 피고과자를 모르는 사람이 고과를 실시하는 것이 좋다.

③ 인사고과는 평가 후 면담을 실시하여 피드백을 제공하는 것이 좋다.

④ 인사고과자와 피고과자에 대한 교육이 필요하다.

⑤ 최근에는 상급자 평가 외에 자기평가, 동료평가, 상향평가 등 다양해지는 추세다.

68 맥그리거의 XY 이론 중 X 이론에 대한 설명으로 옳은 것은?

① 동기부여가 되면 창의적이 될 수 있다.

② 고차원의 욕구에서 동기부여가 이뤄진다.

③ 인간은 원래 게으르며 일을 하기 싫어한다.

④ 일은 작업 조건만 맞으면 놀이처럼 자연스러운 것이다.

⑤ 조직의 목적을 달성하기 위해서는 자기 통제가 이루어져야 한다.

69 고객만족 경영의 효과가 아닌 것은?

① 구매 전환 향상
② 최대의 광고 효과
③ 비용의 절감
④ 재구매 고객의 창출
⑤ 시장 우위

70 집단을 지리적, 인구 통계적, 심리 묘사적, 행동적으로 나누어 마케팅 활동을 하는 과정은?

① 포지셔닝
② 표적시장 선정
③ 집중적 마케팅
④ 패널 조사
⑤ 시장의 세분화

67	① ② ③ ④ ⑤
68	① ② ③ ④ ⑤
69	① ② ③ ④ ⑤
70	① ② ③ ④ ⑤

71 식품의 부패 방지에 대한 설명으로 옳지 않은 것은?

① 식품 내 수분의 양을 줄인다.

② 자외선 조사, 가열, 첨가물 등의 방법으로 미생물 성장을 억제한다.

③ pH를 4.5 이하로 낮춘다.

④ 온도를 -10℃ 이하로 낮춰 미생물의 성장을 저해한다.

⑤ 식품을 소금에 절이면 식품 내 영양소 파괴로 미생물의 성장을 막는다.

72 간접적으로 우유의 세균 오염도를 측정하는 방법으로 생균수가 많을수록 환원력이 커지는 성질을 이용한 것은?

① 산도 시험　　　　　② 검화가 시험

③ 요오드가 시험　　　④ 알코올 침전 시험

⑤ 메틸렌블루 환원 시험

73 혐기성 미생물에 의해 단백질이 변질되는 것을 무엇이라 하는가?

① 발효　　　　② 산패　　　　③ 후란

④ 변패　　　　⑤ 부패

74 식품과 부패 원인의 연결이 바르게 된 것은?

① 어류 - 곰팡이

② 곡류 - 세균

③ 우유 - 장내 세균

④ 육류 - 저온성 세균

⑤ 통조림 - 포자 형성 세균

71	① ② ③ ④ ⑤
72	① ② ③ ④ ⑤
73	① ② ③ ④ ⑤
74	① ② ③ ④ ⑤

75 식품의 초기 부패는 식품 1g 당 세균 수가 어느 정도인가?

① $10^0 \sim 10^1$ ② $10^2 \sim 10^3$ ③ $10^4 \sim 10^5$

④ $10^3 \sim 10^5$ ⑤ $10^7 \sim 10^8$

76 살균법의 설명으로 옳지 않은 것은?

① 저온 살균법 - 63~65℃, 30분
② 고온 단시간 살균법 - 100℃, 10분
③ 초고온 단시간 살균법 - 135~150℃, 1~3초
④ 고압 증기 멸균법 - 121℃, 15분
⑤ 건열 살균법 - 160℃, 1시간

77 잠재적인 위해식품에 대한 설명으로 알맞은 것은?

① 단백질 함량이 높고 탄수화물 함량이 낮은 식품
② 탄수화물 함량이 높고 지방 함량이 높은 식품
③ 수분 함량이 높고 지방 함량이 높은 식품
④ 수분 함량이 높고 단백질 함량이 높은 식품
⑤ 수분 함량이 낮고 단백질 함량이 높은 식품

78 소독제의 설명으로 옳지 않은 것은?

① 석탄산 계수가 높을수록 소독 효과가 크다.
② 염소산이온을 생성하여 살균작용을 나타내는 것에 차아염소산나트륨, 표백분이 있다.
③ 과산화수소는 상처 소독에 사용한다.
④ 에틸알코올의 농도는 90% 수용액이 가장 살균력이 크다.
⑤ 역성 비누는 일반 비누와 함께 사용하면 살균력이 없어진다.

MEMO

75	① ② ③ ④ ⑤
76	① ② ③ ④ ⑤
77	① ② ③ ④ ⑤
78	① ② ③ ④ ⑤

79 소독제와 살균 효과의 관계가 바르게 연결된 것은?

① 승홍 – 산화작용
② 염소 – DNA 파괴
③ 크레졸 – 단백질 변성
④ 과산화수소 – 단백질 응고
⑤ 역성 비누 – 세포막 손상

80 포도상구균 식중독 예방에 가장 효과적인 방법은?

① 예방접종   ② 저온 보관
③ 상온 보관   ④ 물로 세척하기
⑤ 섭취 직전에 가열하기

81 세균성 식중독의 특징은?

① 2차 감염이 된다.
② 회복 후 면역이 생긴다.
③ 잠복기가 긴 편이다.
④ 소량의 균으로 감염된다.
⑤ 균의 증식을 막으면 예방이 가능하다.

82 살균이 불충분한 우유나 유제품, 소고기, 식육 제품 등의 섭취로 감염되고, 1,000개 이하의 세포로도 발병이 가능하며, 임산부의 유산이나 사산을 일으키고, 신생아와 노인에게는 패혈증 수막염을 일으키는 식중독은?

① 캠필로박터 식중독
② 여시니아 식중독
③ 리스테리아 식중독
④ 포도상구균 식중독
⑤ 장염비브리오 식중독

MEMO

79	① ② ③ ④ ⑤
80	① ② ③ ④ ⑤
81	① ② ③ ④ ⑤
82	① ② ③ ④ ⑤

83 노로바이러스에 대한 설명으로 옳지 않은 것은?

① 주로 분변-구강 경로로 감염된다.

② 오염원은 생굴, 조개, 생선 등이고 음식은 충분히 가열해서 섭취해야 한다.

③ 백신 접종으로 감염을 예방할 수 있다.

④ 겨울철에 감염 건수가 증가한다.

⑤ 전염력이 높아 집단으로 발생하는 경우가 많다.

84 사카자키 식중독에 대한 설명으로 옳지 않은 것은?

① 생후 1년 유아 및 저체중아에게 감염 가능성이 크다.

② 유아에게 장염, 뇌수막염, 패혈증 등의 증세를 일으킨다.

③ 감염 예방을 위해 70℃ 이상의 물로 분유를 조제한다.

④ 열 저항성이 약하다.

⑤ 감염 후 회복되어도 심각한 신경학적 장애를 겪을 수 있다.

85 여시니아 식중독의 특징이 아닌 것은?

① 생육 최적 온도는 25~30℃이다.

② 저온균으로 5℃ 이하에서 증식 가능하고, 진공포장에서도 증식한다.

③ 오염된 우유, 아이스크림, 식육 등 다양한 식품에서 식중독이 발생한다.

④ 예방법은 65℃ 이상에서 가열하는 것이다.

⑤ 잠복기는 1~6시간이다.

83 ① ② ③ ④ ⑤
84 ① ② ③ ④ ⑤
85 ① ② ③ ④ ⑤

86 식품위생법의 목적은?

① 식품으로 인한 위생상의 위해 방지, 감염병의 발생과 유행 방지
② 감염병의 발생과 유행 방지, 먹는 물에 대한 위생 관리
③ 식품으로 인한 위생상의 위해 방지, 식품 영양의 질적 향상 도모
④ 식품영양의 질적 향상 도모, 감염병의 발생과 유행 방지
⑤ 먹는 물에 대한 위생 관리, 식품에 관한 올바른 정보 제공

87 식품위생법에서 정의하는 '식품'은?

① 모든 음식들과 식품첨가물
② 식품첨가물을 제외한 모든 음식물
③ 의약품과 식품첨가물 및 모든 음식물
④ 의약으로 섭취하는 것을 제외하는 모든 음식물
⑤ 먹는 의약품과 음식물

88 위탁 급식 영업의 시설 기준 중 틀린 것은?

① 단순 가공, 조리 목적일 때는 식재료 처리실이 없어도 된다.
② 식품 등을 위생적으로 보관할 수 있는 창고가 있어야 한다.
③ 독립된 사무소가 있어야 한다.
④ 운반 차량은 1대 이상 있어야 한다.
⑤ 보관시설에는 냉장시설만 갖추어도 된다.

89 영업자의 지위를 승계한 자는 그 사실을 식품의약품안전처장 또는 특별자치시장, 특별자치도지사, 시장, 군수, 구청장에게 몇 개월 이내에 신고해야 하는가?

① 1개월   ② 3개월   ③ 5개월
④ 6개월   ⑤ 12개월

86	①	②	③	④	⑤
87	①	②	③	④	⑤
88	①	②	③	④	⑤
89	①	②	③	④	⑤

90 종업원 중에서 식품위생에 관한 책임자를 지정하여 영업자 대신 교육을 받을 수 있는 경우는?

① 조리사 또는 영양사가 직접 식품접객업을 하려는 경우
② 식품위생교육을 받아야 하는 영업자가 두 곳 이상에서 영업하는 경우
③ 영업자가 직접 영업에 종사하는 경우
④ 영업자가 식품위생교육을 받지 않은 경우
⑤ 종업원이 조리사나 영양사 면허를 갖고 있는 경우

MEMO

91 집단 급식소를 설치, 운영하는 자가 지켜야 할 내용으로 옳지 않은 것은?

① 영양사를 두는 경우 그 업무를 방해하지 말아야 한다.
② 조리한 식품의 매 1인 분량을 섭씨 영하 18℃ 이하에서 72시간 이상 보관해야 한다.
③ 매년 3시간의 위생교육을 받아야 한다.
④ 식중독 환자가 발생하지 않도록 철저한 위생관리를 해야 한다.
⑤ 영양사가 집단 급식소의 위생관리를 위해 요청하는 사항은 정당한 사유가 없으면 따라야 한다.

92 영양사의 직무가 아닌 것은?

① 구매 식품의 검수
② 급식 시설의 위생 관리
③ 식품 조리 및 배식
④ 집단 급식소의 운영 일지 작성
⑤ 종업원에 대한 식품위생 교육 및 영양지도

90	① ② ③ ④ ⑤
91	① ② ③ ④ ⑤
92	① ② ③ ④ ⑤

93 학교 급식의 영양관리 기준에 관한 내용으로 옳은 것은?

① 식단 작성 시 전통 식문화의 계승·발전과 외국 식문화의 적극 도입을 고려해야 한다.

② 학교 급식의 영양관리 기준은 세끼의 기준량을 제시한 것으로 학생 집단의 성장 및 건강 상태, 활동 정도, 지역적 상황 등을 고려하여 탄력적으로 적용할 수 있다.

③ 영양관리 기준은 계절별로 연속 10일씩 1인당 평균 영양 공급량을 평가한다.

④ 에너지는 학교 급식의 영양관리 기준 에너지의 ±10%로 하되, '탄수화물 : 단백질 : 지방'의 에너지 비율이 각각 '55~70% : 7~20% : 15~30%'가 되도록 한다.

⑤ 단백질은 학교 급식 영양관리 기준의 단백질량 이상으로 공급하되, 총 공급 에너지 중 단백질 에너지가 차지하는 비율이 10%를 넘지 않도록 한다.

94 학교 급식의 품질 및 안전을 위한 준수 사항으로 옳지 않은 것은?

① 학교장은 급식 인원과 식단, 영양 공급량 등이 기재된 학교 급식 일지를 3년 동안 보관해야 한다.

② 학교 급식 공급자는 학교 급식의 영양관리 기준을 준수해야 한다.

③ 학교장은 유전자 변형 농산물의 표시를 거짓 기재한 재료를 사용해서는 안 된다.

④ 학교 급식 관계 교직원은 식재료 검수 일지 및 거래명세표를 비치, 보관해야 한다.

⑤ 학교장은 매 학기별 보호자 부담 급식비 중 급식 운영비의 사용 비율을 공개해야 한다.

| 93 | ① ② ③ ④ ⑤ |
| 94 | ① ② ③ ④ ⑤ |

95 조리사·영양사의 의무 고용 규정을 위반했을 때의 벌칙은?

① 200만 원 이하의 과태료
② 500만 원 이하의 과태료
③ 1년 이하의 징역 또는 1천만 원 이하의 벌금
④ 3년 이하의 징역 또는 3천만 원 이하의 벌금
⑤ 5년 이하의 징역 또는 5천만 원 이하의 벌금

96 국민건강증진법의 목적은?

① 국민에게 건강에 대한 가치와 책임의식을 함양
② 식생활 개선에 기여
③ 식품으로 생기는 위생상의 위해 방지
④ 학생의 건전한 심신 발달
⑤ 식품의 질적 향상 도모

97 영양관리 사업의 유형이 아닌 것은?

① 식생활 관리 홍보 사업
② 영양소 섭취 기준 보급 사업
③ 영양관리 서비스 산업 육성 사업
④ 국가 영양관리 감시 체계 구축 사업
⑤ 질병 예방 관리 사업

95	① ② ③ ④ ⑤
96	① ② ③ ④ ⑤
97	① ② ③ ④ ⑤

98 보수교육이 면제되는 영양사는?

① 건강 기능 식품 판매업소에 종사 중인 영양사
② 군복무중인 영양사
③ 보건지소에 근무 중인 영양사
④ 보육 시설에서 종사하는 영양사
⑤ 집단 급식소에 종사하는 영양사

MEMO

99 농림축산식품부장관 또는 해양수산부장관이 원산지의 표시 방법에 대하여 3년마다 그 타당성을 검토하여 개선 등의 조치를 하여야 하는 기준일은 언제인가?

① 2015년 1월 1일
② 2016년 1월 1일
③ 2016년 12월 31일
④ 2017년 1월 1일
⑤ 2017년 6월 30일

100 영양사와 관련된 내용으로 옳지 않은 것은?

① 영양사 면허가 없는 사람은 영양사 명칭을 사용할 수 없다.
② 최초로 면허를 받은 후부터 3년마다 그 실태와 취업 상황을 신고해야 한다.
③ 집단 급식소의 영양사는 보수교육을 받아야 한다.
④ 면허정지처분 기간 중에 영양사 업무를 하면 면허를 3개월간 정지할 수 있다.
⑤ 임상영양사 교육을 신청할 수 있는 사람은 영양사 면허 소지자로 한다.

98	① ② ③ ④ ⑤
99	① ② ③ ④ ⑤
100	① ② ③ ④ ⑤

제2회

영양사 실전 모의고사

1교시

영양학 및 생화학 (60)

영양교육 및 식사요법 및 생리학 (60)

2교시

식품학 및 조리원리 (40)

급식, 위생 및 관계법규 (60)

1 영양학 및 생화학(60)

01 포도당에 대한 설명으로 옳은 것은?

① 이눌린을 구성한다.
② 과당보다 감미도가 높다.
③ 뇌의 유일한 에너지원이다.
④ 영아기의 뇌 발달에 중요한 단당류이다.
⑤ 지방인 에너지원으로 이용되는 것을 촉진한다.

02 식이섬유소의 효과가 아닌 것은?

① 분변량 증가
② 대장암 예방
③ 포도당 흡수 지연
④ 혈중 콜레스테롤 감소
⑤ 알츠하이머성 치매의 예방

03 콩기름과 같은 식물성 기름을 먹은 후, 혈액 내에 가장 먼저 생성되는 지단백질은?

① HDL
② LDL
③ 콜레스테롤
④ 킬로미크론
⑤ 아이코사노이드

MEMO

01	① ② ③ ④ ⑤
02	① ② ③ ④ ⑤
03	① ② ③ ④ ⑤

04 물질의 이동 중 촉진확산에 대한 설명으로 옳은 것은?

① 에너지가 필요하다.
② 운반체를 매개로 한다.
③ 양이온 상태일 때 촉진된다.
④ 분자의 크기가 클 때 촉진된다.
⑤ 물질의 농도가 낮은 곳에서 높은 곳으로 운반된다.

05 지방에 대한 설명으로 옳지 않은 것은?

① 단백질 절약 작용을 한다.
② 지방의 평균 흡수율은 98%이다.
③ 신체에서 필요로 하는 필수 지방산을 공급한다.
④ 필수 지방산의 섭취량은 전체 열량의 1~2%가 적당하다.
⑤ 한국인의 열량 섭취량 중 지방으로부터 얻는 비율은 15~30%이다.

06 영양성분 표시에서 의무적으로 표시해야 할 영양소는?

① 인   ② 칼슘   ③ 철분
④ 칼륨   ⑤ 트랜스지방

07 소화관 호르몬과 호르몬 작용의 연결이 옳지 않은 것은?

① 가스트린 – 위산 분비 촉진
② 세크레틴 – 췌장액 분비 촉진
③ 세크레틴 – 위산 분비 촉진
④ 콜레시스토키닌– 췌장액 분비 촉진
⑤ 콜레시스토키닌 – 담즙 분비 촉진

04	① ② ③ ④ ⑤
05	① ② ③ ④ ⑤
06	① ② ③ ④ ⑤
07	① ② ③ ④ ⑤

08 기초 대사량에 대한 옳은 설명으로 연결된 것은?

> 가. 정상 혼합 식이를 할 경우 식품 이용을 위한 에너지 소모량은 총 에너지 섭취량의 10%이다.
> 나. BMR이 체표면적에 정비례한다는 가정 하에 체표면적을 구하는 공식이 제시됐다.
> 다. 체온이 상승할수록 기초 대사량은 상대적으로 내려간다.
> 라. 단위 체표면적당 기초 대사량은 남자가 여자보다 낮다.

① 가, 나, 다, 라　　　　② 가, 나, 라
③ 나, 다, 라　　　　　 ④ 나, 라
⑤ 가, 나

09 당신생이 일어나는 조직으로 옳은 것은?

① 췌장과 신장　　　　 ② 간과 소장
③ 신장과 소장　　　　 ④ 간과 신장
⑤ 췌장과 소장

10 전분 섭취가 많을 경우 비타민 B군이 중요한 이유는?

① 전분의 대사 과정에서 조효소로 작용
② 전분의 소화 과정에서 조효소로 작용
③ 전분의 흡수 과정에서 조효소로 작용
④ 혈당으로 운반되는 과정에서 조효소로 작용
⑤ 전분이 덱스트린으로 분해되는 과정에서 조효소로 작용

11 해당 과정에 대한 설명으로 옳은 것은?

① 미토콘드리아에서 일어난다.
② 포도당이 분해되어 피루브산을 형성한다.
③ 해당 과정은 호기적 조건에서만 일어난다.
④ 피루브산은 혐기적 조건에서 아세틸 CoA로 전환된다.
⑤ 해당 과정에서 비가역적으로 일어나는 반응은 총 2회이다.

MEMO

08	①	②	③	④	⑤
09	①	②	③	④	⑤
10	①	②	③	④	⑤
11	①	②	③	④	⑤

12 혈당에 대한 설명으로 옳지 않은 것은?

① 고혈당증을 유발할 수 있는 요인은 운동량 감소, 음식 섭취 증가, 인슐린 분비 감소 등이 있다.

② 혈당을 저하시키는 호르몬은 아드레날린, 글루카곤, 글루코코르티코이드, 성장 호르몬 등이 있다.

③ 혈당은 혈액에 0.1% 존재하며, 공복 시 정상 혈당은 70~110mg/dl이다.

④ 혈당은 식후에는 췌장에서 분비되는 인슐린에 의해 저하되고 공복 시에는 글루카곤에 의해 상승되어 일정 농도를 유지한다.

⑤ 혈당이 감소되면 아드레날린이 분비되어 간의 글리코겐을 포도당으로 분해하는 것을 촉진하며 혈당을 증가시킨다.

13 글리코겐 분해 대사에서 첫 생성물로 옳은 것은?

① 포도당   ② 과당 1-인산

③ 포도당 1-인산   ④ 포도당 6-인산

⑤ 과당 1, 6-이인산

14 TCA 회로에 대한 설명으로 옳지 않은 것은?

① 이 회로의 최초 생성물은 구연산이다.

② 탄수화물, 지방, 아미노산의 분해 대사회로다.

③ 숙신산 탈수소 효소에 의해 NADH 대신 $FADH_2$가 생성된다.

④ TCA 회로에서 CO_2가 생성되는 단계는 두 곳이다.

⑤ 산소를 필요로 하지 않으며 미토콘드리아에서 일어난다.

12	① ② ③ ④ ⑤
13	① ② ③ ④ ⑤
14	① ② ③ ④ ⑤

15 올리고당에 대한 설명으로 옳은 것은?

① 근육 발달에 도움이 된다.
② 어린이에게 좋은 에너지급원이다.
③ 장내 소화 효소에 의해 소화·흡수된다.
④ 비피더스균의 증식을 도와 정장 작용을 한다.
⑤ 10개 이상의 단당류로 구성된 복합 다당류이다.

16 지단백질에 대한 설명으로 옳지 않은 것은?

① 지단백질은 혈액 내 지방의 이동 형태이다.
② 킬로미크론은 공복 상태에서는 발견되지 않으며, 중성 지방을 많이 가지고 있다.
③ VLDL은 소장에서 만들어지는 지단백질로 중성 지방을 많이 가지고 있다.
④ LDL은 콜레스테롤 함량이 가장 많고, 주로 VLDL로부터 생성된다.
⑤ HDL은 조직에서 간으로 콜레스테롤을 운반하며 항동맥 경화성 지단백질이다.

17 다음 중 소장에서 합성되는 것은?

① 중성 지방　　② 킬로미크론　　③ HDL
④ VLDL　　　　⑤ LDL

18 지방산 생합성에 대한 설명으로 옳은 것은?

① 미토콘드리아에서 일어나는 반응이다.
② 말로닐 CoA가 필요하다.
③ 아세틸 CoA는 사용되지 않는다.
④ 프로피오닐 CoA에서부터 시작된다.
⑤ 산화제로 NAD가 사용된다.

MEMO

15	① ② ③ ④ ⑤
16	① ② ③ ④ ⑤
17	① ② ③ ④ ⑤
18	① ② ③ ④ ⑤

19 지방산의 β-산화에 대한 설명으로 옳은 것은?

① 카르니틴에 의해 억제된다.
② 3탄소 단위씩 지방산 사슬이 연속해서 짧아진다.
③ 세포질에서 일어나는 반응이다
④ 에너지를 생성하지 못한다.
⑤ 불포화지방산의 경우 이중 결합이 시스형에서 트랜스형으로 전환되는 이성화 반응이 추가된다.

20 체내 지질의 합성과 분해에 대한 설명으로 옳은 것은?

① 지방산 분해 산물인 아세틸 CoA는 해당 과정이나 포도당 신생 과정에 참여한다.
② 공복 시 지방산은 아세틸 CoA으로 산화되어 TCA 회로에서 에너지를 발생한다.
③ 지방산 분해와 재합성의 반복을 통해 ATP를 생성한다.
④ 지방 세포에서는 지방산이 주로 당지질의 형태로 저장된다.
⑤ 지방산의 분해는 세포질에서 지방산의 합성은 미토콘드리아에서 일어난다.

21 성인의 뇌, 심혈관계 질병 예방을 위한 포화지방산과 트랜스지방산의 에너지 적정 비율을 차례로 나열한 것은?

① 1% 미만, 5% 미만
② 3% 미만, 3% 미만
③ 5% 미만, 3% 이상
④ 7% 미만, 1% 미만
⑤ 9% 미만, 1% 이상

19	① ② ③ ④ ⑤
20	① ② ③ ④ ⑤
21	① ② ③ ④ ⑤

22 필수 지방산이 전구체가 되어 혈압 및 혈액 응고 등의 체내 기능을 조절하는 호르몬과 유사하게 작용하는 물질은?

① 스테로이드   ② 에르고스테롤

③ 스핑고미엘린   ④ 레시틴

⑤ 에이코사노이드

23 1분자의 팔미트산을 생합성할 때, 필요한 말로닐 CoA의 개수는?

① 7   ② 8   ③ 9

④ 10   ⑤ 11

24 염기성 아미노산이며 탈탄산 반응으로 혈관 확장 물질을 생성하고 알레르기 반응을 일으키는 아미노산은?

① 아르기닌   ② 메티오닌   ③ 히스티딘

④ 글루탐산   ⑤ 리신

25 근육 단백질과 세포 단백질 내의 질소 저장을 위해 필요한 물질로 신체의 근육이 소모되어 근육 단백질이 감소할 때 질소와 함께 상실되는 것으로 옳은 것은?

① 글로불린   ② 칼슘   ③ 나트륨

④ 칼륨   ⑤ 마그네슘

26 다음의 두 식품을 함께 조리할 때, 단백질의 상호 보조 효과가 가장 큰 것은?

① 젤라틴과 보리   ② 쌀과 콩

③ 밀과 보리   ④ 쌀과 옥수수

⑤ 젤라틴과 옥수수

22	①	②	③	④	⑤
23	①	②	③	④	⑤
24	①	②	③	④	⑤
25	①	②	③	④	⑤
26	①	②	③	④	⑤

27 단백질의 영양가에 대한 설명으로 옳은 것은?

① 젤라틴은 완전 단백질이다.
② 쌀 단백질의 영양가는 제인을 첨가하면 높아진다.
③ 동물성 식품은 모두 완전 단백질이다.
④ 콩은 필수아미노산이 풍부한 완전 단백질이다.
⑤ 완전 단백질은 모든 필수 아미노산을 충분히 함유하고 있다.

28 단백질의 질을 평가하는 방법에 대한 설명으로 옳지 않은 것은?

① 단백질의 실이용률은 단백가를 활용한 방법이다.
② 질소 출납법에서 구하는 방법은 생물가, 단백질 실이용률이다.
③ 단백질 효율은 성장률의 차이를 비교하는 방법이다.
④ 생물가는 흡수된 질수에 대한 보유된 질소의 비율을 나타낸 것이다.
⑤ 생물학적 평가 방법과 화학적 평가 방법이 있다.

29 요소 회로 중 미토콘드리아에서 일어나는 반응은?

① 오르니틴 + 카르바모일-인산 → 시트룰린
② 시트룰린 + 아스파르트산 → 아르기니노숙신산
③ 아르기니노숙신산 → 아르기닌 + 푸마르산
④ 아르기닌 → 오르니틴 + 요소
⑤ 푸마르산 → 말산

27	① ② ③ ④ ⑤
28	① ② ③ ④ ⑤
29	① ② ③ ④ ⑤

30 글루탐산과 옥살로아세트산이 아미노기 전이 반응에 의해 생성하는 물질로 바르게 나열된 것은?

① α-케토글루타르산, 피루브산
② α-케토글루타르산, 아스파르트산
③ 피루브산, 아스파르트산
④ 알라닌, 피루브산
⑤ 알라닌, 아스파르트산

31 체내 암모니아 처리 과정에 대한 설명으로 옳지 않은 것은?

① 크레아틴을 생성한다.
② 글루타민을 형성한다.
③ 간을 통해 요소를 만들어 배설된다.
④ 주로 간에 축적된다.
⑤ α-케토산과 결합하여 아미노산이 된다.

32 DNA 복제에 대한 설명으로 옳은 것은?

① DNA의 이중나선 구조를 풀어주는 효소는 헬리카아제이다.
② 복제는 $3' \rightarrow 5'$ 방향으로 진행된다.
③ 원형 DNA는 한쪽 방향성 복제를 한다.
④ 진핵 생물의 DNA는 오직 하나의 복제 시점을 갖는다.
⑤ DNA 복제 시 두 가닥 중 한 가닥만 주형 가닥이 된다.

30	① ② ③ ④ ⑤
31	① ② ③ ④ ⑤
32	① ② ③ ④ ⑤

33 비타민 K에 의해 간에서 활성화되는 인자와 기능이 바르게 연결된 것은?

① 칼시토닌 – 혈전 용해
② 프로트롬빈 – 혈액 응고
③ 피브리노겐 – 혈액 응고
④ 트롬보플라스틴 – 혈전 용해
⑤ 칼시토닌 – 뼈에 칼슘 침착

34 식후 4~24시간 정도 금식하였다면 신체 내 에너지 생성의 주요 급원은 무엇인가?

① 지방산　　　② 글리코겐　　　③ 글리세롤
④ 아미노산　　　⑤ 케톤체

35 기초 대사량에 대한 설명으로 옳은 것은?

① 여성이 남성보다 높다.
② 생후 1~2년경에 기초 대사량이 가장 낮다.
③ 온대, 열대 사람이 한대 지방 사람보다 높다.
④ 갑상샘 기능 항진의 경우 기초 대사량이 증가한다.
⑤ 호흡, 순환, 배설, 체온 유지, 소화 작용에 필요한 에너지다.

36 GI 지수(혈당 지수)에 대한 설명으로 옳지 않은 것은?

① GI 지수의 기준은 포도당이나 흰 빵이다.
② 바나나는 포도보다 GI 지수가 높다.
③ 당뇨병 환자는 GI 지수가 낮은 식품이 권장된다.
④ GI 지수란 식품이 혈당을 얼마나 빨리 높이는지를 나타낸다.
⑤ 현미가 백미에 비해 GI 지수가 높다.

33	① ② ③ ④ ⑤
34	① ② ③ ④ ⑤
35	① ② ③ ④ ⑤
36	① ② ③ ④ ⑤

37 비타민 A의 설명으로 옳은 것은?

① 비타민 A는 혈관을 이완시킨다.
② 흡수된 레티놀은 킬로미크론 형태로 간으로 운반된다.
③ 비타민 A는 간에서 주로 레티놀 형태로 저장된다.
④ 간에서 킬로미크론에 합류되어 이동한다.
⑤ 베타카로틴은 간과 신장에서 레티놀로 전환된다.

38 동물 피부에 존재하고, 비타민 D로 전환될 수 있는 것은?

① 칼시토닌   ② 칼시트리올
③ 콜레칼시페롤   ④ 에르고칼시페롤
⑤ 7-디히드로콜레스테롤

39 비타민 B$_{12}$의 설명으로 옳지 않은 것은?

① 수용성 비타민 중 체내 저장성이 매우 낮으며 손실량이 많다.
② 주로 동물성 식품에 포함되어 있어 채식주의자의 경우 결핍되기 쉽다.
③ 흡수 과정에서 위에서 분비되는 내적 인자(intrinsic factor)가 필요하다.
④ 된장, 청국장 등의 발효 식품이나 젓갈이 든 김치, 김도 급원이 된다.
⑤ 흡수된 후 단백질인 트랜스코발아민 II와 결합하여 간과 골수 등으로 운반된다.

40 칼슘 흡수를 촉진시키는 물질은?

① 나트륨   ② 비타민 C   ③ 비타민 A
④ 섬유소   ⑤ 요오드

37	① ② ③ ④ ⑤
38	① ② ③ ④ ⑤
39	① ② ③ ④ ⑤
40	① ② ③ ④ ⑤

41 무기질 재흡수에 직접 관여하는 호르몬은?

① 성장 호르몬 ② 프로락틴
③ 에스트로겐 ④ 알도스테론
⑤ 바소프레신

42 강력한 항산화제로 작용을 하는 글루타티온 과산화 효소 (glutathion peroxidase)의 필수 성분인 무기질은?

① 철 ② 칼륨 ③ 나트륨
④ 셀레늄 ⑤ 마그네슘

43 무기질과 관련 내용의 연결이 바른 것은?

① 크롬 – 헤모글로빈
② 아연 – 혈색소
③ 코발트 – 비타민 B_{12}
④ 요오드 – 금속 효소
⑤ 셀레늄 – 당내성 인자

44 장관에서 아연 및 구리에 결합하여 흡수를 조절하는 물질은?

① 인슐린 ② 글로불린
③ 글루카곤 ④ 트랜스페린
⑤ 메탈로티오닌

41	①	②	③	④	⑤
42	①	②	③	④	⑤
43	①	②	③	④	⑤
44	①	②	③	④	⑤

45 인체의 수분 소요량을 증가시키는 요인으로 옳은 것은?

① 기온 저하
② 고지방 식이
③ 신장 기능 저하
④ 신체 활동량의 증가
⑤ 영양소 흡수 속도 증가

46 고지대에 올라갔을 때 발생할 수 있는 상황은?

① 소화성 산증
② 소화성 알칼리증
③ 호흡성 알칼리증
④ 호흡성 산증
⑤ 대사성 알칼리증

47 모유 수유가 모체에 미치는 영향으로 옳지 않은 것은?

① 자궁 수축을 촉진하여 산욕 회복이 빠르다.
② 체내 저장된 체지방이 유즙 생성에 이용되어 산후 비만이 적다.
③ 폐경 전 유방암과 자궁암에 걸릴 확률이 낮아진다.
④ 배란을 촉진하여 자연 피임 작용을 한다.
⑤ 아기와 어머니에게 정서적 안정감을 준다.

48 영아의 신체 구성 성분의 변화에 대한 설명으로 옳지 않은 것은?

① 지방량이 증가한다.
② 단백질량이 증가한다.
③ 무기질 함량이 급격히 증가한다.
④ 체내의 총 수분 함량은 생후 1년간 감소한다.
⑤ 주로 세포 외액이 감소하고, 세포 내액과 혈장량은 증가한다.

49 미숙아의 영양관리 방법으로 옳지 않은 것은?

① 비타민 C를 증가시킨다.
② 단백질 공급을 과량으로 늘인다.
③ 철분을 특별히 보충해 줄 필요는 없다.
④ 비타민 E를 증가시킨다.
⑤ 지방 흡수 능력이 낮으므로 중쇄 지방산을 첨가한다.

50 이유식에 대한 설명으로 옳지 않은 것은?

① 이유 초기에는 점착성 있는 풀 형태의 이유식이 좋다.
② 이유식을 만들 때는 위생과 소화성을 고려한다.
③ 유치가 나는 시기에는 토스트를 구워주면 도움이 된다.
④ 달걀흰자는 알레르기를 유발할 수 있어 생후 8~9개월부터 섭취하도록 한다.
⑤ 이유 초기에는 잇몸으로 잘라먹을 수 있는 형태로 제공한다.

51 청소년기 여성보다 남성이 단백질, 아연, 철분의 요구량이 높은 이유는?

① 남성의 체지방 축적이 여성보다 많기 때문이다.
② 남성의 2차 성징이 여성보다 빠르기 때문이다.
③ 남성의 근육 조직이 여성보다 더 많기 때문이다.
④ 남성의 열량 소비가 여성보다 많기 때문이다.
⑤ 남성의 골격 성장이 여성보다 많기 때문이다.

52 임신 기간 중 뇌하수체 전엽에서 생성·분비되는 호르몬은?

① 프로락틴
② 옥시토신
③ 에스트로겐
④ 태반락토겐
⑤ 프로게스테론

49	① ② ③ ④ ⑤
50	① ② ③ ④ ⑤
51	① ② ③ ④ ⑤
52	① ② ③ ④ ⑤

53 유아의 편식을 예방하기 위한 사항으로 옳지 않은 것은?

① 과잉보호를 하지 않는다.
② 이유 시 좋아하는 음식 위주로 공급한다.
③ 가족 모두가 편식을 하지 않도록 한다.
④ 유아가 싫어하는 음식을 강제로 먹이지 않는다.
⑤ 이유기에 당분이 많은 음식을 과량으로 주지 않는다.

54 영양 상태 판정 지표로 옳은 것은?

① 노년기 – 뢰러(Rohrer) 지수
② 성인기 – 퀘틀렛(Quetelet) 지수
③ 성인기 – 카우프(Kaup) 지수
④ 학동기 – 카우프(Kaup) 지수
⑤ 영유아기 – 뢰러(Rohrer) 지수

55 분만 직전 정상적인 임신부의 체중 증가로 적당한 것은?

① 17~20kg   ② 16~17kg   ③ 12~13kg
④ 7~10kg   ⑤ 3~5kg

56 한국인 영양소 섭취 기준 중 임신부의 요구량이 수유부보다 더 많은 영양소는?

① 비타민 C   ② 비타민 D   ③ 수분
④ 칼슘   ⑤ 철분

53	①	②	③	④	⑤
54	①	②	③	④	⑤
55	①	②	③	④	⑤
56	①	②	③	④	⑤

57 갱년기 여성의 영양관리로 옳은 것은?

① 수분을 적게 섭취한다.

② 저칼슘 식품을 섭취한다.

③ 지방을 충분히 섭취한다.

④ 콩과 두부를 자주 섭취한다.

⑤ 당질 섭취는 총 열량의 40% 이하로 한다.

58 대사증후군을 유발할 수 있는 위험 요인으로 옳은 것은?

① 낮은 혈압   ② 낮은 열량

③ 하체 비만   ④ 높은 중성 지방

⑤ 높은 HDL 콜레스테롤

59 노인의 영양 섭취가 저하되는 요인에 대한 설명으로 옳지 않은 것은?

① 위산 분비 증가

② 심리적 스트레스 증가

③ 대사 효율의 감소

④ 시각, 미각, 후각의 감퇴

⑤ 소화액의 분비 감소와 치아 탈락

60 운동을 장시간 했을 때 나타나는 생리적 변화로 옳은 것은?

① 혈당 감소

② 근육량 감소

③ 호흡 계수 증가

④ 티아민 요구량 감소

⑤ 글리코겐 저장 증가

57	① ② ③ ④ ⑤
58	① ② ③ ④ ⑤
59	① ② ③ ④ ⑤
60	① ② ③ ④ ⑤

MEMO

61 영양교육의 목표로 옳은 것은?

① 식생활의 관심 유도
② 만성 질환의 조기 진단
③ 건강 상태를 판정하는 기술 습득
④ 식생활에 대한 개선 의욕과 실천
⑤ 영양과 건강에 대한 전문적인 고난도 지식 습득

62 현대 사회에서 영양교육의 필요성이 강조되는 원인으로 옳은 것은?

① 인구 구조와 가족형태의 변화
② 식품이나 영양에 관련된 질병 감소
③ 감염병 등이 증가하는 질병 구조의 변화
④ 식생활의 가치관 변화로 영양 결핍 증가
⑤ 의료비 감소, 음식물 쓰레기 증가 등의 측면

63 국민건강영양조사의 목적은 무엇인가?

① 현재의 영양 문제 파악과 대책 수립·해결에 힘쓴다.
② 국민 개개인의 만성 질환을 파악하여 영양학적 치료 계획을 세운다.
③ 국민의 건강 상태를 파악하여 국민 영양 개선을 위한 정책 자료를 확보한다.
④ 지역별 식생활 상태를 파악하여 지역 간 영양 격차 해소 정책 자료를 확보한다.
⑤ 개인의 식품 섭취량을 파악하여 국민 영양 개선을 위한 정책 자료를 확보한다.

61	① ② ③ ④ ⑤
62	① ② ③ ④ ⑤
63	① ② ③ ④ ⑤

64 당뇨 환자들에게 식품 교환법을 교육할 때 가장 효과적인 매체는?

① 포스터　　　　② 리플릿　　　　③ 슬라이드
④ 식품 모형　　　⑤ 융판 자료

65 국민건강영양조사 중 신체 계측 항목은?

① 신장, 체중
② 신장, 체중, 혈압
③ 신장, 체중, 허리둘레
④ 신장, 체중, 혈압, 가슴둘레
⑤ 신장, 체중, 허리둘레, 엉덩이둘레

66 영양교육을 실시한 후 효과 판정에 대한 설명으로 옳은 것은?

① 식행동의 변화를 조사하여 평가한다.
② 식생활과 관련된 지출의 변화를 조사한다.
③ 영양교육 과정이 계획과 일치하는지 평가한다.
④ 대상자들이 영양교육에 참여하게 된 계기를 평가한다.
⑤ 영양교육 참여에 필요한 시간, 경비, 노력을 평가한다.

67 영양교육 자료로 유인물(leaflet)을 사용할 때의 유의점을 모두 고른 것은?

> 가. 대상에 맞는 내용으로 구성한다.
> 나. 나타내려는 내용을 명확하게 설명한다.
> 다. 그림이나 사진과 함께 간단한 설명을 넣은 것이다.
> 라. 인쇄 매체 중 영양 지도용으로 가장 많이 활용된다.

① 가, 다　　　　　② 나, 라
③ 가, 나, 다　　　④ 가, 다, 라
⑤ 가, 나, 다, 라

64	①	②	③	④	⑤
65	①	②	③	④	⑤
66	①	②	③	④	⑤
67	①	②	③	④	⑤

68 유아나 초등학교 저학년 학생을 대상으로 영양교육을 할 때 효과적인 교육 방법은?

① 영화 ② 강연
③ 인형극 ④ 사례 연구
⑤ 역할 연기법

69 대상자의 반응을 살펴보며 교육 속도를 조절할 수 있고, 대상자들이 직접 만들기도 하고 탈·부착판에 부착할 수 있어 주의 집중이 잘 되는 매체는?

① 괘도 ② 도표 ③ 모형
④ 융판 ⑤ 패널

70 비만인 주부들을 대상으로 비만 개선 식단을 작성하는 방법을 단계적으로 교육시키고, 실제로 조리를 해보이면서 설명하는 영양교육 방법은?

① 연구집회
② 심포지엄
③ 역할 연기법
④ 강연식 토의법
⑤ 방법 시범 교수법(시연)

71 조리사들을 위한 집회 지도에서 사용할 수 있는 영양교육 방법으로 적당하지 않은 것은?

① 연구집회 ② 강연회 ③ 좌담회
④ 영화 ⑤ 상담

MEMO

68	① ② ③ ④ ⑤
69	① ② ③ ④ ⑤
70	① ② ③ ④ ⑤
71	① ② ③ ④ ⑤

72 초등학생을 대상으로 '편식을 하지 말자'를 주제로 영양교육을 할 때 가장 부적합한 교육 방법은?

① 인형극   ② 두뇌 충격법
③ 역할 연기법   ④ 6·6식 토의법
⑤ 강단식 토의법

73 영양 상담 기록표에 기술되는 내용은?

① 개인정보, 식사 섭취량, 상담 일정
② 주관적 정보, 상담 내용, 상담 일정
③ 객관적 정보, 주관적 정보, 평가, 계획
④ 개인정보, 적용 상담 이론, 상담 내용, 평가
⑤ 객관적 정보, 영양 평가 내용, 상담 계획, 평가

74 식품 섭취 빈도 조사법에 대한 설명으로 옳지 않은 것은?

① 정확한 섭취량을 파악할 수 있다.
② 일정기간 동안 식품의 섭취횟수를 조사한다.
③ 특정 식품군의 섭취 경향 판정에 사용할 수 있다.
④ 만성질환과 식습관의 관련성 조사에 사용할 수 있다.
⑤ 피조사자의 부담이 거의 없고 저렴한 비용으로 조사가 가능하다.

75 우리나라에서 응용 영양 사업을 주관하는 기관은?

① 교육부   ② 농촌진흥청
③ 행정자치부   ④ 보건복지부
⑤ 농림축산식품부

72	① ② ③ ④ ⑤
73	① ② ③ ④ ⑤
74	① ② ③ ④ ⑤
75	① ② ③ ④ ⑤

76 입원 환자의 영양 스크리닝을 위한 평가 항목 중 영양 불량의 위험이 있음을 나타내는 항목은?

① 경관급식
② 2일간 금식 처방
③ 단백질 섭취 증가
④ 혈청 알부민 농도 3.8g/dl
⑤ 현재 체중이 표준 체중의 95%

77 질병과 혈액의 조사 항목이 바르게 연결된 것은?

① 통풍 – 칼슘
② 신장 – 포도당
③ 당뇨병 – 단백질
④ 만성 간염 – 포도당 내성 검사
⑤ 만성 췌장염 – 혈청 아밀라아제

78 다음 설명은 무엇에 대한 검사인가?

- 12시간 공복 후에 실시한다.
- 일정량의 포도당을 공급한 후, 30분마다 한 번씩 3시간까지의 혈당을 측정한다.

① 요단백 검사   ② 알부민 검사
③ 아세톤 검사   ④ 빌리루빈 검사
⑤ 포도당 부하 검사

79 연식을 조리할 때 주의할 점은?

① 갑각류를 사용한다.
② 결체 조직이 있는 육류를 사용한다.
③ 찌는 요리보다 볶는 요리를 사용한다.
④ 채소는 껍질을 벗겨 부드러운 것을 사용한다.
⑤ 식욕을 돋우기 위해 강한 향신료를 사용한다.

76	① ② ③ ④ ⑤
77	① ② ③ ④ ⑤
78	① ② ③ ④ ⑤
79	① ② ③ ④ ⑤

80 다음 중 식품 1교환 단위의 눈대중량은?

① 달걀 – 1개
② 두부 – 1모
③ 쌀밥 – 1공기
④ 오렌지주스 – 1컵
⑤ 옥수수기름 – 1큰 스푼

81 경관급식(tube feeding)을 실시해야 하는 경우는?

① 삼투압성 설사가 있을 때
② 식도염 및 식도 협착이 있을 때
③ 화학 요법으로 구토가 심하고 소화·흡수력이 없을 때
④ 장 천공이 있을 때
⑤ 심한 화상이나 수술 후 연동 작용을 되찾지 못했을 때

82 소화성 궤양 식사요법으로 옳은 것은?

① 규칙적으로 골고루 섭취하고 과식하지 않는다.
② 위액의 산도 감소를 위해 단백질의 섭취를 줄인다.
③ 위액 산도를 감소하기 위하여 식사 횟수를 줄인다.
④ 통증 완화를 위해 가끔 자극적인 식품을 섭취한다.
⑤ 비타민 E는 궤양으로 인한 상처 회복을 위해 필요하다.

83 비열대성 스프루의 식사요법으로 옳은 것은?

① 고지방식을 제공한다.
② 글루텐 제한식을 한다.
③ 저단백 식사를 제공한다.
④ 밀, 귀리, 보리 등을 충분히 공급한다.
⑤ 우유, 달걀, 과일, 고기, 생선을 제한한다.

80	① ② ③ ④ ⑤
81	① ② ③ ④ ⑤
82	① ② ③ ④ ⑤
83	① ② ③ ④ ⑤

84 이완성 변비의 식사 설명으로 옳은 것은?

① 과일은 익힌 것이 날 것보다 좋다.
② 무말랭이, 건자두는 장운동을 촉진한다.
③ 우유는 유당이 많아 연동 운동을 억제한다.
④ 섬유소 함량이 적은 식품은 배변 활동을 촉진한다.
⑤ 감자와 토란에는 섬유소가 적어 배변 활동을 억제한다.

85 유당불내증을 완화할 수 있는 방법으로 옳은 것은?

① 탈지 우유나 저지방 우유를 마신다.
② 따뜻한 우유보다는 찬 우유가 좋다.
③ 두유는 소화가 가능하므로 섭취해도 괜찮다.
④ 유당 함량이 높은 요구르트와 치즈를 우유 대신 섭취한다.
⑤ 우유의 소화를 돕기 위해 공복에 단독으로 마시도록 한다.

86 간성 혼수에 대한 설명으로 옳지 않은 것은?

① 혈중 측쇄 아미노산의 농도가 저하된다.
② 간성 혼수에는 고당질, 고단백식을 제공한다.
③ 혈중 세로토닌 증가로 신경 흥분 과다를 유발한다.
④ 간성 혼수 환자에게 체단백질 이화 작용 억제를 위해 당질과 지방으로 충분한 열량을 공급한다.
⑤ 간성 혼수는 혈액 내 암모니아와 아민류 증가로 중추신경계에서 독성을 일으켜 현기증에서 시작하여 혼수에 빠지게 한다.

84	① ② ③ ④ ⑤
85	① ② ③ ④ ⑤
86	① ② ③ ④ ⑤

87 황달에 대한 설명으로 옳은 것끼리 바르게 묶인 것은?

> 가. 황달은 간의 기능저하, 총담도의 폐쇄 및 과도한 용혈 현상으로 발생한다.
> 나. 혈중 빌리루빈 농도가 2.0mℓ/dl 이상이면 나타난다.
> 다. 황달의 치료법으로 철분 보충, 비타민 A, B, K 투여가 있다.
> 라. 급성 간염 A형 환자에게 흔한 증상이다.

① 가, 나, 다, 라   ② 가, 다, 라
③ 나, 다, 라   ④ 가, 다
⑤ 나, 다

88 담낭염 환자의 식사요법으로 옳지 않은 것은?

① 고당질식을 제공한다.
② 복통이 심할 때는 금식한다.
③ 삼겹살 등의 고지방 식품을 공급한다.
④ 가스 형성 식품과 향신료는 제한한다.
⑤ 급성기에는 절식하고 정맥 주사로 수분과 전해질을 공급한다.

89 성인 비만자를 대상으로 하는 식사요법에서 단백질에 대한 설명으로 옳은 것은?

① 질소 평형이 음(-)으로 유지되도록 해야 한다.
② 질소 평형이 양(+)으로 유지되도록 해야 한다.
③ 저지방식과 동시에 저단백질 식사를 공급한다.
④ 열량을 극도로 제한할 때는 단백질도 감소시킨다.
⑤ 저열량식으로 구성하되 단백질은 체중 kg당 1~1.5g 정도로 공급한다.

87	① ② ③ ④ ⑤
88	① ② ③ ④ ⑤
89	① ② ③ ④ ⑤

90 주로 유년기와 아동기에 걸쳐 발생하는 비만의 형태로 식사요법으로 조절하기 비교적 어려운 형태의 비만은?

① 상반신 비만
② 하반신 비만
③ 내분비성 비만
④ 지방 세포 증식형 비만
⑤ 지방 세포 비대형 비만

91 당뇨병성 케톤증에 대한 설명으로 옳지 않은 것은?

① 당뇨병의 만성 합병증이다.
② 당뇨병성 혼수의 원인이 된다.
③ 고지방, 저당질식은 산독증을 유발할 수 있다.
④ 케톤체가 증가하여 호흡 시 아세톤 냄새가 난다.
⑤ 1일 100g 이하로 당질을 제한하면 옥살로아세테이트 부족으로 발생된다.

92 제2형 당뇨병의 특징으로 옳은 것은?

① 인슐린 저항성이 있다.
② 혈당 강하제가 효과적이다.
③ 췌장 기능 저하로 발병한다.
④ 정상 체중인 사람들에게 주로 발생한다.
⑤ 다뇨, 다갈, 케토시스 등의 증상이 뚜렷하다.

93 요독증에 대한 식사요법으로 옳은 것은?

① 칼슘 제한   ② 지방 제한
③ 열량 제한   ④ 당질 제한
⑤ 단백질 제한

90	①	②	③	④	⑤
91	①	②	③	④	⑤
92	①	②	③	④	⑤
93	①	②	③	④	⑤

94 비뇨기 질환 중 수분 섭취가 필요한 것은?

① 요독증 　　　　　 ② 네프로제
③ 신결석증 　　　　 ④ 급성 사구체 신염
⑤ 만성 사구체 신염

95 지속성 주기적 복막투석 환자의 식사요법으로 옳은 것은?

① 수분을 제한해야 한다.
② 열량공급을 증가시킨다.
③ 칼륨을 제한할 필요가 없다.
④ 나트륨을 제한할 필요가 없다.
⑤ 단백질을 제한할 필요가 있다.

96 고지혈증 환자의 식사요법으로 적당하지 않은 것은?

① 비타민의 급원인 채소를 충분히 섭취하도록 한다.
② 알코올은 내인성 중성 지방의 생성급원이 되므로 제한한다.
③ 잼, 과자, 청량음료 등 당분이 많은 식품을 자주 공급한다.
④ 지방은 불포화지방산이 많은 식물성 기름을 사용한다.
⑤ 식이섬유소에는 콜레스테롤 저하에 효과가 있으므로 1일
　 20g 정도를 권장한다.

97 동맥경화의 식사요법으로 바르게 연결된 것은?

> 가. 비타민 C를 권장한다.
> 나. 동물성 지방의 섭취를 줄인다.
> 다. 난황의 섭취를 제한한다.
> 라. 흰 살 생선을 섭취한다.

① 가, 다 　　　　　 ② 나, 라
③ 가, 나, 다 　　　 ④ 나, 다, 라
⑤ 가, 나, 다, 라

94	①	②	③	④	⑤
95	①	②	③	④	⑤
96	①	②	③	④	⑤
97	①	②	③	④	⑤

98 위암의 식사 관리에 대한 설명이 바르게 된 것은?

① 비타민 A, C, E 등을 적당히 공급한다.
② 싱겁게 먹고 약간 탄 음식을 섭취해도 괜찮다.
③ 암 발생 원인 중 음식물에 기인하는 요인이 가장 낮다.
④ 과잉의 훈제 식품 섭취는 위암 발생 빈도를 감소시킨다.
⑤ 과잉의 우유 및 유제품 섭취는 위암 발생 빈도를 높인다.

99 암 발생률을 낮추기 위한 식사 관리 방법으로 옳은 것은?

① 소식을 하되 단백질을 충분히 섭취한다.
② 카로틴과 비타민 D를 매 식사마다 공급한다.
③ 지방은 1일 총 열량의 30% 이하로 공급한다.
④ 복합 당질과 항암 성분이 풍부한 과일, 채소를 많이 섭취한다.
⑤ 복합 당질이 많은 곡류를 1일 총 열량의 70% 이상 섭취한다.

100 폐결핵 환자의 식사요법으로 옳은 것은?

① 저에너지식을 제공한다.
② 비타민 C의 함량을 제한한다.
③ 단백질은 정상인보다 약간 적게 공급한다.
④ 무기질, 특히 칼슘의 공급량을 엄격히 제한한다.
⑤ 각혈을 할 경우에는 빈혈 예방을 위해 철과 구리를 충분히 공급한다.

98	① ② ③ ④ ⑤
99	① ② ③ ④ ⑤
100	① ② ③ ④ ⑤

101 신체의 40% 이상 2도 화상을 입은 환자의 경우 즉시 취해야 할 조치로 옳은 것은?

① 수분과 전해질 공급
② 고단백질, 저에너지식 공급
③ 저단백질, 저에너지식 공급
④ 저단백질, 고에너지식 공급
⑤ 나트륨 함량이 높은 수액 공급

102 뇌전증(간질) 환자에게 실시하는 식사는?

① 고당질, 고지방 식사
② 고단백, 고지방 식사
③ 고당질, 고단백 식사
④ 저당질, 고지방 식사
⑤ 저당질, 저단백 식사

103 제2형 당뇨병의 원인은?

① 췌장 기능 장애 ② 인슐린 저항성
③ 인슐린 결핍 ④ 내분비 질환
⑤ 간 질환

104 정맥 영양액의 구성 성분으로 옳은 것은?

① 지질은 구성 성분에서 제외한다.
② 당질 공급원으로 덱스트린을 사용한다.
③ 단백질 공급원으로 아미노산을 사용한다.
④ 비타민은 상한 섭취량보다 많이 공급한다.
⑤ 필수 아미노산만 공급하고 비필수 아미노산은 제외한다.

101	① ② ③ ④ ⑤
102	① ② ③ ④ ⑤
103	① ② ③ ④ ⑤
104	① ② ③ ④ ⑤

105 통풍 환자의 식사 지침으로 알맞은 것은?

① 철분 제한　　　　② 칼슘 제한
③ 열량 증가　　　　④ 식염 제한
⑤ 수분 제한

106 통풍의 식사요법으로 알맞은 것은?

① 당질은 요산 배설을 감소시키므로 제한한다.
② 알코올은 요산 생성을 감소시키므로 권장한다.
③ 지방은 요산 배설을 증가시키므로 많이 공급한다.
④ 수분의 충분한 섭취를 위해 죽, 수프, 차 등을 자주 섭취
　 하게 한다.
⑤ 퓨린은 물에 쉽게 용해되므로 콩과 두부 중에서 콩에 퓨
　 린 함량이 적어 더 좋다.

107 콜레시스토키닌에 대한 설명으로 옳지 않은 것은?

① 담즙 분비를 촉진시키는 호르몬이다.
② 효소가 많은 췌장액의 분비를 촉진시킨다.
③ 담낭에 이르면 담낭근이 수축되어 담즙을 배출한다.
④ 중탄산염의 분비를 촉진시켜 알칼리성 췌장액을 분비시
　 킨다.
⑤ 위나 십이지장 내로 음식물이 들어오면 십이지장 점막
　 에서 생산된다.

108 콜레스테롤 대사와 가장 관계 깊은 장기는?

① 간　　　　② 위　　　　③ 대장
④ 소장　　　⑤ 췌장

105	①	②	③	④	⑤
106	①	②	③	④	⑤
107	①	②	③	④	⑤
108	①	②	③	④	⑤

109 소화관의 상부로부터 배열 순서가 옳은 것은?

① 위 – 십이지장 – 하행 결장 – 회장
② 위 – 공장 – 회장 – 하행 결장 – 횡행 결장
③ 위 – 회장 – 공장 – S자형 결장 – 하행 결장
④ 위 – 직장 – 회장 – 하행 결장 – S자형 결장
⑤ 위 – 십이지장 – 공장 – 상행 결장 – S자형 결장 – 직장

110 체지방 분포에 대한 설명으로 옳은 것은?

① 남성은 하체 비만, 여성은 상체 비만이 많다.
② 엉덩이/허리 비율은 체지방 분포를 반영한다.
③ 엉덩이 둘레가 클수록 성인병 위험률이 증가한다.
④ 상체 비만 기준은 허리/엉덩이 비율이 여성 0.95 이상, 남성 0.85 이상이다.
⑤ 허리둘레가 남성은 $90cm$ 이상, 여성은 $85cm$ 이상일 때 복부 비만으로 판정한다.

111 혈압에 대한 설명으로 옳은 것은?

① 아세틸콜린은 혈압을 수축시켜 혈압을 상승시킨다.
② 혈압이 가장 높을 때의 수치를 이완기 혈압이라고 한다.
③ 신세뇨관에서의 나트륨 재흡수는 혈압 하강을 촉진한다.
④ 안정 시의 정상 혈압은 최대/최소 혈압이 $120mmHg/80mmHg$ 이다.
⑤ 신장으로 유입되는 혈류량이 줄어들면 신장에서 레닌이 분비되어 혈압을 낮춘다.

109 ① ② ③ ④ ⑤
110 ① ② ③ ④ ⑤
111 ① ② ③ ④ ⑤

112 림프계에 대한 설명으로 옳은 것은?

① 림프장은 항체를 생산하여 몸을 보호한다.
② 림프관계는 오른쪽이 왼쪽보다 발달되어 있다.
③ 림프절에는 식균 작용이 있어 신체 방어 작용을 한다.
④ 혈액 일부가 모세혈관 벽을 통해 조직세포 내로 스며든 것이다.
⑤ 림프구는 세포와 모세혈관 사이의 물질교환의 중계 역할을 한다.

113 당뇨병의 지질 대사에 대한 설명으로 옳은 것은?

① 지방 산화가 촉진되어 혈중 콜레스테롤이 낮아진다.
② 체지방 조직의 분해가 촉진되어 체중 감소가 생긴다.
③ 지방 분해 증가로 케톤체가 생성되어 알칼리혈증이 된다.
④ 중성 지방의 합성이 증가되어 혈중지질 농도는 감소한다.
⑤ 다량의 지방산이 분비되지만 혈청 지질 농도에는 변화가 없다.

114 혈액에 대한 설명으로 옳은 것은?

① 적혈구는 유핵 세포로 산소를 운반한다.
② 백혈구 중 가장 많은 것은 호염기성 백혈구다.
③ 혈구의 수는 적혈구 〉 혈소판 〉 백혈구의 차례로 많다.
④ 혈소판은 각종 물질을 운반하고 삼투압과 pH를 조절한다.
⑤ 적혈구 내의 헤모글로빈 농도가 높아지면 황달이 나타난다.

112	①	②	③	④	⑤
113	①	②	③	④	⑤
114	①	②	③	④	⑤

115 갑상샘 기능 항진이나 기능 저하일 때 일어나는 현상은?

① 성인에게 갑상샘 호르몬의 분비 과다는 점액수종을 일으킨다.

② 갑상샘 호르몬이 과다하면 기초 대사를 높이고 체중이 감소된다.

③ 갑상샘 호르몬의 분비 과다는 체온을 낮추고 체중을 증가시킨다.

④ 갑상샘 호르몬 분비 저하는 심박출량을 증가시키고 혈당을 상승시킨다.

⑤ 갑상샘 호르몬 분비 저하는 프로락틴의 작용을 저하시키고 유즙 분비를 억제시킨다.

116 아래에서 폐활량을 나타내는 합을 모두 고른 것은?

가. 호식 예비 용적	나. 흡식 예비 용적
다. 일호흡 용적	라. 잔기 용적

① 가, 나   ② 나, 다

③ 가, 다, 라   ④ 가, 나, 다

⑤ 가, 나, 다, 라

117 신장에서 레닌의 분비가 증가되면 다음 중 어떤 것이 증가하는가?

① 헤마토크리트

② 혈중 K^+ 농도

③ 혈중 H^+ 농도

④ 혈중 유리지방산

⑤ 혈중 안지오텐신 농도

118 철분이 단백질과 결합된 형태로서 체내 철분 저장량 측정의 척도로 사용되는 물질은?

① 페리틴　　　　　　② 지질단백질
③ 미오글로빈　　　　④ 트랜스페린
⑤ 헤모글로빈

119 신장에서 생성되는 조혈 촉진 인자로 골수에서 적혈구 생성을 직접 촉진하는 물질은?

① 에리스로포이에틴　② 트롬보플라스틴
③ 트랜스페린　　　　④ 빌리루빈
⑤ 세로토닌

120 결핍 시 요붕증을 일으키는 호르몬은?

① 프로락틴　　　　　② 바소프레신
③ 파라토르몬　　　　④ 에피네프린
⑤ 에스트로겐

118	①	②	③	④	⑤
119	①	②	③	④	⑤
120	①	②	③	④	⑤

2교시 영양사 실전 모의고사

1 식품학 및 조리원리(40)

01 조리 시 일어나는 변화로 옳은 것은?

① 식품의 갈변은 모두 효소적 반응이다.
② 튀김은 영양소 손실이 가장 큰 조리법이다.
③ 칼슘은 열에 쉽게 파괴되므로 주의해야 한다.
④ 과일과 채소의 조리 시 수용성 성분이 손실된다.
⑤ 비타민 C가 많은 과일은 자르면 변색되기 쉽다.

02 미생물의 생장에서 수분 활성도가 높은 순으로 나열한 것은?

① 곰팡이 〉 효모 〉 세균
② 효모 〉 세균 〉 곰팡이
③ 세균 〉 곰팡이 〉 효모
④ 효모 〉 곰팡이 〉 세균
⑤ 세균 〉 효모 〉 곰팡이

03 아밀로펙틴에 대한 설명으로 옳은 것은?

① 아밀로오스 분자보다 작고 단순하다.
② 요오드 정색 반응에서 청남색을 띤다.
③ 요오드와 반응하여 포접 화합물을 형성한다.
④ 포도당이 α-1.4 결합과 α-1.6 결합으로 연결되어 있다.
⑤ 포도당 6개를 단위로 하여 나선형으로 감긴 직선 구조이다.

MEMO

01	① ② ③ ④ ⑤
02	① ② ③ ④ ⑤
03	① ② ③ ④ ⑤

04 호화된 전분의 특징은?

① 점도가 감소한다.
② 분자량이 감소한다.
③ 콜로이드 용액을 형성한다.
④ 결정화로 용해도가 낮아진다.
⑤ 규칙적인 배열의 미셀 구조를 형성한다.

05 노화를 억제시키는 조건은?

① 급속 냉동
② 4℃에서 보관
③ 40%의 수분 함량
④ 다량의 황산염 첨가
⑤ 높은 아밀로오스 함량

06 식용 유지로 사용하기에 적당한 것은?

① 점도가 낮은 유지
② 산가 1.0 이상의 유지
③ 다량의 중합체 형성 유지
④ 요오드가 90 이하의 유지
⑤ 발연점 160℃ 이하의 유지

07 유지의 경화(hardening) 시 나타나는 현상은?

① 요오드가 증가
② 산화 안정성 감소
③ 유지의 융점 저하
④ 가소성 상실 감소
⑤ 이중 결합: cis형 → trans형

MEMO				
04	①	②	③	④	⑤
05	①	②	③	④	⑤
06	①	②	③	④	⑤
07	①	②	③	④	⑤

08 유지를 고온으로 장시간 가열할 때 일어나는 화학적 변화로 옳은 것은?

① 산가 증가 ② 점도 감소
③ 검화가 증가 ④ 과산화물 감소
⑤ 요오드가 증가

09 펩티드 결합에 대한 설명으로 옳은 것은?

① 단백질은 수많은 아미노산이 결합된 폴리펩티드이다.
② 두 아미노산의 펩티드 결합에는 물 1분자가 첨가된다.
③ 세 아미노산 사이의 펩티드 결합을 디펩티드라고 한다.
④ 같은 아미노산에 있는 아미노기와 카르복시기가 결합한 것이다.
⑤ 한 아미노산의 아미노기와 다른 아미노산의 아미노기의 결합이다.

10 단백질을 탄수화물과 함께 가열할 때 손실되기 쉬운 아미노산은?

① 메티오닌 ② 알라닌 ③ 발린
④ 류신 ⑤ 리신

11 온도가 낮아질수록 더 강하게 느끼는 맛은?

① 떫은 맛 ② 쓴 맛 ③ 신 맛
④ 짠 맛 ⑤ 단 맛

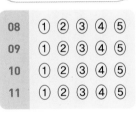

12 조개류에 들어있는 독특한 국물 맛을 내는 유기산은?

① 젖산
② 사과산
③ 호박산
④ 주석산
⑤ 구연산

13 단백질이 변성될 때의 현상은?

① 소화율이 저하된다.
② 1, 2, 3차 구조가 변화된다.
③ 대부분 가역적으로 변성된다.
④ 열에 의해 변성되면 응고된다.
⑤ 효소 작용을 받기 어렵게 된다.

14 오징어를 먹고 난 후 밀감을 먹었더니 쓴맛이 느껴졌다. 이것은 맛의 어떤 현상인가?

① 맛의 피로
② 맛의 변조
③ 맛의 상쇄
④ 맛의 대비
⑤ 맛의 억제

15 달걀의 기능과 조리된 예를 바르게 연결한 것은?

① 난황의 유화성 – 머랭
② 단백질 결합제 – 전유어
③ 난백의 기포성 – 마요네즈
④ 난백의 유화성 – 엔젤케이크
⑤ 난백의 응고성 – 스펀지케이크

12	①	②	③	④	⑤
13	①	②	③	④	⑤
14	①	②	③	④	⑤
15	①	②	③	④	⑤

16 당화를 이용한 식품으로 알맞은 것은?

① 밥   ② 죽   ③ 고추장

④ 도토리묵   ⑤ 미숫가루

17 감자의 갈변 원인과 관련 있는 것은?

① 전분과 효소
② 전분과 산소
③ 비타민 C와 산소
④ 무기질과 비타민 E
⑤ 효소와 페놀 화합물

18 사후경직이 일어날 때의 현상으로 옳은 것은?

① 보수성 증가
② 글리코겐 → 젖산
③ ADP+인산 → ATP
④ 약산성 → 약알칼리성
⑤ 액토미오신 → 액틴+미오신

19 토란의 점성 물질은?

① 갈락탄   ② 이눌린
③ 오리제닌   ④ 글루코만난
⑤ 호모겐티스산

16	①	②	③	④	⑤
17	①	②	③	④	⑤
18	①	②	③	④	⑤
19	①	②	③	④	⑤

20 고기 조리 방법 중 습열 조리에 대한 설명으로 옳은 것은?

① 편육은 냉수에서 끓이기 시작한다.
② 양지, 사태, 업진육은 습열 조리한다.
③ 안심, 등심, 염통, 콩팥 등을 이용한다.
④ 외국 조리법 중 브로일링, 그릴링 등이 해당된다.
⑤ 탕은 끓기 시작하면 고기를 넣어 중불로 끓인다.

21 게, 새우 등을 가열할 때 껍질 색이 붉게 변하는 이유는?

① 카로티노이드가 변색됐기 때문이다.
② 안토시안이 pH에 의해 변했기 때문이다.
③ 클로로필이 페오피틴으로 변했기 때문이다.
④ 미오글로빈이 메트미오글로빈이 되기 때문이다.
⑤ 아스타크산틴이 아스타신으로 변하기 때문이다.

22 동일 수분 활성도에서 흡수 과정과 탈수 과정의 수분 함량이 서로 다른 현상은?

① 녹변현상　　② 갈변현상　　③ 이력현상
④ 이장현상　　⑤ 경화현상

23 육류의 조리법에 대한 설명으로 옳은 것은?

① 낮은 온도에서 건열구이 시 육즙의 용출이 적다.
② 콜라겐의 습열 조리 시 gel에서 sol화 되어 부드러워진다.
③ 습열 조리 시 중량은 그대로이다.
④ 브레이징은 건열 조리와 습열 조리가 모두 이용되는 조리법이다.
⑤ 습열 조리에 의해 가수분해 되어 연해지는 조직은 엘라스틴이다.

20	① ② ③ ④ ⑤
21	① ② ③ ④ ⑤
22	① ② ③ ④ ⑤
23	① ② ③ ④ ⑤

24 우유에 함유된 비타민 중 광선에 파괴되기 쉬운 것은?

① 비타민 A   ② 비타민 D   ③ 비타민 B_1
④ 비타민 B_2 ⑤ 비타민 C

25 콩의 흡습성을 증가시켜 연화를 촉진하는 방법으로 옳은 것은?

① 산 첨가
② 경수 사용
③ 냉수에 침지
④ 0.2% 설탕 첨가
⑤ 0.3% 중조 첨가

26 우유의 균질화에 대한 설명으로 옳지 않은 것은?

① 맛의 향상
② 소화율 증가
③ 성분의 균일화
④ 지방의 산화 방지
⑤ 크림층 형성 방지

27 우유에 과당을 넣어 가열할 때 생기는 갈변의 원인은?

① 마이야르 반응
② 캐러멜화 반응
③ 비타민 C의 산화
④ 당의 가열·분해 반응
⑤ 티로시나아제에 의한 산화

24	① ② ③ ④ ⑤
25	① ② ③ ④ ⑤
26	① ② ③ ④ ⑤
27	① ② ③ ④ ⑤

28 식물성 유지가 동물성 유지에 비해 산패가 덜 일어나는 이유는?

① 시너지스트가 없다.
② 열에 안정하기 때문이다.
③ 발연점이 낮기 때문이다.
④ 상온에서 액체 상태이기 때문이다.
⑤ 천연 항산화제를 포함하고 있기 때문이다.

29 유지의 불포화도와 굴절률의 관계를 바르게 설명한 것은?

① 불포화도가 커질수록 굴절률도 커진다.
② 불포화도가 작을수록 굴절률은 커진다.
③ 불포화도가 커질수록 굴절률은 작아진다.
④ 불포화도가 커져도 굴절률에는 변화가 없다.
⑤ 불포화도가 작을수록 굴절률은 커지다가 굴절되지 않는다.

30 살구나 매실과 같은 과실의 씨에서 생성될 수 있는 독성 물질은?

① 둘린 　　② 고시폴 　　③ 솔라닌
④ 무스카린 　　⑤ 아미그달린

31 미생물의 이용이 바르게 연결된 것은?

① 청국장 – 한세눌라 아노말라
② 버터 – 락토바실러스 불가리쿠스
③ 김치 – 스트렙토코커스 패칼리스
④ 청주 – 아스페르길루스 세르틸리스
⑤ 요구르트 – 락토바실러스 플랜타룸

28	① ② ③ ④ ⑤
29	① ② ③ ④ ⑤
30	① ② ③ ④ ⑤
31	① ② ③ ④ ⑤

32 채소의 맛 성분 특징이 나머지와 다른 하나는?

① 감 - 탄닌
② 홉 - 후물론
③ 밀감 껍질 - 나린진
④ 오이 - 쿠쿠르비타신
⑤ 양파 껍질 - 케르세틴

33 황을 함유한 채소가 아닌 것은?

① 파   ② 무   ③ 부추
④ 양파   ⑤ 미나리

34 다시마의 끈적이는 성분은?

① 알긴산   ② 만니톨
③ 구아닐산   ④ 글루탐산
⑤ 피코에리트린

35 성인병과 혈관 질환을 예방하는 후코이단 성분을 가진 갈조류는?

① 김   ② 톳   ③ 파래
④ 청각   ⑤ 우뭇가사리

36 효모 발효식품이 아닌 것은?

① 소주   ② 맥주   ③ 포도주
④ 동동주   ⑤ 막걸리

32	①	②	③	④	⑤
33	①	②	③	④	⑤
34	①	②	③	④	⑤
35	①	②	③	④	⑤
36	①	②	③	④	⑤

37 세균의 세포에 기생해서 세균을 용해하는 바이러스는?

① HIV ② 리케차
③ 인플루엔자 ④ 스피로헤타
⑤ 박테리오파지

38 식품 속에 증식하여 부패를 일으켜 적변시키는 세균은?

① 프로테우스 모르가니
② 락토바실러스 카제이
③ 세라티아 마르세센스
④ 락토바실러스 플랜타룸
⑤ 슈도모나스 신사이아네아

39 아스퍼질러스 오리제가 이용되는 식품이 아닌 것은?

① 탁주 ② 된장 ③ 맥주
④ 청주 ⑤ 간장

40 대장균에 대한 설명으로 옳은 것은?

① 절대 혐기성이다.
② 그람 양성균이다.
③ 편모가 없어 비운동성이다.
④ 아포 형성하지 않으며 구균이다.
⑤ 식품위생에서 분변 오염의 지표가 된다.

37	① ② ③ ④ ⑤
38	① ② ③ ④ ⑤
39	① ② ③ ④ ⑤
40	① ② ③ ④ ⑤

41 음식의 생산·분배, 서비스가 모두 같은 장소에서 이루어져 준비와 배식 사이의 시간이 짧고 적온 배식이 가능한 급식 체계는?

① 조합식 급식 체계
② 전통적 급식 체계
③ 조리 냉장 급식 체계
④ 중앙 공급식 급식 체계
⑤ 조리 저장식 급식 체계

42 급식 체계의 설명으로 옳은 것은?

① 전통적 급식 체계 – 공동 조리장을 두고 대량으로 음식을 생산하여 각 급식소로 운반
② 조합식 급식 체계 – 조리법에서 특별한 레시피 필요
③ 분산식 급식 체계 – 생산성이 낮고 인건비는 높음
④ 조리 저장식 급식 체계 – 음식을 미리 조리한 후 즉시 냉각하여 냉동·냉장 저장했다가 필요 시 재가열하여 사용
⑤ 중앙 공급식 급식 체계 – 생산에서 소비까지의 시간이 가장 빠른 급식 체계

43 경영관리 순환의 순서가 바른 것은?

① 계획 → 조정 → 통제 → 조직 → 지휘
② 계획 → 지휘 → 조직 → 조정 → 통제
③ 계획 → 조직 → 통제 → 지휘 → 조정
④ 계획 → 조정 → 조직 → 지휘 → 통제
⑤ 계획 → 조직 → 지휘 → 조정 → 통제

41	① ② ③ ④ ⑤
42	① ② ③ ④ ⑤
44	① ② ③ ④ ⑤

44 학교 급식의 영양관리 기준으로 옳은 것은?

① 에너지는 영양관리 기준 에너지의 ±20%로 한다.

② 영양관리 기준은 세 끼의 기준량을 제시한 것이다.

③ 비타민 A, B₁, C, 칼슘, 철은 충분 섭취량 이상 공급이 원칙이다.

④ 영양관리 기준은 연속 10일씩 1인당 평균 영양 공급량을 평가한다.

⑤ '탄수화물 : 단백질 : 지방'의 비율은 '55~65% : 7~20% : 15~30%'이다.

45 삼면 등가의 원칙에 해당되는 것은?

① 권한, 책임, 의무　　② 권한, 명령, 이임

③ 권한, 책임, 조정　　④ 책임, 협동, 감독

⑤ 권한, 의무, 협동

46 영양 섭취 기준에 의한 식사 계획 시 성인의 영양 목표 설정으로 알맞은 것은?

① 포화지방산 8~10% 권장

② 탄수화물 75% 이상 권장

③ 칼륨, 칼슘, 인 섭취 권장

④ 트랜스지방 5% 미만 권장

⑤ 저염도 메뉴 및 조리법 개발

47 송장(invoice)에 대한 옳은 설명은?

① 검수원이 작성한다.

② 납품서 또는 거래명세서라고도 한다.

③ 구매부서에 제출하면 대금을 지불하게 된다.

④ 검수한 물건의 품질이 구매명세서와 다를 때 작성한다.

⑤ 품질에 맞게 물품이 공급되었는지 확인할 때 사용한다.

44	① ② ③ ④ ⑤
45	① ② ③ ④ ⑤
46	① ② ③ ④ ⑤
47	① ② ③ ④ ⑤

48 순환 메뉴에 대한 설명으로 옳은 것은?

① 식자재 수급 상황에 대처가 쉽다.

② 식단 주기가 짧을수록 고객의 만족도가 높아진다.

③ 병원 급식처럼 급식 대상자가 자주 바뀌는 곳에 적당하다.

④ 메뉴가 계속 변동되므로 메뉴의 단조로움을 줄일 수 있다.

⑤ 급식소 여건에 따라 식단 작성 시마다 새 메뉴를 계획할 수 있다.

49 식단 작성 시 식품 구성을 위해 처음 결정해야 하는 것은?

① 주식의 양　　　　　② 지방의 양

③ 영양가 산출　　　　④ 단백질의 양

⑤ 주식과 부식의 비용

50 급식 인원이 1,000명인 급식소에서 고등어구이를 하려고 한다. 고등어의 1인분 급식 분량은 120g이고 폐기율은 40%일 때 발주량은?

① 100kg　　　　② 150kg　　　　③ 200kg

④ 250kg　　　　⑤ 300kg

51 구매 일지에 기록해야 할 사항이 아닌 것은?

① 납품업자　　　　② 구매 자재

③ 계약 내용　　　　④ 식재료 사용 일자

⑤ 구매 식품의 발주 내용

48	①	②	③	④	⑤
49	①	②	③	④	⑤
50	①	②	③	④	⑤
51	①	②	③	④	⑤

52 식품 감별법으로 옳은 것은?

① 생선은 눈이 들어간 것이 신선하다.
② 호박은 껍질과 육질이 연한 것이 좋다.
③ 감자는 싹이 나지 않고 단단한 것이 좋다.
④ 당근은 가늘고 잘랐을 때 심이 있는 것이 좋다.
⑤ 달걀은 껍데기가 매끈하고 햇빛에 비추었을 때 어두운 것
   이 좋다.

53 작업관리의 목적으로 옳은 것은?

① 작업자의 작업 능력을 평가 후 인사고과에 반영한다.
② 작업의 개선이나 표준 작업 방법을 개발하여 생산성을 향
   상시킨다.
③ 표준 작업을 수행하기 위해 소요되는 표준 시간을 되도록
   짧게 설정한다.
④ 적정 인원을 배치하고 직무를 최대한 통합한다.
⑤ 작업 개선을 위한 피급식자의 의견을 수렴한다.

54 항상 일정량의 식품 재료를 보관하는 것을 무엇이라 하는가?

① 표준 재고량　　　② 상시 재고량
③ 월간 재고량　　　④ 보존 재고량
⑤ 긴급 재고량

55 일정한 기준에 맞는 메뉴를 제공하기 위해 조리 작업의 방법이
나 절차를 규격화시키는 것은?

① 작업의 전문화　　　② 작업의 단순화
③ 작업의 표준화　　　④ 작업의 기계화
⑤ 작업의 획일화

MEMO

52	①	②	③	④	⑤
53	①	②	③	④	⑤
54	①	②	③	④	⑤
55	①	②	③	④	⑤

56 급식소에서 재고 회전율이 표준보다 높은 경우 나타나는 현상은?

① 식재료의 낭비가 생길 수 있다.
② 현금이 동결되어 이익이 줄어든다.
③ 식품의 부정 유출 가능성이 생긴다.
④ 종업원의 사기와 고객만족도를 증가시킬 수 있다.
⑤ 고가로 긴급하게 물품을 구매해야 하는 경우가 생긴다.

57 단체 급식 관리를 위한 기호도 조사의 목적이 아닌 것은?

① 급식의 효과를 판정하기 위해서다.
② 경제적인 면을 고려하기 위해서다.
③ 조리 방법에 변화를 주기 위해서다.
④ 전반적인 기호도를 파악하기 위해서다.
⑤ 음식의 잔반 발생 이유를 파악하기 위해서다.

58 조리 작업장의 작업 구역 설계로 바르게 나열된 것은?

① 일반 작업 구역 – 조리 구역
② 청결 작업 구역 – 전처리 구역
③ 일반 작업 구역 – 식기보관구역
④ 일반 작업 구역 – 정량 및 배선 구역
⑤ 청결 작업 구역 – 가열 소독 후 식품 절단 구역

59 식재료의 냉동·냉장 저장 방법으로 옳은 것은?

① 외포장은 제거하지 않고 저장한다.
② 식재료는 최근 들어온 것부터 사용한다.
③ 냉장고의 저장 용량은 70% 이상으로 한다.
④ 날음식은 하단, 익힌 음식은 상단에 저장한다.
⑤ 생선과 육류는 상단, 채소와 가공 식품은 하단에 저장한다.

MEMO

56	① ② ③ ④ ⑤
57	① ② ③ ④ ⑤
58	① ② ③ ④ ⑤
59	① ② ③ ④ ⑤

60 식품의 제조일로부터 소비자에게 판매가 허용되는 기간을 표시하려고 할 때, 사용하는 기한 표시는?

① 소비 기한　　　　　　② 유통 기한
③ 식품 보존 기한　　　　④ 식품 저장 기한
⑤ 품질 유지 기한

61 환풍기나 후드의 수를 최소화할 수 있는 주방 배치는?

① ㄷ자형　　　② L자형　　　③ 일자형
④ 병렬형　　　⑤ 아일랜드형

62 급식 시설의 바닥재에 대한 설명으로 옳은 것은?

① 내수성, 내산성 재질을 사용한다.
② 벽돌, 대리석 등의 재질을 사용한다.
③ 기름과 오물이 스미는 재질도 무관하다.
④ 내구성을 고려해 단단한 재질일수록 좋다.
⑤ 내구성이 높으면 다소 가격이 높아도 상관없다.

63 전표의 이동성에 대한 설명으로 옳은 것은?

① 전표는 기록, 현상 표시, 대상 통제 같은 기능을 가진다.
② 선전문 같이 많은 내용을 기록하여 필요한 사람에게 전달한다.
③ 기재된 정보의 내용이 동일한 대상에 대해 여러 번에 걸쳐 순차적으로 기입된다.
④ 업무 담당자가 전표에 해당 내용을 기입하여 기록을 확보한다.
⑤ 용건을 1매에 1개의 사항만 기록하여 필요한 사람에게 전달한다.

60	① ② ③ ④ ⑤
61	① ② ③ ④ ⑤
62	① ② ③ ④ ⑤
63	① ② ③ ④ ⑤

64 장부와 전표의 기능을 모두 가지는 장표는?

① 검식부 ② 급식 일지
③ 식품 수불부 ④ 영양 출납표
⑤ 식품 사용 일계표

65 경제, 기술, 사회적 관계 강화를 통해 고객에 대한 깊은 이해와 장기적인 유대를 강화해야 한다는 마케팅은

① DB 마케팅 ② 연계 마케팅
③ 감성 마케팅 ④ 관계 마케팅
⑤ 그린 마케팅

66 교육 훈련의 목적이 아닌 것은?

① 잠재적 능력 개발
② 직무수행능력의 제고
③ 사기 앙양과 동기유발
④ 직무 분석의 기초 자료 보급
⑤ 사회 변동에 따른 신기술 습득

67 직무평가 시 사용되는 평가요소가 아닌 것은?

① 경험 ② 책임 ③ 기술
④ 노력 ⑤ 작업 조건

68 식품 재료의 출납을 명확히 기록하여 재료 관리의 정확도를 높이는 것은?

① 구매표 ② 검식부 ③ 급식 일지
④ 구매명세서 ⑤ 식품 수불부

MEMO

64	① ② ③ ④ ⑤
65	① ② ③ ④ ⑤
66	① ② ③ ④ ⑤
67	① ② ③ ④ ⑤
68	① ② ③ ④ ⑤

69 현대적 리더의 자질로 관계 없는 것은?

① 문제 해결 능력
② 높은 지능과 주관적 사고력
③ 종업원의 동기화 수준을 향상시킬 수 있는 능력
④ 조직의 현재와 미래를 예측하는 능력
⑤ 부하들이 원하는 것을 알 수 있는 능력

70 마케팅 믹스에 해당하지 않는 것은?

① 유통　　　　② 상품　　　　③ 품질
④ 촉진　　　　⑤ 가격

71 리스테리아 식중독에 대한 설명으로 옳지 않은 것은?

① 증상이 경미하고 치사율이 낮다.
② 모자 간 수직 감염을 통해서도 발생한다.
③ 열에 약하며 냉장 온도에서도 증식이 가능하다.
④ 임산부와 노약자, 신생아는 수막염이 발생한다.
⑤ 감염 경로는 오염된 육류, 우유, 치즈, 채소 등에 의한 경구
　감염이다.

72 법랑으로부터 용출되어 식중독을 일으키는 물질은?

① 납　　　　　② 주석　　　　③ 수은
④ 구리　　　　⑤ 안티몬

69	① ② ③ ④ ⑤
70	① ② ③ ④ ⑤
71	① ② ③ ④ ⑤
72	① ② ③ ④ ⑤

73 식중독의 원인균이 될 수 있는 클로스트리디움 퍼프린젠스균은 어떤 형인가?

① A형   ② B형   ③ C형
④ E형   ⑤ F형

74 장염 비브리오 식중독의 설명으로 옳은 것은?

① 겨울에 주로 발생한다.
② 잠복기는 평균 2~3시간이다.
③ 원인 식품은 덜 익힌 육류이다.
④ 원인균은 캠필로박터 제주니이다.
⑤ 증상은 급성 위장염과 37~38℃의 미열이 있다.

75 복어독의 특징으로 알맞은 것은?

① 독성분은 솔라닌이다.
② 열에 의해 쉽게 파괴된다.
③ 강산에 의해 쉽게 파괴된다.
④ 혈액에서 가장 독성이 강하다.
⑤ 감각 마비, 근육 이완, 구토 등의 증상이 있다.

76 과일 통조림에서 용출되어 다량 섭취하면 구토, 설사, 복통 등을 유발하는 물질은?

① 납   ② 수은   ③ 주석
④ 아연   ⑤ 카드뮴

73	① ② ③ ④ ⑤
74	① ② ③ ④ ⑤
75	① ② ③ ④ ⑤
76	① ② ③ ④ ⑤

77 다음 착색제 중 사용 금지된 것이 아닌 것은?

① 오라민　　　　　　　② 로다민

③ 인디고카민　　　　　④ 메틸바이올렛

⑤ 파라니트로아닐린

78 곤충과 매개 질병이 바르게 연결된 것은?

① 이 – 페스트, 발진열

② 쥐 – 유행성 출혈열, 페스트

③ 바퀴 – 홍반열, 발진열

④ 진드기 – 결핵, 렙토스피라증

⑤ 벼룩 – 뇌염, 참호열

79 인수 공통 감염병이 아닌 것은?

① 요네병, 돈단독증

② Q열, 렙토스피라증

③ 톡소플라즈마, 탄저

④ 결핵, 리스테리아

⑤ 야토병, 파상열

80 HACCP 지정 집단 급식소의 식기세척기의 최종 헹굼수 온도는?

① 61℃ 이상　　　　　② 71℃ 이상

③ 81℃ 이상　　　　　④ 91℃ 이상

⑤ 100℃ 이상

77	① ② ③ ④ ⑤
78	① ② ③ ④ ⑤
79	① ② ③ ④ ⑤
80	① ② ③ ④ ⑤

81 HACCP 의무 적용 품목은?

① 김치류   ② 어묵

③ 냉동식품   ④ 가열 음료

⑤ 제빵, 제과류

82 HACCP의 시행 목적은 무엇인가?

① 식품의 영양 성분을 강화한다.

② 안전한 식품을 확보할 수 있다.

③ 식품으로 인한 위해를 방지한다.

④ 식품으로 인한 질병을 치료한다.

⑤ 식품으로 인한 위해성을 경고한다.

83 공동생활을 하는 어린이에게 많이 발생하는 기생충은?

① 회충   ② 요충   ③ 간흡충

④ 폐흡충   ⑤ 십이지장충

84 원생동물이 원인이 되는 감염병은?

① 간염   ② 발진열

③ 파라티푸스   ④ 세균성 이질

⑤ 아메바성 이질

81	①	②	③	④	⑤
82	①	②	③	④	⑤
83	①	②	③	④	⑤
84	①	②	③	④	⑤

85 자연 능동 면역에 해당하는 것은?

① 항체 주사를 통해 형성된 면역
② 태반을 통해 모체로부터 형성된 면역
③ 초유를 통해 모체로부터 형성된 면역
④ 질병에 걸린 후 형성된 면역
⑤ 예방접종을 통하여 형성된 면역

86 화학적 합성품인 식품첨가물에 대한 설명으로 옳지 않은 것은?

① 기준에 맞게 제조해야 한다.
② 사용 기준은 대상 식품에 따라 각각 다르다.
③ 기준과 규격이 고시된 것에 한하여 제조 가능하다.
④ 기준과 규격에 맞게 제조된 것은 모든 식품에 자유롭게 쓸 수 있다.
⑤ 기준과 규격에 맞지 않는 것은 어떤 식품에도 사용해서는 안 된다.

87 식품의 규격의 규격에 표시되는 것은?

① 식품의 크기   ② 식품의 성분
③ 식품의 질량   ④ 식품의 보존 방법
⑤ 식품의 제조 방법

88 영양사 면허를 대여한 경우 벌칙은?

① 300만 원 이하의 벌금
② 1천만 원 이하의 과태료
③ 1년 이하의 징역 또는 1천만 원 이하의 벌금
④ 3년 이하의 징역 또는 3천만 원 이하의 벌금
⑤ 5년 이하의 징역 또는 5천만 원 이하의 벌금

MEMO

85	① ② ③ ④ ⑤
86	① ② ③ ④ ⑤
87	① ② ③ ④ ⑤
88	① ② ③ ④ ⑤

89 식품 등의 표시·광고에 관한 법률(식품 표시 광고법)상의 용어 설명으로 옳지 않은 것은?

① "식품첨가물"이란 식품위생법에 따른 식품첨가물(해외에서 국내로 수입되는 식품첨가물을 포함한다)을 말한다.

② "식품"이란 식품위생법에 따른 식품(해외에서 국내로 수입되는 식품을 제외한다)을 말한다.

③ "기구"란 식품위생법 따른 기구(해외에서 국내로 수입되는 기구를 포함한다)를 말한다.

④ "표시"란 식품, 식품첨가물, 기구, 용기·포장, 건강 기능 식품, 축산물 및 이를 넣거나 싸는 것(그 안에 첨부되는 종이 등을 포함한다)에 적는 문자·숫자 또는 도형을 말한다.

⑤ "광고"란 라디오·텔레비전·신문·잡지·인터넷·인쇄물·간판 또는 그 밖의 매체를 통하여 음성·음향·영상 등의 방법으로 식품 등에 관한 정보를 나타내거나 알리는 행위를 말한다.

90 건강진단 결과 집단 급식소에서 종사할 수 있는 사람은?

① 폐결핵 환자　　　　　② 화농성 질환자
③ 장티푸스 환자　　　　④ 세균성 이질 환자
⑤ 후천성 면역 결핍증 환자

91 집단 급식소에 종사하는 영양사와 조리사의 교육 주기와 시간은?

① 1년마다 5시간　　　　② 1년마다 6시간
③ 2년마다 6시간　　　　④ 2년마다 7시간
⑤ 2년마다 8시간

89	① ② ③ ④ ⑤
90	① ② ③ ④ ⑤
91	① ② ③ ④ ⑤

92 정기적으로 국민의 영양에 관한 조사를 실시하는 자는?

① 식품의약품안전처장
② 보건복지부장관
③ 시장, 군수
④ 광역시장
⑤ 도지사

93 영양사 면허의 취소 처분을 받은 자는 그 취소된 날로부터 얼마가 경과해야만 면허증 취득의 결격 사유에 해당되지 않는가?

① 1년   ② 2년   ③ 3년
④ 4년   ⑤ 5년

94 식중독에 관한 보고를 받은 특별자치시장, 시장, 군수, 구청장은 지체하지 않고 그 사실을 누구에게 보고해야 하는가?

① 시·도지사
② 질병관리 본부장
③ 보건복지부 장관
④ 한국식품연구원장
⑤ 한국식품안전연구원장

95 집단 급식소를 설치·운영하고자 할 때 누구에게 신고해야 하는가?

① 총리   ② 보건소장
③ 시·도지사   ④ 시장, 군수, 구청장
⑤ 식품의약품안전처장

92	①	②	③	④	⑤
93	①	②	③	④	⑤
94	①	②	③	④	⑤
95	①	②	③	④	⑤

96 학교 급식의 위생·안전관리 기준의 이행 여부를 확인·지도하기 위한 출입·검사 실시 횟수로 옳은 것은?

① 연 1회 이상   ② 연 2회 이상

③ 연 3회 이상   ④ 연 4회 이상

⑤ 2년에 1회 이상

97 영양사 면허를 받지 않은 사람이 영양사 명칭을 사용할 경우 벌칙은?

① 300만 원 이하의 벌금

② 500만 원 이하의 벌금

③ 1천만 원 이하의 과태료

④ 1년 이하의 징역 또는 1천만 원 이하의 벌금

⑤ 3년 이하의 징역 또는 3천만 원 이하의 벌금

98 국민영양관리법에 의한 영양사 보수교육을 위탁받은 기관은?

① 영양사협회   ② 보건산업진흥원

③ 한국식품정보원   ④ 한국식품공업협회

⑤ 한국영양교육평가원

99 원산지표시법의 목적으로 알맞은 것은?

가. 생산자 보호	나. 소비자 보호
다. 공정한 거래 유도	라. 소비자의 알권리 보장

① 나, 라   ② 가, 다

③ 가, 나, 라   ④ 가, 다, 라

⑤ 가, 나, 다, 라

96 ① ② ③ ④ ⑤
97 ① ② ③ ④ ⑤
98 ① ② ③ ④ ⑤
99 ① ② ③ ④ ⑤

100 원산지 표시 기준에 대한 설명 중 틀린 것은?

① 서로 다른 2개 이상의 품목을 용기에 담아 포장한 수산물은 혼합 비율이 가장 높은 품목을 표시한다.

② 국산 농산물은 '국산'이나 '국내산'으로 표시한다.

③ 농산물 가공품에 사용된 원료의 원산지가 모두 국산일 경우 원산지를 일괄하여 '국산'으로 표시할 수 있다.

④ 국산 수산물은 '국산'이나 '국내산' 또는 '연근해산'으로 표시한다.

⑤ 원양어업 허가를 받은 어선이 해외 어획하여 국내로 반입한 수산물은 '원양산'으로 표시한다.

100 ① ② ③ ④ ⑤

제3회

영양사 실전 모의고사

1교시

영양학 및 생화학 (60)
영양교육 및 식사요법 및 생리학 (60)

2교시

식품학 및 조리원리 (40)
급식, 위생 및 관계법규 (60)

1 영양학 및 생화학(60)

MEMO

01 포도당에 대한 설명으로 옳지 않은 것은?

① 체 조직을 구성하는 것이 포도당의 주된 기능이다.
② glycogen 형태로 저장되어 혈당을 유지한다.
③ 장시간 기아 상태일 때 뇌는 케톤체를 에너지원으로 사용한다.
④ 극도의 피로 시 포도당을 마시면 신속히 에너지원으로 사용되어 피로회복에 도움을 준다.
⑤ 초기 기아 상태나 중환자에게 포도당 주사하여 효과적인 열량을 제공한다.

02 식품의 열량과 비교해 영양소가 어느 정도 들어있는지를 의미하는 지표는?

① 영양 밀도　　　② 영양 성분
③ 영양 비율　　　④ 영양 권장량
⑤ 영양 섭취량

03 세포막에 대한 설명으로 옳지 않은 것은?

① 동종의 세포를 인지하는 기능이 있다.
② 세포 내외의 물질 이동에 관여한다.
③ 세포 내 항상성을 유지한다.
④ 면역 물질을 생산하며 세포의 방어 작용을 한다.
⑤ 세포 내액과 외액을 구분한다.

01	① ② ③ ④ ⑤
02	① ② ③ ④ ⑤
03	① ② ③ ④ ⑤

04 세포에 관한 설명 중 옳은 것만으로 묶인 것은?

> 가. 핵 속의 염색체는 주로 DNA이다.
> 나. 유사 분열 시 제일 먼저 분열되는 것은 염색체다.
> 다. 리보솜에서 세포의 단백질 합성이 이루어진다.
> 라. 골지체는 거의 모든 진핵 세포에서 발견된다.

① 가, 다   ② 가, 다, 라
③ 가, 나, 다   ④ 나
⑤ 가, 나, 다, 라

05 다음은 모두 어떤 경우에 일어나는 반응인가?

> • 코리 회로   • 글루코스-알라닌 회로
> • 글리코겐 분해   • 케톤체 생성
> • 당신생

① 지방 섭취가 충분할 때
② 지방 섭취가 부족할 때
③ 단백질 섭취가 부족할 때
④ 탄수화물 섭취가 충분할 때
⑤ 탄수화물 섭취가 부족할 때

06 식이섬유에 대한 설명으로 옳은 것은?

① 펙틴은 당질 섭취 후 혈당을 급격히 상승시킨다.
② 수용성 섬유소는 혈청 콜레스테롤 농도를 낮춰준다.
③ 칼슘, 철분 등의 무기질 흡수를 촉진한다.
④ 과량 섭취 시 위장관 장애나 소화불량을 개선할 수 있다.
⑤ 가공 식품에 많이 함유되어 있다.

07 β-글리코시드 결합으로 연결된 당류로 과량을 섭취하거나 락타아제 부족 시 소화되기 어려운 것은?

① 아밀로펙틴   ② 덱스트린   ③ 유당
④ 맥아당   ⑤ 서당

04	① ② ③ ④ ⑤
05	① ② ③ ④ ⑤
06	① ② ③ ④ ⑤
07	① ② ③ ④ ⑤

08 한국인 영양 섭취 기준에서 '탄수화물 : 지질 : 단백질'에 대한 성인의 적정 에너지 섭취 비율은?

① 65~80 : 15~20 : 25~30
② 55~70 : 15~25 : 7~20
③ 55~65 : 15~30 : 7~20
④ 60~80 : 15~20 : 25~30
⑤ 70~80 : 15~20 : 20~30

09 해당 과정에서 생성되는 ATP의 수와 소모되는 ATP의 수로 옳은 것은?

① 생성 4, 소모 2   ② 생성 2, 소모 4
③ 생성 2, 소모 1   ④ 생성 1, 소모 4
⑤ 생성 1, 소모 2

10 해당 과정에서 비가역적으로 일어나는 반응은?

① 포도당 6-인산 → 과당 6-인산
② 글리세린 2-인산 → 포스포엔올피루브산
③ 글리세린 1, 3-이인산 → 글리세린 3-인산
④ 과당 1, 6-이인산 → 글리세르알데히드 3-인산
⑤ 포스포엔올피루브산 → 피루브산

11 해당 과정에서 ATP를 소모하는 반응에 관여하는 효소로만 조합된 것은?

가. 헥소키나아제	나. 피루브산키나아제
다. 포스포프락토키나아제	라. 엔올라아제
마. 알돌라아제	

① 가, 나, 다   ② 가, 다
③ 라, 마   ④ 나, 라, 마
⑤ 가, 나, 라, 마

MEMO

08	① ② ③ ④ ⑤
09	① ② ③ ④ ⑤
10	① ② ③ ④ ⑤
11	① ② ③ ④ ⑤

12 성장 촉진과 피부병 예방, 지방간 예방에 효과가 있는 지방산으로, 반드시 식품으로 섭취해야 하는 것은?

① 올레산
② EPH
③ DHA
④ 스테아르산
⑤ 리놀레산

13 간에서 포도당으로부터 글리코겐을 합성할 때 필수 물질은?

① 인슐린
② 갈락토키나아제
③ 유리딘트리포스페이트(UTP)
④ 글리코겐포스포릴라아제
⑤ 피루베이트키나아제

14 혈액으로 포도당을 공급하지 못하는 경로는?

① 근육에 저장된 글리코겐 분해
② 글리세롤에서의 합성
③ 간에 저장된 글리코겐의 분해
④ 간에서 아미노산으로부터 포도당 공급
⑤ 간에서 젖산으로부터 포도당 공급

15 오탄당 인산 경로에 대한 설명으로 옳은 것은?

① 오탄당 인산 경로의 시작 물질은 포도당 6-인산이다.
② 오탄당 인산 경로는 주로 근육에서 활발하게 일어난다.
③ 리보오스와 NAD를 합성한다.
④ 혈당이 저하된 후 가장 먼저 일어나는 반응이다.
⑤ ATP를 생성하는 중요한 역할을 한다.

12	① ② ③ ④ ⑤
13	① ② ③ ④ ⑤
14	① ② ③ ④ ⑤
15	① ② ③ ④ ⑤

16 중성 지방에 대한 설명으로 옳은 것은?

① 영양학적으로 의의가 없다.
② 담즙산과 호르몬의 전구체가 된다.
③ 지용성 비타민의 흡수를 촉진한다.
④ 지방의 유화 작용을 한다.
⑤ 세포막을 구성하는 주요 성분이다.

17 우리나라 성인의 지방 섭취 기준으로 알맞은 것은?

① 콜레스테롤은 $300mg$ 이상 섭취할 것을 제안한다.
② 비만 예방을 위해 지방의 상한 섭취량을 설정하였다.
③ ω-3계 지방산의 적정 섭취 비율은 총 열량의 2~5%이다.
④ ω-6계 지방산의 적정 섭취 비율은 총 열량의 4~10%이다.
⑤ 지방의 적정 비율은 30~35%이다.

18 필수 지방산 중 ω-3계 지방산으로 동물성 식품보다는 식물성 식품에 더 많이 함유된 것은?

① DHA   ② 리놀레산
③ 리놀렌산   ④ 아라키돈산
⑤ EPA

19 콜레스테롤을 많이 함유하고 있는 지단백은?

① VLDL   ② LDL
③ IDL   ④ 킬로미크론
⑤ HDL

16	①	②	③	④	⑤
17	①	②	③	④	⑤
18	①	②	③	④	⑤
19	①	②	③	④	⑤

20 팔미트산이($C_{16:0}$) 모두 아세틸 CoA로 분해되려면 β−산화를 몇 번 반복해야 하는가?

① 1번 ② 5번 ③ 7번
④ 11번 ⑤ 15번

21 C_{14}의 지방산이 β−산화하며 생성되는 것은?

① 7개의 아세틸 CoA
② 7개의 말로닐 CoA
③ 6개의 아세틸 CoA
④ 6개의 피루브산
⑤ 1개의 아세틸 CoA와 6개의 피루브산

22 지방산 생합성을 위해 미토콘드리아 내의 아세틸 CoA를 세포질로 운반할 때 매개체가 되는 것은?

① 피루브산 ② 아세트산
③ 시트르산 ④ 카르니틴
⑤ 메발론산

23 지방산의 β−산화에 관여하는 조효소로 옳은 것은?

① TPP, NAD ② THF, FAD
③ PLP, TPP ④ FAD, NAD
⑤ PLP, THF

20	① ② ③ ④ ⑤
21	① ② ③ ④ ⑤
22	① ② ③ ④ ⑤
23	① ② ③ ④ ⑤

24 2015년도에 개정된 한국인 성인(30~49세) 남자와 여자의 단백질 권장 섭취량은?

① 성인 남자 65g, 성인 여자 55g
② 성인 남자 60g, 성인 여자 60g
③ 성인 남자 60g, 성인 여자 50g
④ 성인 남자 55g, 성인 여자 60g
⑤ 성인 남자 55g, 성인 여자 45g

25 음식 100g 중 질소의 함량이 8g이라면 단백질은 몇 g이 들어 있나?

① 16.0g ② 32.0g ③ 45.0g
④ 50.0g ⑤ 54.0g

26 단백질의 섭취 부족으로 지방간, 부종, 피부염, 머리털의 변색, 성장 정지 등의 증상이 나타나는 결핍증은?

① 페닐케톤뇨증 ② 단풍당뇨증
③ 마라스무스 ④ 콰시오커
⑤ 빈혈

27 질소 평형이 음(−)이 되는 경우로 옳은 것은?

① 임산부
② 성장기 어린이
③ 장기간 단식하는 경우
④ 수술 후 회복기의 남자
⑤ 근육 증가에 힘쓰는 성인

24	① ② ③ ④ ⑤
25	① ② ③ ④ ⑤
26	① ② ③ ④ ⑤
27	① ② ③ ④ ⑤

28 요소 1분자를 합성하기 위해 필요한 ATP의 수는?

① 12 　　　　② 10 　　　　③ 8

④ 6 　　　　⑤ 4

29 단백질이 가수분해 되어 분해 단백질(제2유도단백)이 생성되는 순서로 옳은 것은?

① 단백질 → 제1유도단백질 → 펩톤 → 프로테오스 → 펩티트 → 아미노산

② 단백질 → 프로테오스 → 펩티드 → 제1유도단백질 → 펩톤 → 아미노산

③ 단백질 → 제1유도단백질 → 프로테오스 → 펩톤 → 펩티드 → 아미노산

④ 단백질 → 프로테오스 → 제1유도단백질 → 펩톤 → 펩티드 → 아미노산

⑤ 단백질 → 프로테오스 → 펩톤 → 펩티드 → 제1유도단백질 → 아미노산

30 단백질 과잉 섭취 시 나타나는 증상은?

① 단백질 합성으로 효소의 생성이 감소된다.
② 소변으로 배출되는 칼슘의 양이 증가한다.
③ 케톤체 합성이 증가한다.
④ 체지방이 감소한다.
⑤ 당질 연소율이 증가한다.

31 피로, 망각, 짜증과 함께 헤모글로빈, 혈소판, 백혈구 수준이 감소하는 엽산의 결핍증은?

① 용혈성 빈혈 　　　　② 적색소성 빈혈
③ 소적혈구성 빈혈 　　④ 겸상적혈구성 빈혈
⑤ 거대적아구성 빈혈

32 기초 대사량을 증가시키는 요인으로 옳은 것은?

① 수면 ② 연령 증가
③ 체온 상승 ④ 근육량 감소
⑤ 티록신 분비 감소

33 기초 대사량이 700㎉이고 활동 대사량이 1300㎉인 여성의 1일 총 에너지 필요량 계산으로 옳은 것은?

① 700 + 1300
② (700 + 1300) ÷ 1.1
③ (700 + 1300) × 1.1
④ (700 + 1300) × 1.5
⑤ (700 + 1300) ÷ 1.5

34 비타민에 대한 설명으로 옳지 않은 것은?

① 수용성 비타민은 체내에서 거의 저장되지 않거나 소량 저장되므로 매일 반드시 공급해야 한다.
② 대부분의 수용성 비타민은 체내에서 조효소로 작용한다.
③ 비타민 K는 프로트롬빈 형성에 필요하다.
④ 니아신은 트립토판으로 전환될 수 있다.
⑤ 비타민 E는 인체 세포막의 산화 방지 기능이 있다.

35 비타민 D의 기능에 대한 설명으로 옳은 것은?

① 근육으로의 칼슘 흡수 촉진
② 신장에서 칼슘과 인의 배설 촉진
③ 뼈로 칼슘과 인의 축적 촉진
④ 상피 세포의 분화 촉진
⑤ 체내의 칼슘 항상성 조절

MEMO

32	① ② ③ ④ ⑤
33	① ② ③ ④ ⑤
34	① ② ③ ④ ⑤
35	① ② ③ ④ ⑤

36 임신 중 모체에 요오드가 크게 결핍된 경우 태어난 유아에게 나타나기 쉬운 질환은?

① 골다공증 ② 크레틴병 ③ 악성빈혈
④ 바제도병 ⑤ 테타니

37 비타민과 조효소와의 관계가 옳은 것은?

① 리보플라빈 – CoA
② 판토텐산 – NAD
③ 비타민 B_6 – PLP
④ 엽산 – FMN
⑤ 니아신 – TPP

38 비타민 중 상한 섭취량이 설정되어 있는 것은?

① 비타민 B_1　　② 비타민 B_2
③ 비타민 K　　④ 비타민 B_6
⑤ 비타민 B_{12}

39 세포 내에 특히 많이 존재하며 삼투압 유지에 관여하는 무기질은?

① 황 ② 염소 ③ 칼륨
④ 칼슘 ⑤ 나트륨

40 비타민 E 작용을 보완하며 과산화 물질의 생성을 억제하는 무기질은?

① 셀레늄 ② 구리 ③ 아연
④ 망간 ⑤ 철

36	① ② ③ ④ ⑤
37	① ② ③ ④ ⑤
38	① ② ③ ④ ⑤
39	① ② ③ ④ ⑤
40	① ② ③ ④ ⑤

41 비오틴 흡수를 방해하는 물질로 옳은 것은?

① 칼슘　　　　　　　② 아비딘
③ 알코올　　　　　　④ 비타민 A
⑤ 비타민 C

42 체내의 구리 수송 물질은?

① 헤모글로빈　　　　② 에이코사노이드
③ 킬로미크론　　　　④ 메탈로티오네인
⑤ 세룰로플라스민

43 인슐린이 세포막에 결합되는 것을 도와 포도당이 체내에서 효과적으로 이용되도록 하는 무기질은?

① 아연　　　　② 불소　　　　③ 크롬
④ 코발트　　　⑤ 마그네슘

44 체내 수분에 대한 설명 중 옳은 것은?

① 나이가 어릴수록 신체 구성 성분 중 수분의 비율은 낮다.
② 체수분의 70~75%는 혈액에 존재한다.
③ 여자의 체내 수분 비율이 남자보다 높다.
④ 성인의 경우 체중의 60~65%가 수분이다.
⑤ 체수분의 65%가 세포 외액에 존재한다.

MEMO

41	① ② ③ ④ ⑤
42	① ② ③ ④ ⑤
43	① ② ③ ④ ⑤
44	① ② ③ ④ ⑤

45 임신부의 영양에 대한 설명으로 옳지 않은 것은?

① 임신 중 체중이 감소하거나 체중 증가가 전혀 없는 것은 좋지 않다.
② 19~29세 임신부의 영양 권장량은 단백질 +30g/일, 아연 +2.5mg/일, 비타민 C +10mg/일이다.
③ 임신 중기의 단백질 추가 권장량은 15g/일이다.
④ 임신부에게 충분한 엽산을 공급하기 위한 권장 식품으로 채소와 과일이 가장 좋다.
⑤ 임신 기간 동안 필요한 열량은 전반기에는 300kcal/일, 후반기에는 450kcal/일이 추가로 요구된다.

46 모유 성분 중 수유부 식사 섭취량에 따라 함유량이 달라지는 영양소는?

① 탄수화물　　② 단백질　　③ 지방
④ 에너지　　⑤ 무기질

47 초유에 대한 설명으로 옳지 않은 것은?

① 초유는 분만 후 4~5일까지의 유즙이다.
② 락토페린이 많아 포도상구균과 대장균의 생성을 억제한다.
③ 성숙유에 비해 단백질과 무기질 함량은 높고 유당 함량은 낮다.
④ 성숙유에 비해 면역 글로불린 A와 백혈구의 함량이 높다.
⑤ 분비량이 많으며 점성이 없다.

48 수유부의 유즙 분비에 대한 설명으로 옳지 않은 것은?

① 수유부의 피로와 스트레스는 유즙 분비에 좋지 않다.
② 영아가 젖을 빨수록 유즙 분비가 촉진된다.
③ 유즙 분비가 계속되는데 성 호르몬도 관여한다.
④ 옥시토신은 모유 영양공급 시에 흘러내림 반사를 조절한다.
⑤ 유즙 분비에 관여하는 주요 호르몬은 옥시토신과 에스트로겐이다.

45	① ② ③ ④ ⑤
46	① ② ③ ④ ⑤
47	① ② ③ ④ ⑤
48	① ② ③ ④ ⑤

49 이유식에 대한 설명으로 옳은 것은?

> 가. 이유 완료는 영양원이 유즙 이외의 음식물을 섭취할 수 있도록
>   한다.
> 나. 고형식, 반고형식에서 유즙으로 이행해 간다.
> 다. 날씨가 고온다습할 때는 피하고 건강상태가 좋을 때 실시한다.
> 라. 이유의 시작은 체중이 2배가 되었을 때가 적당하다.

① 가, 라   ② 가, 다, 라
③ 나, 다, 라   ④ 나, 다
⑤ 가, 나, 다, 라

50 영·유아의 발육 상태를 평가하는 방법은?

① 퍼센타일   ② 브로카 지수
③ 체질량 지수   ④ 카우프 지수
⑤ 허리둘레/엉덩이둘레

51 영아의 선천성 대사 장애와 원인이 잘못 연결된 것은?

① 갈락토오스혈증 - 선천성 유당 분해 효소 결함
② 호모시스틴뇨증 - 메티오닌 대사 이상
③ 히스티딘뇨증 - 히스티딘 대사 결함
④ 단풍당뇨증 - 곁사슬아미노산의 대사 결함
⑤ 페닐케톤뇨증 - 발린, 류신, 이소류신 대사 결함

52 청소년기의 신경성 폭식증(bulimia)에 대한 설명으로 옳지 않은
것은?

① 체형과 체중에 집착한다.
② 적정 체중보다 체중이 20~40%나 적다.
③ 대다수의 폭식증 환자는 정상 체중 범위에 있다.
④ 남의 눈을 피해 반복적으로 폭식을 하고 이를 통해 우월
   감이나 고립감을 표현한다.
⑤ 잦은 구토와 설사로 인해 수분과 전해질 균형이 깨지면
   심각한 의료 문제가 발생할 수 있다.

49	① ② ③ ④ ⑤
50	① ② ③ ④ ⑤
51	① ② ③ ④ ⑤
52	① ② ③ ④ ⑤

53 청소년기의 신체 성장과 성숙에 작용하는 호르몬은?

① 성장 호르몬　　　　② 인슐린
③ 안드로겐　　　　　④ 글루카곤
⑤ 갑상샘 호르몬

54 노인의 골다공증 예방 방법에 대한 설명으로 옳은 것은?

① 에스트로겐을 투여한다.
② 햇빛을 자주 쬔다.
③ 체중 부하 운동을 한다.
④ 비타민 D의 섭취를 증가시킨다.
⑤ 철분 섭취를 증가시킨다.

55 노인들에게 비타민 B_{12} 결핍증이 나타나는 이유는?

① 위산 분비 증가　　　② 외인성 인자 증가
③ 내인성 인자 감소　　④ 식이섬유 섭취 감소
⑤ 동물성 식품 섭취 증가

56 노인기의 면역 기능 장애와 특히 관련 있는 영양소는?

① 칼슘　　　　② 아연　　　　③ 지질
④ 단백질　　　⑤ 식이섬유

53	① ② ③ ④ ⑤
54	① ② ③ ④ ⑤
55	① ② ③ ④ ⑤
56	① ② ③ ④ ⑤

제3회 1교시　151

57 운동 수행 능력 향상을 위한 글리코겐 부하법의 내용 중 옳은 설명은?

① 운동 중 탈수 현상이 잘 일어나는 단점이 있다.
② 저혈당 증세를 가속화한다.
③ 경기 하루 전에는 근육 운동을 격렬하게 한다.
④ 마라톤과 같은 지구력을 요하는 운동에서 효과가 크다.
⑤ 과다한 체중 감소가 될 수 있다.

58 청소년기의 섭식 장애인 신경성 식욕부진증에 대한 설명 중 옳은 것은?

① 체중 증가를 막기 위해 섭취한 음식을 토하거나 설사약을 복용한다.
② 고혈압, 식도염 등의 증상이 생긴다.
③ 적정 체중에서 크게 감소되지 않는다.
④ 폭식 또는 많은 양의 음식을 순식간에 반복적으로 섭취하는 태도를 보인다.
⑤ 월경 중지, 서맥, 저혈압 등이 나타난다.

59 장시간 운동 시 호흡계수(RQ)가 감소하게 된다. 이것은 어느 영양소의 연소 비율이 증가하기 때문인가?

① 단백질　　　② 당질　　　③ 지질
④ 무기질　　　⑤ 비타민

60 포도당이 해당 과정으로 들어가기 위한 최초 단계에서 작용하는 효소는?

① 엔올라아제　　　② 알돌라아제
③ 헥소키나아제　　④ 포스포프럭토키나아제
⑤ 잔틴산화 효소

57	①	②	③	④	⑤
58	①	②	③	④	⑤
59	①	②	③	④	⑤
60	①	②	③	④	⑤

MEMO

61 영양교육 실시가 어려운 이유로 옳은 것은?

① 교육 효과는 빨리 나타나지만 지속이 어렵다.
② 영양교육을 위한 매체 개발이 어렵다.
③ 교육 대상의 식습관 및 교육 수준, 기호 등이 다양하다.
④ 대상자의 식생활과 기호도는 변화가 쉽다.
⑤ 조직 체계를 이용하기 어렵다.

62 한국인의 영양 섭취 기준의 설정 목표로 가장 알맞은 것은?

① 경제 발전을 위함이다.
② 인적자원 확보를 위해서다.
③ 식량 생산과 공급 계획을 세우기 위해서다.
④ 식료품 판매점 및 시장 지도를 위해서다.
⑤ 인간의 건강을 최적 상태로 유지하기 위함이다.

63 국민건강영양조사 중 식품 섭취 조사의 내용은?

① 식생활 조사, 식품 섭취 빈도 조사, 식품 섭취량 조사
② 식생활 조사, 식품 계정 조사, 식품 섭취 빈도 조사
③ 식품 계정 조사, 식사력 조사, 식품 섭취량 조사
④ 식품 섭취 빈도 조사, 식품 섭취량 조사, 식사력 조사
⑤ 식사력 조사, 식품 계정 조사, 식생활 조사

61	① ② ③ ④ ⑤
62	① ② ③ ④ ⑤
63	① ② ③ ④ ⑤

64 보건소의 사업 중 영양과 관련성이 가장 큰 것은?

① 영양 플러스 사업
② 학교 급식에 관한 사업
③ 보건 교육, 구강검진 사업
④ 공중위생 및 식품위생 사업
⑤ 전염병 예방 및 관리 진료 사업

65 영양교육의 효과 판정에 대한 설명으로 옳은 것은?

① 교육 후 바로 다음 날 건강 상태의 변화를 확인한다.
② 계획 과정에서 설정된 목표 달성 예후에 대한 평가다.
③ 교육 대상자의 학력, 소득의 변화를 확인한다.
④ 영양교육 실시에 사용된 자원 및 실행 과정에 대한 평가다.
⑤ 효과 판정은 영양교육 실시 전에 미리 이뤄진다.

66 영양교육의 과정 평가에 대한 설명으로 옳은 것은?

① 영양교육이 실행된 결과에 대한 평가다.
② 전문적인 내용으로 잘 구성 되었는지 평가한다.
③ 식행동에 변화가 일어났는지 평가한다.
④ 식품·영양·건강에 관련된 지식의 변화가 있는지 확인한다.
⑤ 영양교육 매체나 방법이 대상자의 수준에 적합한지 등을
   평가하는 것이다.

64	① ② ③ ④ ⑤
65	① ② ③ ④ ⑤
66	① ② ③ ④ ⑤

67 영양교육에 이용되는 전자 매체에 해당하는 것으로 옳은 것은?

① 라디오, 슬라이드, 영화, 텔레비전
② 슬라이드, OHP, 실물 환등기, 라디오
③ 텔레비전, 라디오, 컴퓨터, 비디오테이프
④ 융판, 포스터, VTR, 컴퓨터
⑤ 디오라마, 모형, 레코드, 포스터

68 영양교육 매체의 효과적인 사용 방법이 될 수 없는 것은?

① 가능한 여러 종류의 교재를 동시에 사용한다.
② 교육자의 능력에 알맞은 교재를 선택한다.
③ 교재에 대한 창의적인 생각으로 효과적인 방법을 사용한다.
④ 교육의 보조 재료이므로 일방적으로 보이거나 들려주기
   만 하면 안 되고 그것을 소재로 하여 대화가 이루어지도
   록 한다.
⑤ 교육 대상, 시간, 장소, 지도 내용에 맞는 매체를 설정하
   여 적절한 사용법을 생각한다.

69 좌담회에서 좌장이 회의 진행을 할 때, 유념해야 할 점을 바르게
고른 것은?

> 가. 참가자 전원이 발언할 수 있도록 한다.
> 나. 회의 진행의 방향을 제시해준다.
> 다. 처음부터 결론을 유도한다.
> 라. 발언 순서는 앉은 차례대로 한다.

① 가, 나   ② 가, 나, 라
③ 라   ④ 나, 라
⑤ 가, 나, 다, 라

70 당뇨병 환자의 치료에 대한 심포지엄을 개최할 때 다음 중 연사로 초청될 수 있는 사람은?

가. 영양사	나. 의사
다. 환자 가족 대표	라. 간호사

① 나
② 나, 라
③ 가, 나, 라
④ 나, 다, 라
⑤ 가, 나, 다, 라

71 주부들을 대상으로 집단 영양교육을 실시할 때 가장 효과적인 방법은?

① 역할 연기법
② 견학
③ 조리 실습
④ 동물 사육 실험
⑤ 사례 연구

72 조리 종사원들에게 효과적인 위생교육을 수행할 수 있는 방법을 모색하기 위해 소수의 영양사들이 모임을 조직할 때 가장 좋은 방법은?

① 좌담회
② 사례 연구
③ 배석식 토의
④ 두뇌 충격법
⑤ 연구집회(work shop)

73 개인 영양 상담 시 상담자가 내담자의 말과 행동을 부연해 주는 방법은?

① 요약
② 제시
③ 반영
④ 수용
⑤ 해석

70	① ② ③ ④ ⑤
71	① ② ③ ④ ⑤
72	① ② ③ ④ ⑤
73	① ② ③ ④ ⑤

74 국민건강영양조사에 대한 근거 법규는

① 지역보건법   ② 학교보건법

③ 보건의료법   ④ 식품위생법

⑤ 국민건강증진법

75 다음의 사업을 시행하는 국제기구는?

> • 보건 향상·재해 예방과 모자 보건 향상
> • 전염병 및 질병의 예방과 검역 관리 지원
> • 국제적인 보건 사업과 보건 문제의 협의, 규제와 권고안 제정

① UNICEF   ② CARE   ③ WHO

④ FAO   ⑤ ILO

76 고혈압의 판정 기준치는?

① 135/85mmHg   ② 140/90mmHg

③ 120/80mmHg   ④ 150/95mmHg

⑤ 160/100mmHg

77 MCT oil에 대한 설명으로 옳은 것은?

① 체내에 축적되는 특징이 있다.

② 지방 흡수를 억제한다.

③ 지방의 가수분해와 흡수가 잘 되지만 다량 섭취 시 설사를 유발한다.

④ 체내 이용이 높아 비만자가 사용하는 것이 좋다.

⑤ 중쇄지방산(탄소 수 16개 이상)을 함유한다.

74	① ② ③ ④ ⑤
75	① ② ③ ④ ⑤
76	① ② ③ ④ ⑤
77	① ② ③ ④ ⑤

78 저잔사식(low–residue diet)에 대한 설명으로 옳은 것은?

① 섬유소는 하루 10~15g으로 제한한다.

② 일반식은 특별한 영양소 조절이 필요하다.

③ 저섬유소식이라고도 한다.

④ 섬유소만 제한한다.

⑤ 급성기 게실염 환자에게 적용한다.

79 고열이 나며 설사를 하는 환자에게 가장 먼저 공급해야 하는 것은?

① 지방　　　　② 무기질　　　　③ 수분

④ 비타민　　　　⑤ 단백질

80 연하 곤란 환자에게 공급할 수 있는 음식의 형태는?

① 걸쭉한 형태의 음식

② 단맛과 신맛이 있는 음식

③ 묽은 액체 음식

④ 작은 조각의 바삭한 음식

⑤ 끈적끈적한 음식

81 식도 역류의 식사요법으로 옳은 것은?

① 역류 방지에 좋은 고지방 식품을 제공한다.

② 비타민 C 공급을 위해 과일 주스를 충분히 섭취하도록 한다.

③ 저지방 단백질 식품인 살코기, 탈지우유를 제공한다.

④ 통증 완화를 위해 취침 전 간식을 섭취한다.

⑤ 식욕 증진을 위해 강한 향신료를 사용한다.

78	①	②	③	④	⑤
79	①	②	③	④	⑤
80	①	②	③	④	⑤
81	①	②	③	④	⑤

82 저산성 만성 위염을 지닌 자의 식사요법은?

① 단백질 식품은 위산 분비를 감소시키므로 소량만 먹도록
   한다.
② 지방 식품은 위산 분비를 자극하므로 많이 먹도록 한다.
③ 섬유질이 많은 식품을 섭취하도록 한다.
④ 음식은 빨리 삼키도록 한다.
⑤ 멸치 국물, 우동, 국, 진한 고기국물 등을 섭취하도록 한다.

83 열대성 스프루의 식사요법으로 옳지 않은 것은?

① 영양소 흡수 장애가 동반된다.
② 지방은 중쇄 지방으로 공급한다.
③ 고지방식, 고단백식이 원칙이다.
④ 소장 점막의 융모가 위축되어 지방변이 생긴다.
⑤ 엽산, 비타민 B_{12}의 결핍으로 거대적아구성 빈혈이 생긴다.

84 지방간 생성 방지에 가장 좋은 영양소는?

① 철   ② 구리   ③ 수분
④ 포도당   ⑤ 레시틴

85 급성 췌장염 환자의 영양소 공급 순서로 알맞은 것은?

① 지방 → 탄수화물 → 단백질
② 단백질 → 지방 → 탄수화물
③ 탄수화물 → 단백질 → 지방
④ 단백질 → 탄수화물 → 지방
⑤ 탄수화물 → 지방 → 단백질

82	①	②	③	④	⑤
83	①	②	③	④	⑤
84	①	②	③	④	⑤
85	①	②	③	④	⑤

86 협심증으로 입원한 환자의 식사 관리로 옳은 것은?

① 심장의 부담을 덜기 위해 중심 정맥 영양을 한다.
② 식물성 및 동물성 지방을 충분히 공급한다.
③ 커피나 홍차 등은 증상 완화에 도움이 되므로 제공한다.
④ 생선이나 저지방 육류로 단백질을 보충한다.
⑤ 동물성 식품을 충분히 공급한다.

87 당뇨병 환자의 당질 섭취에 대한 설명으로 옳은 것은?

① 불포화지방산과 포화지방산의 비율은 1:1이 좋다.
② 섬유소의 공급량은 1일 45g 이하로 한다.
③ 당질을 과도하게 제한할 경우 산독증이 생길 수 있다.
④ 콜레스테롤 공급은 1일 450mg 이하로 한다.
⑤ 당뇨병 환자의 당질 섭취는 단순당으로 하는 것이 좋다.

88 다음 설명 중 옳지 않은 것은?

① 인슐린을 사용하지 않는 당뇨 환자가 아침에 혈당이 높다면, 당질의 배분은 아침 1/5, 점심 2/5, 저녁 2/5이다.
② 정상인이 식사 후 정상 혈당치로 돌아오는데 2시간이 걸린다.
③ 당뇨 환자의 혈당에 가장 영향을 미치는 당은 포도당이다.
④ 당뇨 환자에게 공급되어야 할 최소 당질은 100g이다.
⑤ 당질을 극도로 제한하면 갑상샘 기능 저하가 일어날 수 있다.

86	① ② ③ ④ ⑤
87	① ② ③ ④ ⑤
88	① ② ③ ④ ⑤

89 식전에 운동을 한 당뇨 환자가 불안해하고, 어지러움을 느끼고, 식은땀을 흘릴 때 혈당을 측정하니 45㎎/dL로 나왔다. 가장 먼저 해야 할 일은 무엇인가?

① 사탕, 꿀, 설탕물 등의 단순당을 공급한다.
② 혈당 유지를 위해 지속성 인슐린을 투여한다.
③ 수분과 전해질을 정맥 주사로 공급한다.
④ 부종 예방을 위해 나트륨 섭취를 제한한다.
⑤ 에너지 공급을 위해 소량의 알코올을 섭취한다.

90 심근경색 환자를 위한 식사요법으로 옳지 않은 것은?

① 커피와 알코올 섭취를 제한한다.
② 소금 섭취를 제한한다.
③ 식사는 소량씩 자주 하도록 한다.
④ 에너지 섭취량을 제한한다.
⑤ 식이섬유소의 섭취를 제한한다.

91 심장 혈관의 장애로 혈액이 충분히 운반되지 못해 부종, 호흡 곤란, 기침, 천식이 나타나는 질환은?

① 저혈압   ② 고혈압
③ 심근경색증   ④ 동맥경화증
⑤ 울혈성 심부전

92 급성 사구체 신염에서 제한하는 영양소는?

① 지방과 단백질   ② 당질과 수분
③ 염분과 단백질   ④ 당질과 무기질
⑤ 염분과 지방

89	① ② ③ ④ ⑤
90	① ② ③ ④ ⑤
91	① ② ③ ④ ⑤
92	① ② ③ ④ ⑤

93 암 환자의 구토 방지와 음식 섭취량을 증가시키는 방법으로 옳은 것은?

① 조미가 강한 음식과 고지방식을 제공한다.
② 조리는 환자가 기호에 맞도록 직접 한다.
③ 항구토제는 식전에 복용한다.
④ 기분에 상관없이 음식을 제공한다.
⑤ 음료는 식전에 충분히 마시게 한다.

94 다음은 어떤 질병의 식사요법인가?

> • 충분한 당질 섭취　　　　• 농축 열량 식품의 공급
> • 충분한 단백질 섭취　　　• 5,000~6,000cc의 수분 공급

① 네프로제　　　② 담석증　　　③ 위궤양
④ 감염 질환　　　⑤ 변비

95 화상 환자의 피부 회복을 위해 공급해야 하는 것은?

① 콜라겐　　　② 단백질　　　③ 무기질
④ 전해질　　　⑤ 비타민 C

96 수술 후 환자에게 단백질을 충분히 공급해주어야 한다. 그 이유로 적당하지 않은 것은?

① 감염 예방　　　　② 부종 방지
③ 장운동 촉진　　　④ 조직 재생
⑤ 출혈로 손실된 단백질 보충

93	① ② ③ ④ ⑤
94	① ② ③ ④ ⑤
95	① ② ③ ④ ⑤
96	① ② ③ ④ ⑤

97 만성 폐쇄성 폐질환에는 만성 기관지염과 폐기종이 있는데 호흡 곤란 증세가 특징이다. 식사요법의 설명으로 옳은 것은?

① 지방은 좋은 에너지원이므로 충분하게 공급한다.
② 영양 불량은 호흡 부전의 원인이 되므로 당질 등 충분한 식품을 섭취한다.
③ 수분을 충분히 섭취한다.
④ 소화 흡수가 쉬운 탄수화물 위주로 식단을 구성한다.
⑤ 경관급식 시 위로 관을 연결한다.

98 빈혈 발생에 관여하는 영양소에는 어떤 것들이 있는가?

① 엽산, 비타민 E, 비타민 D, 비타민 K, 아연
② 철, 단백질, 비타민 E, 구리, 염소
③ 단백질, 당질, 비타민 B_1, 비타민 B_2, 엽산
④ 엽산, 철, 단백질, 비타민 B_6, 비타민 C, 비타민 B_{12}
⑤ 엽산, 철, 구리, 마그네슘, 비타민 B_{12}

99 소혈구성 저색소성 빈혈에 어떤 식품을 권장하는 것이 좋은가?

① 감자, 고구마, 간, 강낭콩
② 쌀, 양파, 닭고기, 완두콩
③ 내장, 무, 오이, 쑥갓
④ 고구마, 들깻잎, 내장, 밤
⑤ 소고기, 간, 난황, 말린 과일

MEMO

97 ① ② ③ ④ ⑤
98 ① ② ③ ④ ⑤
99 ① ② ③ ④ ⑤

100 재생 불량성 빈혈의 식사로 적합한 것은?

① 고엽산, 고단백, 고비타민 B_{12}, 고비타민 C
② 고단백, 고철분, 고비타민 E, 고비타민 A
③ 고비타민 B_1, 고열량식, 고비타민 K, 고비타민 B_6
④ 고단백, 고비타민 A, 고비타민 B_1, 고비타민 B_{12}
⑤ 저단백, 고비타민 B_{12}, 고비타민 C, 고엽산

101 회장 절제로 인한 빈혈이 발생한 경우 식사요법으로 옳은 것은?

① 내인자 제공을 위해 제산제를 투여한다.
② 비타민 B_{12}를 정기적으로 주사한다.
③ 채소와 과일을 충분히 공급한다.
④ 비타민제를 경구 복용한다.
⑤ 우유를 많이 공급한다.

102 고열량, 저잔사식을 실시해야 하는 질병은?

① 간암　　　　　② 폐결핵
③ 장티푸스　　　④ 바이러스성 폐렴
⑤ 급성 류마티스성 관절염

103 관절염에 대한 설명으로 옳은 것은?

① 염증이 있는 관절을 많이 사용하도록 한다.
② 부종이 있으면 나트륨 제한식을 공급한다.
③ 주로 저체중, 저영양 노인에게 발생된다.
④ 양질의 단백질로 저단백식을 제공한다.
⑤ 빈혈의 경우 철분 보충제를 복용한다.

MEMO

100	① ② ③ ④ ⑤
101	① ② ③ ④ ⑤
102	① ② ③ ④ ⑤
103	① ② ③ ④ ⑤

104 골다공증에 대한 설명으로 옳은 것은?

① 골 흡수 및 골 형성 기능 모두가 저하되기 때문에 골 질량이 감소한다.
② 폐경 직후 모든 여성에게 골 질량 감소로 발생된다.
③ 수영은 골 형성 촉진에 효과적인 운동이다.
④ 비만 여성에게 골다공증이 많다.
⑤ 에스트로겐은 칼슘 흡수를 증가시키고 부갑상선 작용 억제로 골 용출을 감소시킨다.

MEMO

105 위의 소화 작용에 대한 설명으로 옳지 않은 것은?

① 위액 내의 뮤신은 펩신에 의한 위 점막의 자기 소화를 방지한다.
② 위액이 가장 많이 나오는 시기는 뇌상이다.
③ 위상 시기는 위내에 음식물이 들어온 후에도 계속 위액이 분비되는 상태이다.
④ 가스트린은 위장 내에서 분비된다.
⑤ 위상을 통해 위액 분비를 촉진하는 물질은 히스타민이다.

106 소화 과정 중 염산의 작용과 관련 없는 것은?

① 세균의 살균 및 번식을 방지한다.
② 프로레닌을 레닌으로 활성화한다.
③ 펩시노겐을 펩신으로 활성화한다.
④ 위내는 산성 환경, 십이지장은 약산성으로 유지한다.
⑤ 지방을 유화시킨다.

104	① ② ③ ④ ⑤
105	① ② ③ ④ ⑤
106	① ② ③ ④ ⑤

107 췌장에서 분비되는 호르몬에 대한 설명으로 옳은 것은?

① 크레아틴은 담낭 수축으로 담즙을 분비시킨다.
② 인슐린은 골격근, 심근, 지방 조직에서 포도당 사용을 촉진한다.
③ 인슐린은 간에서 지방산의 분해와 케톤체 생성을 촉진한다.
④ 글루카곤은 간에서 글리코겐 합성을 촉진한다.
⑤ α-세포에서 인슐린이 분비된다.

108 퓨린 함량이 매우 적어 통풍 환자에게 권장되는 단백질 식품은?

① 콩팥　　　② 소고기　　　③ 달걀
④ 청어　　　⑤ 조개

109 비만의 원인에 대한 설명으로 옳은 것은?

① 유전적으로 기초 대사율이 증가되기 때문이다.
② 갑상샘 기능 항진과 비만은 관련성이 높다.
③ 주로 섭취 열량이 소비 열량보다 많기 때문이다.
④ 내분비 장애와 비만은 무관하다.
⑤ 렙틴에 대한 감수성이 높기 때문이다.

110 당뇨병 환자의 당질대사에 대한 설명으로 옳은 것은?

① TCA 회로가 장애를 받아 에너지 생성이 상승된다.
② 포도당 내성이 증가한다.
③ 말초 조직에서의 포도당 이용이 증가한다.
④ 혈중 피루브산 및 젖산 증가와 당신생 작용이 증가한다.
⑤ 간에서 글리코겐의 합성과 저장이 증가한다.

107	①	②	③	④	⑤
108	①	②	③	④	⑤
109	①	②	③	④	⑤
110	①	②	③	④	⑤

111 당뇨병 환자의 단백질 대사에 대한 설명으로 옳은 것은?

① 근육 조직으로 아미노산 이동이 늘어 단백질 합성이 촉진된다.

② 체단백질 과잉 현상으로 병에 대한 저항력이 떨어진다.

③ 아미노산으로부터 포도당 신생이 감소된다.

④ 체단백질 분해가 감소한다.

⑤ 간에서는 요소 합성이 촉진되어 요중 질소 배설량이 증가한다.

112 심장에 대한 설명으로 옳지 않은 것은?

① 심장근은 평활근으로 되어있다.

② 심장박동을 1분 70회 정도로 조절하는 곳은 동방결절이다.

③ 불수의근이다.

④ 2심방 2심실 구조이다.

⑤ 심장근에서 흐르는 동맥은 관상동맥이다.

113 신장의 사구체에 대한 설명으로 옳지 않은 것은?

① 한 개의 사구체, 보먼주머니와 연속되는 세뇨관은 네프론이라 한다.

② 사구체 여과의 원동력은 심장의 펌프 작용이다.

③ 사구체 여과액은 하루에 16L로 요배설량의 약 10배이다.

④ 사구체는 혈장 성분을 여과한다.

⑤ 사구체 여과량은 1일 평균 약 160L이다.

111	①	②	③	④	⑤
112	①	②	③	④	⑤
113	①	②	③	④	⑤

114 헤마토크리트에 대한 설명으로 옳지 않은 것은?

① 헤마토크리트값이란 혈액량 100에 대한 적혈구 비율이다.

② 원심분리했을 때 상층액의 녹황색 액체가 혈장이다.

③ 혈액을 원심분리하면 무거운 고형성분이 밑으로 가라 앉아 두 층을 형성한다. 이때 적혈구가 차지하는 용적이 헤마토크리트이다.

④ 헤마토크리트의 정상량은 70%이다.

⑤ 혈액을 원심분리했을 때 성분으로 호산구, 림프구, 단핵 구, 헤모글로빈 등이 있다.

115 적혈구가 파괴될 때 생성되는 물질은?

① 칼륨　　　　② 담즙산　　　　③ 알부민

④ 빌리루빈　　⑤ 글로불린

116 혈액의 산과 염기 평형이 깨진 상태로 혈액 내 이산화탄소 농도가 높아졌을 때 생기는 현상은?

① 호흡성 과산증　　　② 호흡성 과알칼리증

③ 대사성 과산증　　　④ 대사성 과알칼리증

⑤ 생리학적 사강

117 교감신경계가 자극될 때 나타나는 현상은?

① 기도가 수축된다.

② 혈압이 상승한다.

③ 맥박이 느려진다.

④ 장액 분비가 촉진된다.

⑤ 소장 수축이 촉진된다.

114	① ② ③ ④ ⑤
115	① ② ③ ④ ⑤
116	① ② ③ ④ ⑤
117	① ② ③ ④ ⑤

118 시상하부에 있는 중추를 모두 고른 것은?

> 가. 호흡 중추   나. 구토 중추
> 다. 혈당 조절 중추   라. 체온과 삼투압 조절 중추

① 라
③ 다, 라
⑤ 가, 나, 다, 라
② 나, 라
④ 가, 나, 다

119 경관급식 환자의 설사 원인으로 옳은 것은?

① 느린 주입 속도
② 섬유소 섭취 부족
③ 실온의 영양액 공급
④ 영양액의 낮은 삼투 농도
⑤ 영양액의 높은 삼투 농도

120 펩신에 의해 소화·분해되지 않는 물질은?

① 글리코겐
③ 글로불린
⑤ 알부민
② 피브린
④ 헤모글로빈

MEMO

118	① ② ③ ④ ⑤
119	① ② ③ ④ ⑤
120	① ② ③ ④ ⑤

2교시 영양사 실전 모의고사

1 식품학 및 조리원리(40)

01 식품 계량에 대한 설명으로 옳은 것은?

① 마가린은 액체로 녹인 후 계량한다.
② 황설탕은 가볍게 흔들어 담아 계량한다.
③ 꿀과 같이 점성이 높은 것은 할편 계량컵을 사용한다.
④ 백설탕은 꾹꾹 눌러 담아 계량한다.
⑤ 밀가루는 눌러 담아 계량한다.

02 에피머 관계에 있는 당으로 옳은 것은?

① 갈락토스, 마노스
② 포도당, 갈락토스
③ 마노스, 과당
④ 포도당, 과당
⑤ 포도당, 자일로스

03 셀룰로스에 대한 설명으로 옳은 것은?

① 요오드 정색 반응에서 청남색을 띤다.
② 복합 다당류이다.
③ 장의 연동 운동을 촉진하며 변비를 예방한다.
④ 인체 내 효소에 의해 분해된다.
⑤ 동물의 저장 탄수화물이다.

01	①	②	③	④	⑤
02	①	②	③	④	⑤
03	①	②	③	④	⑤

04 글리코겐의 설명으로 옳은 것은?

① a-D-갈락토오스의 a-1.4 결합 및 a-1.6 결합의 중합체다.
② 아밀로펙틴보다 사슬길이가 짧고 가지 수도 적다.
③ 동물성 전분으로 구성다당류다.
④ 동물의 저장 탄수화물로 간과 근육에 많이 들어있다.
⑤ 요오드 정색 반응에서 청색을 나타낸다.

05 수분 활성도가 가장 낮은 식품은?

① 굴비   ② 호박   ③ 물
④ 사과   ⑤ 소고기

06 전분의 호정화에 대한 설명으로 옳은 것은?

① 호정화가 진행될수록 포도당의 중압도가 커진다.
② 호화전분보다 물에 녹기 어렵다.
③ 전분에 물을 넣고 가열했을 때 일어난다.
④ 호화전분보다 소화가 잘 되지 않는다.
⑤ 전분에 물을 넣지 않고 160℃ 이상 가열해서 텍스트린으로 분해되는 것을 의미한다.

07 유지의 불포화도와 관계있는 것은?

① 유지의 불포화도가 높을수록 유지의 비중은 감소한다.
② 유지의 불포화도가 높을수록 융점이 올라간다.
③ 유지의 불포화도가 높을수록 점도는 증가한다.
④ 라이헤르트-마이슬가로 표시한다.
⑤ 유지 내의 이중 결합 수와 관계있다.

04	① ② ③ ④ ⑤
05	① ② ③ ④ ⑤
06	① ② ③ ④ ⑤
07	① ② ③ ④ ⑤

08 인지질이 세포막의 주요 구성 성분이 될 수 있는 이유는?

① 글리세롤을 포함하고 있다.
② 인산에스터 결합을 하고 있다.
③ 다양한 지방산을 함유하고 있다.
④ 극성과 비극성 부분을 가지고 있다.
⑤ 이성질체가 존재한다.

09 항산화제에 대한 설명으로 옳은 것은?

① 과산화물의 생성 속도를 촉진한다.
② 과산화물의 분해를 억제한다.
③ 유리기의 형성을 돕는다.
④ 금속의 촉매 작용을 촉진한다.
⑤ 유도 기간을 연장시킨다.

10 유지 1g 중의 유리 지방산을 중화하는데 쓰이는 KOH의 ㎎ 수로 표시되는 값은?

① 요오드화가　　　　② 비누화가
③ 산가　　　　　　　④ 과산화물가
⑤ 아세틸가

11 변성 단백질의 특성으로 옳은 것은?

① 점도가 감소한다.
② 등전점은 변화 없다.
③ 화학 반응성이 감소한다.
④ 생물학적 활성을 상실한다.
⑤ 소화 효소 적용에 대한 감수성이 감소한다.

08	①	②	③	④	⑤
09	①	②	③	④	⑤
10	①	②	③	④	⑤
11	①	②	③	④	⑤

12 쌀의 단백질 구성 성분 중에서 가장 중요한 단백질은?

① 제인
② 오보뮤코이드
③ 프롤라민
④ 호르데닌
⑤ 오리제닌

13 대두 단백질에 부족하기 쉬운 아미노산은?

① 리신, 류신
② 발린, 이소류신
③ 알라닌, 트레오닌
④ 트립토판, 메티오닌
⑤ 히스티딘, 페닐알라닌

14 제한 아미노산에 대한 설명으로 알맞은 것은?

① 식품 내의 아미노산 중 함량이 많아 섭취 한계량을 결정하는 아미노산
② 식품 내의 아미노산 중 함량이 적어 전체 효율을 결정하는 아미노산
③ 필수 아미노산 외에 더 섭취해야 하는 아미노산
④ 인체 내에서 제한적으로 합성될 수 있는 아미노산
⑤ 인체에 유해하여 섭취를 제한해야 하는 아미노산

15 TMAO(트리메틸아민옥사이드)에 대한 설명으로 옳은 것은?

① 해수 연골어류보다 담수어에 많다.
② 어류의 근육과 내장에 많이 있다.
③ 떫은맛이 있는 물질이다.
④ 세균의 환원 작용에 의해 트리메틸아민이 된다.
⑤ 비린내의 주요 성분이다.

12	① ② ③ ④ ⑤
13	① ② ③ ④ ⑤
14	① ② ③ ④ ⑤
15	① ② ③ ④ ⑤

16 식물성 식품과 동물성 식품 모두에 포함된 색소는?

① 엽록소　　　　　　② 안토시아닌

③ 미오글로빈　　　　④ 헤모글로빈

⑤ 카로티노이드

17 클로로필을 갈변시키는 것은?

① 알칼리　　　② 산　　　③ 중조

④ 철　　　　　⑤ 구리

18 생강의 매운 맛 성분은?

① 캡사이신　　② 산쇼올　　③ 차비신

④ 쇼가올　　　⑤ 시니그린

19 밀가루의 품질 평가 기준이 되는 것은?

① 단백질　　　② 무기질　　③ 비타민

④ 지방　　　　⑤ 탄수화물

20 밀가루 반죽에서 글루텐 형성 억제 물질은?

① 소금　　　　② 난백　　　③ 설탕

④ 물　　　　　⑤ 우유

16	① ② ③ ④ ⑤
17	① ② ③ ④ ⑤
18	① ② ③ ④ ⑤
19	① ② ③ ④ ⑤
20	① ② ③ ④ ⑤

21 빵이 질기다면 어떤 재료를 적당량 이상 넣었기 때문인가?

① 버터   ② 소금   ③ 베이킹파우더

④ 달걀   ⑤ 설탕

22 닭을 가열 조리했을 때 닭 뼈가 짙은 갈색으로 변했다면 그 이유는?

① 어린 닭이었다.

② 냉동 닭이었다.

③ 병에 걸린 닭이었다.

④ 자가소화 과정 중의 닭이었다.

⑤ 나이 많은 닭으로 운동량이 많아서이다.

23 쇼트닝성이 가장 좋은 지방산은?

① 이중 결합이 한 개인 불포화지방산

② 이중 결합이 두 개인 불포화지방산

③ 이중 결합이 세 개인 불포화지방산

④ 저급 포화지방산

⑤ 고급 포화지방산

24 식물성 기름에는 거의 들어있지 않고 동물성 기름에 많이 들어있는 필수 지방산은?

① 올레산   ② 리놀레산

③ 리놀렌산   ④ 아라키돈산

⑤ 스테아르산

21	①	②	③	④	⑤
22	①	②	③	④	⑤
23	①	②	③	④	⑤
24	①	②	③	④	⑤

25 어패류가 수조육에 비해 쉽게 부패하는 이유는?

① 수분과 지방량이 적어 세균 발육이 쉽기 때문이다.
② 조직이 연해 자가소화 되는 속도가 빠르기 때문이다.
③ 자가소화가 적어 수조육에 비해 부패가 빠르다.
④ 세균이 부착될 기회가 적어서이다.
⑤ 결체 조직이 많기 때문이다.

26 달걀의 신선도가 낮아질 때의 현상은?

① 난황의 pH가 높아진다.
② 난황계수가 커진다.
③ 난황과 난백의 비중이 높아진다.
④ 농후 난백이 증가한다.
⑤ 껍데기가 거칠어진다.

27 달걀을 완숙했을 때 난황 표면의 녹변에 대한 설명으로 옳은 것은?

① 신선한 달걀일수록 녹변은 잘 일어난다.
② 달걀을 15분 이상 삶아야 녹변을 억제할 수 있다.
③ 난백의 황과 난황의 철이 결합한 황화제1철이다.
④ 달걀을 삶은 직후 따뜻한 물에 넣으면 녹변이 억제된다.
⑤ 난황의 철과 난백의 황이 결합한 황화수소이다.

28 달걀의 응고성에 대한 설명으로 옳지 않은 것은?

① 알부민과 글로불린의 불용화 현상이다.
② 산을 첨가하면 응고된다.
③ 난백은 난황보다 먼저 응고된다.
④ 낮은 온도에서 서서히 가열하면 응고가 잘 안 된다.
⑤ 달걀찜 조리 시 소금을 첨가하면 응고가 쉬워진다.

25	① ② ③ ④ ⑤
26	① ② ③ ④ ⑤
27	① ② ③ ④ ⑤
28	① ② ③ ④ ⑤

29 우유를 가열할 때 나는 익은 냄새의 원인은?

① 단백질의 가수분해
② 변성 단백질의 SH기
③ 유당의 산화
④ 비타민의 산화
⑤ 지방의 산패

30 카제인의 설명으로 옳은 것은?

① 우유 냄새의 주성분이다.
② 가열 시 피막을 형성한다.
③ 치즈의 주된 단백질이다.
④ 우유 중에 지방과 결합하여 존재한다.
⑤ 가열하면 응고된다.

31 된장의 발효 과정 중에 나타나는 변화로 옳지 않은 것은?

① 알코올 발효   ② 단백질 분해
③ 유기산 발효   ④ 당화 작용
⑤ 지질의 분해

32 잼에 대한 설명으로 옳은 것은?

① 3%의 산 필요
② 65%의 당 필요
③ 0.1%의 펙틴 필요
④ 과숙한 과일이 좋다.
⑤ 99~100℃가 되면 다 졸여진 것이다.

29	①	②	③	④	⑤
30	①	②	③	④	⑤
31	①	②	③	④	⑤
34	①	②	③	④	⑤

33 콩류 중에서 단백질과 지방의 함량이 높은 것은?

① 대두   ② 팥   ③ 녹두

④ 완두콩   ⑤ 동부

34 유지에 대한 설명으로 옳지 않은 것은?

① 융점이 낮은 기름은 입에서 쉽게 녹아 소화가 쉽다.

② 버터 보존 시 저급지방산이 분해되어 휘발성의 고소한 향이 난다.

③ 라드는 잘게 썬 돼지의 지방 조직을 정제하거나 녹여서 얻는다.

④ 기름의 올바른 보존법은 공기를 제거하기 위해 용기 가득 채워 밀봉하는 것이다.

⑤ 기름은 구성 지방산의 종류에 따라 융점이 다르다.

35 유지의 변향에 대한 설명으로 옳은 것은?

① 콩기름에서 가장 많이 일어난다.

② 변향이 일어나는 시기는 유지종류와 상관없다.

③ 산패가 일어난 후 생긴다.

④ 올레산 때문에 발생한다.

⑤ 변향 물질은 휘발성이 아니다.

36 튀김 기름을 가열할 때 나타나는 변화는?

① 기름을 단시간 사용해야 거품이 기름 전면에 퍼진다.

② 튀김 횟수가 많으면 기름의 점도가 낮아진다.

③ 튀김 기름을 여러 번 가열하면 기름이 갈변된다.

④ 튀김 기름의 사용 횟수가 많을수록 발연점이 높아진다.

⑤ 기름을 오래 사용할수록 중합체가 적게 형성된다.

33	①	②	③	④	⑤
34	①	②	③	④	⑤
35	①	②	③	④	⑤
36	①	②	③	④	⑤

37 식품을 삶는 방법으로 옳은 것은?

① 푸른 잎채소에 식초를 소량 넣고 삶으면 선명한 녹색이 유지된다.
② 가지는 백반이나 철분이 녹아있는 물에 삶으면 색이 변한다.
③ 연근은 중조를 소량 넣고 삶으면 하얗게 된다.
④ 완두콩은 황산구리를 약간 넣고 삶으면 푸른색이 안정된다.
⑤ 시금치는 저온으로 오래 삶으면 비타민 C의 손실이 적다.

38 시금치에 함유되어 칼슘 흡수를 방해하는 산은?

① 아세트산   ② 수산   ③ 피루브산
④ 호박산   ⑤ 구연산

39 다시마의 맛난 맛의 주성분은?

① GMP   ② XMP   ③ MSG
④ IMP   ⑤ AMP

40 멸균 방법과 이용 대상의 관계가 잘못 연결된 것은?

① 승홍수 - 고무
② 고압 증기 멸균 - 표준 한천 배지
③ 화염 멸균 - 금속기구, 백금이
④ 건열 멸균 - 페트리 접시, 초자 기구
⑤ 자외선 - 사면 배지

37	① ② ③ ④ ⑤
38	① ② ③ ④ ⑤
39	① ② ③ ④ ⑤
40	① ② ③ ④ ⑤

41 경영 조직의 유형 중 직계 참모 조직(라인과 스태프 조직)의 설명으로 옳은 것은?

① 통솔력이 강하고 빠른 의사결정과 전달이 가능하다.
② 과학적으로 문제 해결이 가능하다.
③ 조직의 규모가 커질수록 효율성을 떨어진다.
④ 경영관리자들의 독단적 처사로 피해가 커질 수 있다.
⑤ 기능적 전문가가 조직의 여러 분야에 존재한다.

42 제품별, 시장별, 지역별 단위를 중심으로 독립채산적 관리 단위로 분권화하고, 본부에서 관리하는 조직은?

① 매트릭스 조직
② 팀형 조직
③ 사업부제 조직
④ 위원회 조직
⑤ 프로젝트 조직

43 비공식 조직의 특징은?

① 근본적으로 경제적, 물질적 이익에 의해 운영된다.
② 합리적 사고에 의해 운영된다.
③ 능률의 원리에 의해 구성된다.
④ 귀속감, 만족감, 안정감을 준다.
⑤ 혼돈을 피하기 위해 비공식 조직의 의사소통은 차단해야 한다.

41	① ② ③ ④ ⑤
42	① ② ③ ④ ⑤
43	① ② ③ ④ ⑤

44 직영으로 운영하는 급식소의 단점은?

① 무리한 인건비 삭감으로 인한 잦은 이직
② 고객사의 관여
③ 급식 품질 통제의 어려움
④ 고객사의 관여
⑤ 서비스 결여와 인건비 상승

45 급식 관리자의 업무 내용으로 알맞은 것은?

① 신선한 식재료 구입과 조달 책임
② 식재료 취급 및 잔반처리 업무
③ 피급식자 배식 서비스
④ 식재료 낭비를 줄이는 방법 숙지
⑤ 기계 설비의 효과적 이용

46 발주 시 고려해야 할 사항은?

① 급식 예산
② 재고량
③ 조리 인원
④ 피급식자의 건강 상태
⑤ 기호도 조사

47 식단 작성 시 최우선으로 고려해야 할 사항은?

① 영양, 기호도, 시설 설비, 작업 관리
② 영양, 경제, 시설 설비, 연령
③ 연령, 성별, 건강 상태, 노동 강도
④ 연령, 성별, 노동 강도, 기호도
⑤ 연령, 성별, 건강 상태, 기호도

MEMO

44	① ② ③ ④ ⑤
45	① ② ③ ④ ⑤
46	① ② ③ ④ ⑤
47	① ② ③ ④ ⑤

48 식단 작성 시 식품 구성을 위해 가장 먼저 결정해야 하는 것은?

① 영양가 산출
② 부식의 양
③ 주식과 부식의 비용
④ 중성 지방의 양
⑤ 주식의 양

49 식품 검수 시 확인할 사항이 아닌 것은?

① 품목   ② 재고량   ③ 중량
④ 개수   ⑤ 신선도

50 식품 감별법 중 가장 중요한 것은?

① 문헌상의 지식
② 경험자의 의견
③ 식품 검사 기술
④ 이화학적 검사 방법
⑤ 식품 감별자의 풍부한 경험

51 식재료를 검수할 때 필요한 장표는?

① 발주서, 납품서
② 시방서, 납품 전표
③ 발주서, 구매 요구서
④ 구매 요구서, 급식 일지
⑤ 구매 청구서, 구매 요구서

48	① ② ③ ④ ⑤
49	① ② ③ ④ ⑤
50	① ② ③ ④ ⑤
51	① ② ③ ④ ⑤

52 창고의 효율적인 관리 방법이 아닌 것은?

① 선입 선출 원칙대로 관리한다.
② 안전 및 보안 유지로 손실을 방지한다.
③ 재고 회전율을 감소시킨다.
④ 적정 보관 기한 내에 소비한다.
⑤ 적정 재고량을 유지한다.

53 식품 저장 시 주의할 사항은?

① 실내 면적, 창문 높이, 창문 수
② 실내 환경, 바닥 넓이, 통풍
③ 온도, 습도, 면적
④ 온도, 습도, 통풍
⑤ 실내 면적, 조명, 습도

54 식품 보관 시 기입해야 하는 것은?

① 가격, 수량, 부피
② 상표, 가격, 수량
③ 상표, 중량, 부피
④ 품명, 수량, 출고 일자
⑤ 품명, 수량, 구입 일자

55 단체 급식에서 채소를 분산 조리하는 목적은?

① 채소의 관능적, 영양적 품질을 높이기 위해서이다.
② 신속하게 채소 요리를 만들기 위해서이다.
③ 음식의 색이나 질감이 조화되도록 조리한 음식을 섞어 제공하기 위해서이다.
④ 채소의 배식 시간을 늘리기 위해서이다.
⑤ 채소를 여러 번 나누어 소규모로 조리하기 위해서이다.

MEMO

52	① ② ③ ④ ⑤
53	① ② ③ ④ ⑤
54	① ② ③ ④ ⑤
55	① ② ③ ④ ⑤

56 급식소에서 음식의 품질을 통제하기 위한 목적으로 사용되는 것은?

① 대차대조표   ② 손익계산서
③ 식품 사용 일계표   ④ 식품 수불부
⑤ 표준 레시피

57 조리원의 작업 진행 절차와 방법을 시간 순으로 나열한 것은?

① 직무 기술서   ② 조직도
③ 작업 공정도   ④ 작업 일정표
⑤ 직무 명세서

58 단체 급식소의 식중독 예방을 위해 가장 중요한 처리 항목은?

① 급식 대상자에 대한 위생교육의 강화
② 잠재 위해식품에 대한 온도와 시간 관리의 철저
③ 낙후된 시설의 개선
④ 공신력 있는 공급업자 선정
⑤ 조리장의 청결 유지

59 교차 오염에 의해 식중독이 일어날 수 있는 경우는?

① 시금치나물을 오전에 만들고, 실온에 보관 후 석식 메뉴로 제공한 경우
② 양배추를 소독하지 않고 샐러드를 만든 경우
③ 돼지고기를 작업한 도마를 물로 헹구고 샐러드용 파프리카를 썬 경우
④ 닭찜을 충분히 익히지 않고 배식한 경우
⑤ 전처리용 고무장갑을 식기 세정 작업에 사용한 경우

56	①	②	③	④	⑤
57	①	②	③	④	⑤
58	①	②	③	④	⑤
59	①	②	③	④	⑤

60 주방 면적의 결정 요인은?

① 표준 레시피의 수
② 관리자 인원 수
③ 조리 기기의 수
④ 검식 인원 수
⑤ 조리 기기의 가격

MEMO

61 조리 기기의 선정 조건으로 알맞은 것은?

① 편리성   ② 일회성   ③ 경제성
④ 내수성   ⑤ 고객 선호도

62 감염병 예방을 위한 조리실의 계획 구조상 가장 중요한 것은?

① 상인과 조리원의 입구는 별도 설치한다.
② 실내 표면을 밝게 한다.
③ 구충, 구서에 대비한다.
④ 조리실의 환기장치를 철저히 한다.
⑤ 조리 관계자 전용 화장실을 설치한다.

63 손익분기점에 대한 설명으로 알맞은 것은?

① 손해액과 이익액이 일치되는 지점이다.
② 출고액과 판매액이 일치되는 지점이다.
③ 매출액과 총비용이 일치되는 지점이다.
④ 판매액과 생산액이 일치되는 지점이다.
⑤ 손익이 엇갈리는 지점으로 생산원가가 결정된다.

60	①	②	③	④	⑤
61	①	②	③	④	⑤
62	①	②	③	④	⑤
63	①	②	③	④	⑤

64 직무를 수행하기 위해 직무 담당자가 갖춰야 할 요건을 기록한 양식으로 인적 요건을 강조하여 선발의 기초 자료로 쓰이는 것은?

① 직무 배분표
② 직무 기술서
③ 직무 분석서
④ 직무 명세서
⑤ 직무 평가서

65 직무 기술서에 대한 설명으로 옳은 것은?

① 직무 담당자가 갖추어야 할 신체적 특성
② 직무 구성 요건 중 인적 요건 명시
③ 직무 담당자가 갖추어야 할 기술, 능력, 지식 등 명시
④ 임금 관리의 기초로 사용
⑤ 특정 직무에 관한 개괄적인 정보 제공

66 직원의 사기를 높이는 방법이 아닌 것은?

① 적재적소의 배치
② 공식적인 조직의 형성
③ 인정
④ 훌륭한 리더십
⑤ 원활한 의사소통

67 노동조합의 기능으로 알맞은 것은?

① 윤리적 기능, 공제적 기능
② 경제적 기능, 조정적 기능
③ 정치적 기능, 조정적 기능
④ 경제적 기능, 공제적 기능
⑤ 경제적 기능, 공제적 기능

MEMO

64	① ② ③ ④ ⑤
65	① ② ③ ④ ⑤
66	① ② ③ ④ ⑤
67	① ② ③ ④ ⑤

68 추가 비용을 부담하더라도 썩는 비닐, 분리수거용 백 등을 사용하는 것과 같이 환경보호의 개념을 부각하는 마케팅은?

① 관계 마케팅
② 연계 마케팅
③ DB 마케팅
④ 차별 마케팅
⑤ 그린 마케팅

69 목표 충족을 위해 아이디어 제품 개발, 서비스 개발, 가격 책정, 판매 촉진, 유통을 계획하고 실행하는 전 과정을 무엇이라 하는가?

① 마케팅　　　② 서비스　　　③ 생산
④ 경영　　　　⑤ 판매

70 우리나라에서 물엿이나 연근 등 식품 표백에 사용되어 문제가 됐던 물질은?

① 형광 표백제　　　② 둘신
③ 산소계 표백제　　④ 시클라메이트
⑤ 롱가리트

71 식물성 독소와 원인 물질의 연결이 잘못된 것은?

① 감자 - 솔라닌
② 청매 - 아미그달린
③ 고사리 - 무스카린
④ 독미나리 - 시큐톡신
⑤ 오색콩 - 파세오루나틴

68	①	②	③	④	⑤
69	①	②	③	④	⑤
70	①	②	③	④	⑤
71	①	②	③	④	⑤

72 폴리염화비페닐(PCB)의 특징으로 알맞은 것은?

① 조혈 기능 장애를 일으킨다.

② 음료수 캔 내부의 코팅제 성분이다.

③ 수용성 특성으로 체내로 잘 흡수된다.

④ 지용성 물질로 인체에 들어오면 지방 조직에 쌓인다.

⑤ 화학적으로 불안정한 물질이다.

73 염소가 포함된 유기물질의 소각 과정에서 발생되는 유해 물질은?

① 아플라톡신   ② 트리메틸아민

③ 니트로사민   ④ 비스페놀A

⑤ 다이옥신

74 베네루핀의 설명으로 옳지 않은 것은?

① 치사율은 10% 정도이다.

② 모시조개, 바지락에 포함되어 있다.

③ 내열성이며 알칼리에서 가열하면 파괴된다.

④ 보통 1~4월에 많이 발생한다.

⑤ 피하에 출혈 반점이 나타나고 황달, 구토 등이 일어난다.

75 살모넬라 식중독의 설명으로 옳지 않은 것은?

① 난류, 보균자, 쥐, 애완동물이 매개가 된다.

② 원인 식품은 어패류이다.

③ 인수 공통 감염병이다.

④ 열에 약해 음식 섭취 전 60℃에서 20분간 가열하면 사멸된다.

⑤ 급성 위장염 증상과 발열이 심하다.

72	①	②	③	④	⑤
73	①	②	③	④	⑤
74	①	②	③	④	⑤
75	①	②	③	④	⑤

76 물벼룩과 담수어를 중간 숙주로 소장에 기생하며 빈혈을 일으키는 것은?

① 회충
② 편충
③ 광절열두조충
④ 요코가와흡충
⑤ 아니사키스

77 감염된 고양이에 의해 감염되고 임신부가 감염될 시 유산이나 사산을 일으킬 수 있는 것은?

① 동양모양선충
② 유구조충
③ 간흡충
④ 톡소플라즈마
⑤ 주혈흡충

78 목축업자, 피혁업자 등의 피부 상처를 통해 감염되는 인수 공통 감염병은?

① 결핵
② 렙토스피라
③ 야토병
④ 브루셀라증
⑤ 탄저

79 다음 감염병 중 바이러스에 의한 것은?

① 폴리오
② 콜레라
③ 디프테리아
④ 장티푸스
⑤ 성홍열

80 사용이 금지된 감미료는 어느 것인가?

① 아스파탐
② 둘신
③ 사카린
④ D-솔비톨
⑤ 스테비아

76	①	②	③	④	⑤
77	①	②	③	④	⑤
78	①	②	③	④	⑤
79	①	②	③	④	⑤
80	①	②	③	④	⑤

81 다음은 독버섯의 어떤 유독 성분인가?

> • 광대버섯, 마귀버섯 등에 포함되어 있다.
> • 맹독성, 알칼로이드의 일종이다.
> • 치료제로는 아트로핀이 사용된다.
> • 발한, 타액 분비, 눈물 흘림 등의 증상이 있다.

① 베네루핀   ② 팔린
③ 무스카린   ④ 시큐톡신
⑤ 콜린

82 잔류성이 가장 크고, 지방 조직에 축적되어 만성 중독을 일으키는 농약은?

① 유기불소제   ② 유기수은제
③ 유기인제   ④ 유기염소제
⑤ 카바메이트제

83 자외선 살균법의 특징으로 옳지 않은 것은

① 조사 대상물의 품온이 상승하지 않는다.
② 자유라디칼을 생성하지 않는다.
③ 투과력이 약하다.
④ 조사취가 생긴다.
⑤ 잔류 효과가 없다.

84 알레르기 증세를 유발하는 물질은?

① 무스카린   ② 히스티딘
③ 인돌   ④ 알드린
⑤ 히스타민

81	①	②	③	④	⑤
82	①	②	③	④	⑤
83	①	②	③	④	⑤
84	①	②	③	④	⑤

85 식품위생법에서 정의하는 '식품위생'의 대상은?

① 조리원, 식품 조리 기구
② 식품 포장, 물수건
③ 식품첨가물, 물수건
④ 식품첨가물, 조리원
⑤ 식품 포장, 식품 조리 기구

MEMO

86 식품위생법에서 판매가 허용되는 식품은?

① 영업자가 아닌 사람이 제조한 식품
② 표시 기준에 맞지 않게 표시한 식품
③ 규격이 고시되지 않은 식품첨가물을 사용한 식품
④ 방사선 조사 처리한 식품
⑤ 기준과 규격에 맞지 않는 식품

87 식품 등을 의약품으로 인식할 우려가 있는 표시 또는 광고를 한 자의 처벌 규정은?

① 300만 원 이하의 벌금
② 500만 원 이하의 벌금
③ 1년 이하의 징역 또는 1천만 원 이하의 벌금
④ 3년 이하의 징역 또는 5천만 원 이하의 벌금
⑤ 10년 이하의 징역 또는 1억 원 이하의 벌금

88 식품안전관리 인증 기준 적용이 의무 사항이 아닌 것은?

① 빙과류   ② 배추김치
③ 레토르트 식품   ④ 두부
⑤ 냉동만두

85	①	②	③	④	⑤
86	①	②	③	④	⑤
87	①	②	③	④	⑤
88	①	②	③	④	⑤

89 영업자 및 그 종업원이 건강진단을 받아야 하는 시기로 맞는 것은?

① 받지 않아도 된다. ② 결산 공고 이후
③ 영업 개시 3개월 후 ④ 영업 개시 직후
⑤ 영업 시작 전

90 식품위생교육과 관련하여 그 내용이 옳은 것은?

① 식용 얼음 판매업자는 식품위생교육 대상자가 아니다.
② 영양사 면허를 가진 자가 식품 접객업을 하려면 미리 식품위생교육을 받아야 한다.
③ 부득이한 사정으로 미리 식품위생교육을 받지 못한 경우 영업 시작 후 받을 수 없다.
④ 기구 또는 용기, 포장 제조업을 하려는 자는 식품위생교육 대상자가 아니다.
⑤ 식품 접객업자는 식품위생교육을 받지 않아도 된다.

91 영양사 면허를 받을 수 있는 사람은?

① 정신질환자 ② 감염병 환자
③ B형 간염 환자 ④ 마약, 기타 약물 중독자
⑤ 면허 취소 후 6개월이 지난 자

92 어떤 영업소에 대한 출입 검사에서 A, B 2개의 위법 사항이 적발되었다. A는 영업정지 2월이고, B는 영업정지 3월이다. 이 경우 행정 처분 기준은?

① 영업소 폐쇄 ② 영업정지 2월
③ 영업정지 3월 ④ 영업정지 4월
⑤ 영업정지 5월

89	① ② ③ ④ ⑤
90	① ② ③ ④ ⑤
91	① ② ③ ④ ⑤
92	① ② ③ ④ ⑤

93 학교 급식 공급업자가 7년 이하의 징역 또는 1억 원 이하의 벌금에 처해지는 경우는?

① 농산물 표준 규격품 표시를 거짓으로 적은 식재료 사용
② 축산물 등급을 거짓으로 적은 식재료 사용
③ 지리적 표시를 거짓으로 적은 식재료 사용
④ 원산지 표시를 거짓으로 적은 농산물을 식재료로 사용
⑤ 수산물 품질인증 표시를 거짓으로 적은 식재료 사용

94 국민영양조사와 영양 관련 지도 업무를 담당하는 공무원을 두어야 하는 곳은?

① 보건복지부, 식품의약품안전처
② 보건복지부, 광역시 및 도
③ 특별시, 광역시 및 도
④ 식품의약품안전처, 광역시 및 도
⑤ 보건복지부, 특별시

95 국민영양관리 기본 계획은 몇 년마다 수립해야 하나?

① 1년　　　　② 2년　　　　③ 3년
④ 5년　　　　⑤ 10년

96 영양사는 면허증의 타인 대여 금지 조항을 몇 회 이상 위반할 때 면허가 취소되는가?

① 1회　　　　② 2회　　　　③ 3회
④ 4회　　　　⑤ 5회

97 다음 중 영양지도원이 될 수 있는 사람은?

가. 식품 제조 가공기사	나. 조리사
다. 영양사	라. 임상병리사

① 가, 나, 다, 라　　　　② 가, 나, 다
③ 가, 다　　　　　　　④ 나, 라
⑤ 다

93	①	②	③	④	⑤
94	①	②	③	④	⑤
95	①	②	③	④	⑤
96	①	②	③	④	⑤
97	①	②	③	④	⑤

98 영양사 국가시험의 내용으로 옳지 않은 것은?

① 전 과목 총점의 60% 이상, 매 과목 만점의 40% 이상 득점해야 한다.
② 영양사 국가시험 관리기관에서 주관하여 실시한다.
③ 매년 1회 이상 실시한다.
④ 시험은 필기시험과 실기시험으로 한다.
⑤ 미리 보건복지부장관의 승인을 얻어 시행한다.

99 급식 메뉴에서 원양어선에 의해 태평양에서 포획되어 국내 유통되는 고등어를 사용한 고등어무조림의 원산지 표시는?

① 고등어무조림(수입산)
② 고등어무조림(고등어: 원양산, 태평양산)
③ 고등어무조림(고등어: 수입산)
④ 고등어무조림(고등어: 태평양산)
⑤ 고등어무조림(고등어: 수입산, 태평양산)

100 김치류 중 고춧가루를 사용하는 품목에 대한 원산지 표시 대상으로 옳은 것은?

① 전성분에 대한 원산지 표시
② 고춧가루를 제외한 원료 중 배합 비율이 가장 높은 한 가지 원료
③ 고춧가루를 제외한 원료 중 배합 비율이 가장 높은 순서의 2순위까지의 원료와 고춧가루
④ 고춧가루를 포함한 원료 중 배합 비율이 가장 높은 한 가지 원료
⑤ 고춧가루를 포함한 원료 중 배합 비율이 가장 높은 순서의 2순위까지 원료와 고춧가루

MEMO

98	① ② ③ ④ ⑤
99	① ② ③ ④ ⑤
100	① ② ③ ④ ⑤

제4회

🍴 **영양사 실전 모의고사**

1교시

영양학 및 생화학 (60)
영양교육 및 식사요법 및 생리학 (60)

2교시

식품학 및 조리원리 (40)
급식, 위생 및 관계법규 (60)

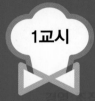
1 영양학 및 생화학(60)

01 식품의 열량가에 대한 설명으로 옳지 않은 것은?

① 식품에 수분이 많으면 열량가가 낮다.

② 식품에 섬유질이 적으면 열량가가 높다.

③ 영양소 중 산소 비율이 가장 낮은 지방이 열량을 많이 낸다.

④ 식품에 지방이 적고 수분이 많으면 열량가가 높다.

⑤ 영양소 중 탄소 비율이 높은 것이 열량을 많이 낸다.

02 다음은 불포화지방산의 설명이다. 옳은 것으로만 나열된 것은?

> 가. 비타민 E는 불포화지방산의 항산화제로 자가 보호 메커니즘을 가진다.
> 나. 뇌 조직의 구성 지방산은 모두 불포화지방산이다.
> 다. 수소화하면 융점이 높아지고 산패 억제와 저장성이 커진다.
> 라. ω−3계 고급 불포화지방산은 혈관 이완과 항혈전 작용이 있다.

① 가, 라   ② 가, 다

③ 가, 다, 라   ④ 가, 나, 다

⑤ 가, 나, 다, 라

03 혈압 조절, 혈액 응고 같은 체내 기능 조절을 하는 필수 지방산은?

① 바소프레신   ② 당질코르티코이드

③ 아라키돈산   ④ 에이코사노이드

⑤ 에르고스테롤

MEMO

01	① ② ③ ④ ⑤
02	① ② ③ ④ ⑤
03	① ② ③ ④ ⑤

04 단백질 부족으로 부종이 나타났을 때의 증상은?

① 소변량 감소　　　　　② 혈관의 탄력 저하
③ 혈장 알부민 감소　　　④ 혈장 글로불린 감소
⑤ 조혈 작용 저하

05 건강한 성인이 식사로 흡수한 철분의 흡수율로 가장 옳은 것은?

① 0.2~0.5%　　② 1~2%　　③ 5~10%
④ 10~20%　　⑤ 20~40%

06 당질 대사의 보조 효소이며 알리신과 결합하는 것은?

① 비오틴　　　② 레티놀　　　③ 레시틴
④ 코발아민　　⑤ 티아민

07 골다공증 환자에 대한 설명으로 옳지 않은 것은?

① 활동량이 많은 사람과 비만인의 경우 골다공증의 위험성이 큰 대상이다.
② 칼슘 섭취가 적고 단백질 섭취가 많은 성인에게 나타날 수 있다.
③ 소변 내 hydroxyproline의 양이 많다.
④ 칼슘을 보충하면서 에스트로겐을 투여하면 치료 효과가 있다.
⑤ 혈청 내 25-hydroxy-비타민 D의 농도는 정상 수준이다.

04	①	②	③	④	⑤
05	①	②	③	④	⑤
06	①	②	③	④	⑤
07	①	②	③	④	⑤

08 근로자의 영양에 대한 설명으로 옳지 않은 것은?

① 중노동을 하는 경우 기초 대사가 증가되며 땀을 많이 흘리면 칼슘의 손실이 크다.

② 피로 예방을 위해 과일과 채소를 충분히 섭취하도록 한다.

③ 격심한 노동에 종사하는 근로자의 경우에는 $38kcal/kg$의 에너지 권장 섭취량이 적용된다.

④ 고열 환경인 경우에는 소금을 충분히 섭취하도록 한다.

⑤ 야간작업이나 암실 작업자의 경우 비타민 D를 공급한다.

09 초유에 든 성분 중 신생아의 장염을 방지하는 것은?

① IgM   ② IgG   ③ IgE

④ IgD   ⑤ IgA

10 신경전달물질로만 짝지어진 것은?

가. 아드레날린	나. 세로토닌
다. 글루카곤	라. 안드로겐

① 가, 나, 다, 라   ② 가, 나, 다

③ 가, 다, 라   ④ 가, 나

⑤ 다, 라

11 효소에 대한 설명 중 옳지 않은 것은?

① 효소는 생체 내 반응을 촉매하고 화학 반응을 조절한다.

② 효소는 기질의 종류에 대한 특이성과 기질의 입체 구조에 대한 특이성을 갖는다.

③ 효소 중에는 단백질로만 이루어진 것이 있다.

④ 효소 중에는 단백질이 아닌 다른 물질이 결합된 것도 있다.

⑤ 한 개의 효소는 여러 개의 기질에 특이성을 갖는다.

08	①	②	③	④	⑤
09	①	②	③	④	⑤
10	①	②	③	④	⑤
11	①	②	③	④	⑤

12 마그네슘(Mg) 부족 시 나타나는 증상으로만 연결된 것은?

가. 허약	나. 근육통
다. 심장마비	라. 발작

① 가, 나, 다, 라 ② 가, 다, 라
③ 가, 나, 다 ④ 나, 라
⑤ 가, 다

13 필수아미노산에 대한 설명으로 옳지 않은 것은?

① 두류에는 함유황 아미노산이 부족하고 곡류에는 트레오닌, 리신이 부족하다.
② 회복기 환자와 발육기 아동에게 요구되는 필수아미노산은 아르기닌, 히스티딘이다.
③ 알라닌은 신경전달물질인 세로토닌의 전구체이다.
④ 리신과 트립토판은 옥수수에 특히 부족한 필수아미노산이다.
⑤ 제한 아미노산이란 사람의 몸속에서 합성할 수 없는 필수 아미노산의 표준 필요량에서 가장 부족해 영양가를 제한하는 아미노산을 의미한다.

14 당질의 섭취가 부족할 때 일어나는 현상이 아닌 것은?

① 지방 합성 감소
② 케톤체 합성 증가
③ 글리코겐 합성 감소
④ 근육 단백질의 분해 증가
⑤ 옥살아세트산의 합성 증가

12	① ② ③ ④ ⑤
13	① ② ③ ④ ⑤
14	① ② ③ ④ ⑤

15 글루코스–알라닌 회로에 대한 설명으로 옳은 것은?

① 젖산으로부터 포도당이 합성된다.
② 알라닌은 간에서 근육으로, 포도당은 근육에서 간으로의 순환이다.
③ 고지방식 섭취 시에 활발해진다.
④ 근육에서 간으로 암모니아를 수송하는 메커니즘이다.
⑤ 포도당의 과잉 섭취 시 일어난다.

16 TCA 회로에 대한 설명 중 옳지 않은 것은?

① 미토콘드리아에서 일어나는 호기적 반응이다.
② TCA 회로로 들어가는 모든 연료분자는 아세틸 CoA 형태이다.
③ 탄수화물, 단백질, 지방이 이 회로를 거쳐 산화된다.
④ TCA 회로의 시작 물질은 피루브산이다.
⑤ TCA 회로의 최초 생성물은 옥살로아세트산이다.

17 금속 단백질과 그 기능이 바르게 연결되지 않은 것은?

① 미오글로빈 – 산소 저장
② 페리틴 – 철 저장
③ 트랜스페린 – 철 운반
④ 셀룰로플라스민 – 구리 운반
⑤ 헤모글로빈 – 영양소의 운반

18 다음 중 아미노산 전이 효소의 보조 효소는?

① PALP   ② CoA   ③ TPP
④ NAD   ⑤ FMN

15	① ② ③ ④ ⑤
16	① ② ③ ④ ⑤
17	① ② ③ ④ ⑤
18	① ② ③ ④ ⑤

19 단백질의 질을 평가하는 방법으로 옳지 않은 것은?

① 생물가는 흡수된 질소에 대한 보유된 질소의 비율이다.
② 단백질 실이용률(NPU)은 단백가를 활용한 방법이다.
③ 생물학적 방법과 화학적 방법이 있다.
④ 단백가는 가장 간편한 방법으로 섭취한 단백질 1g에 대한 체중 증가량이다.
⑤ 단백가는 화학적 방법이다.

20 나트륨과 칼륨에 대한 설명으로 옳지 않은 것은?

① 나트륨의 흡수율은 체내 요구량에 관계 없이 매우 높다.
② 나트륨의 섭취량 자체와 점막 세포의 포도당 흡수와는 관계없다.
③ 나트륨의 작용에는 혈액의 산성 유지가 있다.
④ 나트륨은 혈장 삼투압을 유지하며 주로 세포 외액에 존재한다.
⑤ 칼륨은 세포 내액 삼투압을 유지하며 주로 세포 내액에 존재한다.

21 한 여성이 니아신 12mg과 트립토판 180mg을 섭취했다면 몇 mg의 니아신을 섭취한 것과 같은가?

① 13mg ② 14mg ③ 15mg
④ 16mg ⑤ 17mg

22 한국인의 영양소 섭취 기준상 나트륨의 목표 섭취량은?

① 1,500mg/일 ② 2,000mg/일
③ 2,500mg/일 ④ 3,000mg/일
⑤ 3,500mg/일

19	① ② ③ ④ ⑤
20	① ② ③ ④ ⑤
21	① ② ③ ④ ⑤
22	① ② ③ ④ ⑤

23 비타민의 설명 중 옳지 않은 것은?

① 비타민 B_1이 부족하면 말초신경장애를 일으킬 수 있다.
② 비타민 C는 엽산을 활성화한다.
③ 펠라그라는 옥수수를 주식으로 하는 곳에서 많이 발생한다.
④ 카로틴은 소장 벽에서 흡수되면서 비타민 C로 전환된다.
⑤ 어른이 비타민 D가 결핍되면 골연화증이 발생한다.

24 부신 호르몬 생성에 필요하고 고온 환경 작업 시 요구량이 증가하는 비타민은?

① 비타민 A
② 비타민 D
③ 비타민 E
④ 비타민 C
⑤ 비타민 B_1

25 체내에서 단일 탄소 전달 작용에 관여하는 조효소와 관련된 물질은?

① 자일리톨
② 엽산
③ 피리독신
④ 판토텐산
⑤ 리보플라빈

26 무기질에 대한 설명으로 옳지 않은 것은?

① K은 혈액순환을 촉진한다.
② 비타민 B_{12}, Fe, Cu, 엽산 등은 조혈작용과 관계가 있다.
③ 미량 원소는 체내에서 흡수·대사 시 서로 경쟁한다.
④ F는 충치의 원인이 되는 박테리아의 성장을 방해한다.
⑤ Cl는 염산의 일부로 소화에 중요하다.

23	①	②	③	④	⑤
24	①	②	③	④	⑤
25	①	②	③	④	⑤
26	①	②	③	④	⑤

27 입덧 시 식사 관리로 적당하지 않은 것은?

① 공복 시에 입덧이 심하므로 간식을 먹도록 한다.
② 따뜻하고 기름진 음식을 섭취하는 것이 도움이 된다.
③ 대게 신맛을 선호하므로 신 과일과 입맛에 맞는 음식을 먹는다.
④ 시원하고 담백한 음식을 섭취하게 한다.
⑤ 변비 예방을 위해 채소와 과일을 충분히 섭취한다.

28 임산부의 알코올 중독이 태아에게 미치는 영향을 바르게 나열한 것은?

> 가. 자연 유산, 저체중
> 나. 학습장애, 안면 기형
> 다. 발달부진, 정신지체
> 라. 중추신경 이상, 정신박약

① 나, 다, 라   ② 가, 나, 다, 라
③ 가, 나, 다   ④ 가, 다, 라
⑤ 가, 나

29 태반의 주요 기능이 아닌 것은?

① 호르몬을 합성, 분비한다.
② 영양소 이외의 알코올, 약물 등은 태아로 이동하지 않는다.
③ 태아의 배설물을 모체로 이동시킨다.
④ 태아의 간, 폐, 신장의 역할을 한다.
⑤ 모체와 태아 사이에는 융모막 상피가 있어서 물질 교환의 중요한 역할을 한다.

27	① ② ③ ④ ⑤
28	① ② ③ ④ ⑤
29	① ② ③ ④ ⑤

30 임신 시의 에너지원 이용에 대한 설명으로 옳게 연결된 것은?

> 가. 임신 말기에 글리코겐과 지방 합성이 촉진된다.
> 나. 임신 말기 모체 내 포도당은 태아가 우선 사용한다.
> 다. 임신 말기 모체 내 인슐린 민감성이 증가한다.
> 라. 임신 말기 모체는 지방을 에너지원으로 사용한다.

① 나, 라
② 가, 라
③ 가, 나, 다
④ 나, 다, 라
⑤ 가, 나, 다, 라

31 유아 충치에 대한 설명으로 틀린 것은?

① 우유나 지방류는 치아 표면에 유성막을 형성해 치아를 보호한다.
② 취침 전 감미 섭취는 특히 충치 유발성을 높인다.
③ 단백질 식품, 우유, 치즈, 신선한 과일, 채소를 권장하며 타액 유출을 자극하여 충치 발생을 낮춘다.
④ 전분 식품은 단맛이 없어 충치가 생기지 않는다.
⑤ 감미 식품은 세균 증식을 도우므로 엄격히 제한하고 잦은 간식은 충치 발생을 높이므로 피한다.

32 이유가 매우 지연될 때 나타날 수 있는 문제점으로 옳지 않은 것은?

① 식욕에 기복이 생기고 이식증이 나타날 수도 있다.
② 체내 철분 고갈로 빈혈이 나타나기도 한다.
③ 병에 대한 저항력이 낮아지고 소화 기능이 저하된다.
④ 영양 공급 부족으로 성장이 저해되고 체중 증가도 느리다.
⑤ 영아는 점차 신경증이 생긴다.

30	① ② ③ ④ ⑤
31	① ② ③ ④ ⑤
32	① ② ③ ④ ⑤

33 사춘기 이전 근육 성장에 주로 영향을 주는 호르몬을 모두 고른 것은?

가. 에스트로겐	나. 테스토스테론
다. 성장 호르몬	라. 갑상샘 호르몬

① 다, 라 　　　　　　② 나, 라
③ 다 　　　　　　　　④ 가, 나, 다
⑤ 가, 나, 다, 라

34 사춘기에 대한 설명으로 옳지 않은 것은?

① 비타민 C는 결합 조직을 튼튼하게 하여 성장을 위해 필요하다.
② 성적 성숙과 관련된 변화를 일으키는 기전에 뇌의 시상하부가 관여한다.
③ 동일한 동작에 대해서도 성인에 비해 체중 $1kg$당 소비 열량이 크다.
④ 빈혈 증상이 없어도 충분히 철분을 섭취한다.
⑤ 2차 성징이 나타나는 순서는 정해져 있지 않고, 순서가 바뀔 수도 있다.

35 골다공증의 치료와 예방을 위한 영양소는?

가. 비타민 D	나. 인
다. 비타민 A	라. 칼슘

① 가, 나, 다, 라 　　　② 라
③ 다, 라 　　　　　　④ 가, 라
⑤ 가, 나, 다

33	① ② ③ ④ ⑤
34	① ② ③ ④ ⑤
35	① ② ③ ④ ⑤

36 철분 결핍성 빈혈에 대한 설명으로 옳지 않은 것은?

① 철 결핍 마지막 단계에서 혈청 페리틴 농도가 감소한다.

② 가장 좋은 철분 급원 식품은 헴철을 함유하는 육류, 어패류, 가금류이다.

③ 헤모글로빈 양과 적혈구 크기가 감소한다.

④ 감귤류의 시트르산은 철의 흡수를 촉진한다.

⑤ 성장기 아동에서는 신체성장 장애, 학습 능력 저하가 나타난다.

37 신장 기능이 저하된 환자의 경우 혈액 중 농도가 증가하여 심장 마비를 초래할 수 있는 무기질은?

① 인   ② 나트륨   ③ 칼슘

④ 황   ⑤ 칼륨

38 임산부가 다량 섭취함으로 인해 사산, 기형, 영구적 학습장애 등을 초래할 수 있는 비타민은?

① 비타민 B_6 ② 비타민 B_2

③ 비타민 B_1 ④ 비타민 C

⑤ 비타민 A

39 유아의 에너지 필요량을 결정하는 요인으로 바르게 묶인 것은?

가. 연령	나. 성별
다. 신체 크기	라. 발육 상태

① 라   ② 가, 나

③ 다, 라   ④ 가, 나, 다

⑤ 가, 나, 다, 라

36	①	②	③	④	⑤
37	①	②	③	④	⑤
38	①	②	③	④	⑤
39	①	②	③	④	⑤

40 청소년기에 철분 필요량이 증가하는 이유가 아닌 것은?

① 근육 성장
② 미오글로빈 증가
③ 혈액량 증가
④ 골격 성장
⑤ 여학생의 경우 월경 시작

41 성인의 잘못된 식습관으로 인해 생길 수 있는 질병들이다. 옳은 것끼리 모은 것은?

> 가. 심장병: 포화지방 섭취 증가
> 나. 고혈압: 소금 섭취 증가
> 다. 직장암: 열량 섭취 감소
> 라. 대장암: 식이섬유소 섭취 감소

① 가, 나, 다, 라　　　　② 가, 나
③ 다, 라　　　　　　　④ 가, 나, 라
⑤ 가, 나, 다

42 장시간 운동 후 섭취해야 하는 영양소는?

① 비타민　　② 단백질　　③ 당질
④ 무기질　　⑤ 지질

43 담낭 질환 시 소화 흡수가 잘 안 되는 영양소는?

> 가. 탄수화물　　　　나. 단백질
> 다. 지방　　　　　　라. 나트륨

① 가, 나, 다, 라　　　② 가, 나, 다
③ 라　　　　　　　　④ 나, 다
⑤ 가, 나

40	①	②	③	④	⑤
41	①	②	③	④	⑤
42	①	②	③	④	⑤
43	①	②	③	④	⑤

44 운동의 효과에 대한 설명으로 옳지 않은 것은?

① 최대 산소 흡입력이 클수록 운동 능력이 향상된다.
② 운동 시간이 길어짐에 따라 호흡계수는 일반적으로 감소한다.
③ 유산소 운동 시 초기에는 당질이 많이 이용되고 시간이 길어지면 지방이 이용된다.
④ 운동 시간이 길어지면 호기적 대사보다 혐기적 대사에서 얻는 에너지가 많아진다.
⑤ 무산소 운동 시 근세포가 이용하는 주 에너지원은 포도당이다.

45 노인의 영양에 대한 설명 중 옳지 않은 것은?

① 노화와 관계있는 호르몬으로는 갑상샘, 부신피질, 뇌하수체, 성선 호르몬 등이 있다.
② 노년기에 체표면적당 기초대사가 저하되는 주된 원인은 대사 조직량의 감소이다.
③ 노인 영양 시 고려할 점은 식욕감퇴, 체조직 감소, 체중 증가를 위한 에너지 공급 등이 있다.
④ 노인의 경우 햇빛에 노출되는 시간이 짧아 비타민 D의 권장량을 늘린다.
⑤ 노화 지연에 관련된 요인으로는 식사의 규칙성, 적절한 수면, 적절한 체중의 유지, 규칙적 운동 등이 있다.

46 노령화에 따른 기능장애에 대한 설명 중 옳지 않은 것은?

① 용혈성 증가
② 동맥 내강의 직경 감소
③ 혈관 내 칼슘 침착
④ 인슐린 분비 능력 감소
⑤ 혈장 단백질량의 감소

44	① ② ③ ④ ⑤
45	① ② ③ ④ ⑤
46	① ② ③ ④ ⑤

47 소화에서 성인에 비해 유아가 더욱 발달된 것은?

① 위 – 펩신
② 구강 – 프티알린
③ 췌장 – 리파아제
④ 췌장 – 아밀라아제
⑤ 락타아제의 활성

48 사람의 단백질 분해 대사에서 질소의 최종 배설 형태는?

① 요소 　　　　　② 암모니아
③ 크레아틴 　　　④ 요산
⑤ 인산크레아틴

49 단백질 합성 시 주형 역할을 하며 폴리펩티드 내의 아미노산 배열 순서를 결정하는 것은?

① tRNA 　　　　② mRNA
③ DNA 　　　　④ rRNA
⑤ 이중가닥 RNA

50 다음은 단백질의 합성 과정이다. ( ) 안에 알맞은 말을 순서대로 나열한 것은?

DNA ⟶ RNA ⟶ protein
(　　) (　　)

① 복제, 전사 　　② 복제, 면역
③ 전사, 번역 　　④ 전사, 복제
⑤ 번역, 복제

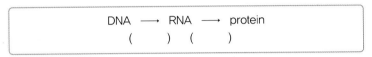

51 성인에게는 결핍되는 일이 거의 없으나, 신생아나 미숙아가 결핍될 경우 용혈성 빈혈을 일으킬 수 있는 비타민은?

① 니아신 ② α-토코페롤 ③ 티아민
④ β-카로틴 ⑤ 비타민 C

52 과당에 대한 설명 중 옳지 않은 것은?

① 과잉 섭취 시 간세포의 ATP량을 감소시켜 단백질 합성이 원활하지 않을 수 있다.
② 설탕 형태로 과당 섭취가 많으면 간에서 지방 합성이 촉진된다.
③ 간세포 안으로 이동할 때 인슐린의 도움이 필요하다.
④ 과일, 설탕, 물 등의 구성 성분이다.
⑤ 과잉 섭취 시 젖산 생성을 촉진하여 요산의 배설을 어렵게 한다.

53 갈락토오스 1개와 포도당, 과당으로 이루어진 것은?

① 마노스 ② 람노스 ③ 스타키오스
④ 라피노스 ⑤ 헤미셀룰로오스

54 생명체의 성장과 유지에 필요한 필수아미노산을 충분히 함유하고 있는 단백질은?

① 불완전 단백질 ② 부분적 불완전 단백질
③ 완전 단백질 ④ 단순 단백질
⑤ 복합 단백질

55 기아 시 간에서 포도당을 생성하기 위해 사용되는 젖산은 주로 어느 조직에서 공급되는가?

① 간 조직 ② 지방 조직 ③ 결합 조직
④ 근육 조직 ⑤ 상피 조직

51	① ② ③ ④ ⑤
52	① ② ③ ④ ⑤
53	① ② ③ ④ ⑤
54	① ② ③ ④ ⑤
55	① ② ③ ④ ⑤

56 저개발 국가의 어린이가 머리카락이 탈색되고 기운이 없으며, 지방간과 부종이 있을 때 옳은 치료 방법은?

① 요오드 섭취량을 늘린다.

② 고지방, 저단백식을 제공한다.

③ 콜레스테롤을 제한한다.

④ 고탄수화물식을 제공한다.

⑤ 탈지분유와 고단백질을 섭취시킨다.

57 칼슘 흡수를 촉진하는 비타민의 전구체로 옳은 것은?

① 담즙　　　　② 카로틴　　　　③ 리보플라빈

④ 트레오닌　　⑤ 콜레스테롤

58 다음 중 지방산 생합성 과정에 필요한 물질은?

① NADH　　　　　② DNA

③ RNA　　　　　　④ Acyl Carrier Protein(ACP)

⑤ Hexokinase

59 펠라그라의 4대 증상이 아닌 것은?

① 치아 손상　　② 우울증　　　③ 피부병

④ 설사　　　　　⑤ 사망

60 비타민 E에 대한 설명으로 옳지 않은 것은?

① 견과류, 식물성 기름, 종자류는 비타민 E의 급원 식품이다.

② 근육 질병 예방과 노화 지연의 효과가 있다.

③ 여러 동족체가 있고 비교적 열에 강하다.

④ 비타민 E의 필요량은 포화지방산 섭취량과 관계가 있다.

⑤ 지용성으로 조직의 세포막을 보호하는 항산화제 역할을 한다.

56	① ② ③ ④ ⑤
57	① ② ③ ④ ⑤
58	① ② ③ ④ ⑤
59	① ② ③ ④ ⑤
60	① ② ③ ④ ⑤

61 영양교육의 목표 수립 과정에서 주의가 필요한 것을 모두 고른 것은

> 가. 장기적인 목표를 세운다.
> 나. 실천 가능한 목표를 세운다.
> 다. 행동 변화 목표에 중점을 둔다.
> 라. 교육 대상자를 참여시킨다.

① 가, 나   ② 나, 다
③ 다, 라   ④ 나, 다, 라
⑤ 가, 나, 다, 라

62 현대사회에서 영양교육의 필요성이 강조되는 배경과 관련이 적은 것은?

① 가치관의 변화로 인한 영양 결핍의 증가
② 노령 인구의 증가, 1인 가구의 증가 및 식생활의 개인화 등 인구, 사회적인 변화
③ 가공 식품, 인스턴트 식품, 건강보조 식품 등 식품 산업의 발달
④ 식품의 생산과 수입, 음식물 쓰레기 감소 등의 국가 정책적 변화
⑤ 식품이나 영양과 관련된 질병의 증가 등 사망 원인과 질병 구조의 변화

63 식빵 1쪽, 우유 1컵, 치즈 1.5장의 열량은?

① 320   ② 325   ③ 420
④ 425   ⑤ 520

61	① ② ③ ④ ⑤
62	① ② ③ ④ ⑤
63	① ② ③ ④ ⑤

64 우리나라 국민건강증진법에 기초한 영양교육의 방향은?

가. 영양 지식의 증대	나. 질병의 예방
다. 질병의 치료	라. 질병 발생 이전에 건강 증진

① 라
② 나, 다
③ 나, 라
④ 가, 나, 다
⑤ 가, 나, 다, 라

65 한국인 영양 섭취 기준에 대한 설명으로 옳지 않은 것은?

① 환자의 영양 결핍 판정 기준으로 이용된다.
② 인간의 건강을 최적의 상태로 유지하는 것을 목표로 제정되었다.
③ 권장 섭취량은 평균 필요량에 표준편차의 2배를 더하여 정하였다.
④ 충분 섭취량은 영양소 필요량에 대한 정확한 자료가 부족하거나 권장 섭취량을 산출할 수 없을 때 제시된 양이다.
⑤ 평균 필요량은 대상 집단을 구성하는 건강한 사람들의 절반에 해당하는 사람들의 1일 필요량을 충족시키는 값이다.

66 '원격 건강 모니터링 시스템 구축 사업'을 통해 의료 취약 계층과 만성질환자 등을 대상으로 하는 원격 진료와 방문 간호, 재택 건강관리 등의 보건의료 서비스는 무엇인가?

① 더블 영양 사업
② U-health
③ 영양 강화 사업
④ 영양 플러스 사업
⑤ 보강 영양 사업

64	①	②	③	④	⑤
65	①	②	③	④	⑤
66	①	②	③	④	⑤

67 가정방문 지도에 대한 설명으로 옳지 <u>않은</u> 것은?

① 영양 문제가 있는 본인을 교육해야 한다.
② 교육자의 시간, 경비, 노력이 많이 요구되므로 지역사회의 모든 가정을 방문할 수는 없다.
③ 특별한 영양 문제를 가지고 있는 가정을 대상으로 지도하는 호별 지도이다.
④ 영양교육자가 교육 대상자의 가정을 방문해 개별적인 영양 상담을 한다.
⑤ 교육 대상자의 생활환경을 직접 보고 파악할 수 있어서 개인의 특성에 따른 상담이 이루어진다.

MEMO

68 영양 판정법 중 직접 조사에 해당하는 것으로 옳은 것은?

가. 신체 계측법	나. 식생태 조사
다. 임상 증상 조사	라. 생화학적 검사

① 라
② 나, 라
③ 가, 나, 다
④ 가, 다, 라
⑤ 가, 나, 다, 라

69 영양교육 사업 분야로 알맞지 <u>않은</u> 것은?

① 사회적 소외집단을 위한 영양교육
② 생애주기별 영양교육
③ 질병과 관련된 영양교육
④ 일반 대중을 위한 흥미로운 교육 매체의 개발
⑤ 식품의 생산자는 배재된 소비자와 관련한 영양교육

67	① ② ③ ④ ⑤
68	① ② ③ ④ ⑤
69	① ② ③ ④ ⑤

70 토의에 익숙하지 않은 참가자가 많을 때 제한된 시간 내에 전체 의견을 수렴하는 토의 방법은?

① 강연식 토의법　　　　② 두뇌 충격법
③ 공론식 토의법　　　　④ 분단식 토의법
⑤ 6·6식 토의법

71 영양 상담에 대한 질문 중 개방형 질문을 모두 고른 것은?

> 가. 오늘 아침식사는 무엇으로 했는지 말해줄래요?
> 나. 건강 보조 식품을 드신 적이 있나요?
> 다. 좋아하는 간식은 어떤 종류인지 말해줄래요?
> 라. 환절기 때 감기는 자주 걸리나요?

① 가, 나　　　　　　　② 가, 다
③ 가, 나, 다　　　　　④ 가, 다, 라
⑤ 가, 나, 다, 라

72 영양교육의 효과를 판정할 수 없는 대중매체는?

① 라디오　　　② 벽보　　　③ 토의
④ 유인물　　　⑤ 소책자

73 보건소에서 실시하는 영양교육의 주된 내용으로 옳은 것은?

> 가. 노인의 생리적 변화 및 노화 예방 방법
> 나. 영양에 대한 지식, 기술, 태도의 함양
> 다. 만성 퇴행성 질환의 예방 방법 및 식사요법
> 라. 입원 환자에게 요구되는 영양소 필요량

① 가, 나, 다, 라　　　　② 가, 나, 다
③ 가, 다　　　　　　　④ 나, 라
⑤ 라

70	① ② ③ ④ ⑤
71	① ② ③ ④ ⑤
72	① ② ③ ④ ⑤
73	① ② ③ ④ ⑤

74 유아에게 김치를 먹지 않는 식습관이 생겼다면 가장 큰 영향을 준 요인은?

① 대중매체, 광고
② 영양교육, 지식 수준
③ 지역의 시장 구조
④ 부모의 식습관
⑤ 가정의 경제 수준

MEMO

75 노인의 영양교육을 위해 식사 조사를 하려고 한다. 가장 좋은 조사 방법은?

① 실측법
② 식사력 조사법
③ 회상법
④ 식사일지법
⑤ 식품 섭취 빈도 조사법

76 연식에 대한 설명으로 옳지 않은 것은?

① 연식 환자에게 가장 좋은 식품은 생선구이이다.
② 연식 환자에게 생것으로 줄 수 있는 것은 잘 익은 바나나이고, 참외, 배, 사과, 살구 등은 껍질과 씨를 빼고 통조림으로 한 경우 제공할 수 있다.
③ 사용할 수 있는 식품은 흰죽, 곱게 다진 소고기, 흰 살 생선, 반숙한 달걀, 식혜 등이 있다.
④ 강한 향신료의 사용을 제한하고 튀긴 요리, 돼지고기, 훈제한 육가공품 등을 피한다.
⑤ 연식은 죽과 같이 조직이 부드럽고 연하며 소화가 잘되는 식사를 말한다. 말린 생선, 오이, 보리, 물미역 등은 조직이 단단하거나 섬유질이 많아 연식으로 적당하지 않다.

74	①	②	③	④	⑤
75	①	②	③	④	⑤
76	①	②	③	④	⑤

77 경관급식(tube feeding)이 사용되는 경우는?

① 심한 화상이나 수술 후 연동 기능을 되찾지 못한 환자
② 장 폐색 및 식도 협착이 있는 환자
③ 장 천공이 된 환자
④ 삼투압에 의한 설사가 있는 환자
⑤ 심한 혼수상태 및 구강과 인두에 심한 부상이 있는 환자

78 단식 초기에 나타나는 급격한 체중 감소의 주된 원인은?

① 나트륨 손실
② 체단백질 손실
③ 회분 손실
④ 체수분 손실
⑤ 체지방 손실

79 전유동식(full liquid diet)에 대한 설명으로 옳지 않은 것은?

① 사과주스, 우유, 젤리수프, 연한 된장국물, 미음, 바닐라 아이스크림 등이 있다.
② 급성 감염, 고열 환자, 화상 환자, 수술 후 음식을 삼키기 어려운 환자에게 수분을 공급하는 것이 주된 목적으로 미음식을 기본으로 한다.
③ 영양 부족이 되지 않도록 단백질 및 지방을 충분히 공급한다.
④ 상온이나 체온에서 액체로 제공되는 음식을 말한다.
⑤ 모든 영양소 특히 소화성이 좋은 단백질, 철분, 비타민 B 복합체가 충분해야 한다.

77 ① ② ③ ④ ⑤
78 ① ② ③ ④ ⑤
79 ① ② ③ ④ ⑤

80 수술 후 장내 가스가 나오면 공급할 수 있는 맑은 유동식은?

① 아이스크림　　② 저지방 우유
③ 맑은 사과주스　　④ 두유
⑤ 미음

81 글루텐 과민성 질환 환자의 식단으로 옳은 것은?

① 흰쌀밥, 시금치나물, 생선조림
② 크림수프, 피자, 보리차
③ 옥수수 스프, 쿠키, 푸딩
④ 햄버거, 비스킷, 보리 미숫가루
⑤ 전유어, 국수, 마카로니

82 위–식도 역류 질환 환자의 식사요법으로 옳은 것은?

① 음식을 섭취 후 바로 눕는 것이 좋다.
② 취침 전에 음식을 섭취한다.
③ 콜라, 레드 와인 같은 산도가 있는 음료는 제한한다.
④ 고지방 음식은 증상 완화에 좋다.
⑤ 식욕이 없으므로 자극적인 향신료가 든 음식을 공급한다.

83 회복기 간염 환자의 식사요법 원칙으로 가장 옳은 것은?

① 고열량, 고단백, 중등지방
② 저열량, 고당질, 저지방
③ 고열량, 저당질, 저지방
④ 저열량, 저단백, 고지방
⑤ 고열량, 저단백, 중등지방

MEMO

80	① ② ③ ④ ⑤
81	① ② ③ ④ ⑤
82	① ② ③ ④ ⑤
83	① ② ③ ④ ⑤

84 강견변증의 설명으로 옳지 않은 것은?

① 지방 대사는 지방산의 산화와 인지질의 합성이 나빠진다.
② 간경변증에 수반되는 비타민 결핍증은 다발성 신경염이다.
③ 알부민 합성이 저하되어 복수가 나타나고, 신혈류량 저하로 부종이 나타난다.
④ 담즙 분비가 저하되어 황달이 나타나고, 문맥압항진으로 식도정맥류나 출혈이 나타난다.
⑤ 단백질 대사는 알부민과 글로불린의 비가 증가한다.

85 췌장염 환자에게 가장 알맞은 음식은?

① 비프커틀릿, 현미밥
② 닭튀김, 보리밥
③ 쌀밥, 탕수육, 국수
④ 핫도그, 감자구이
⑤ 생선구이, 쌀밥, 연두부와 양념장

86 비만을 예방하기 위한 식사요법이 아닌 것은?

① 지방 음식, 설탕 제품, 술과 탄산음료는 가능한 제한한다.
② 운동으로 인한 열량 소모가 과다하게 클 때에는 그에 따라 많이 먹을 수 있다.
③ 식사량은 일상 활동량에 맞추어 먹는다.
④ 열량 섭취 조절을 위하여 아침식사는 먹지 않는다.
⑤ 잦은 외식, 저녁 시간의 과식, TV 시청이나 독서 중 먹는 습관을 버리고 규칙적인 식습관을 갖는다.

MEMO

84	① ② ③ ④ ⑤
85	① ② ③ ④ ⑤
86	① ② ③ ④ ⑤

87 비만인 사람에게 행할 식사요법에 쓸 식품 구성으로 가장 바람직한 것은?

① 냉면, 어묵, 젓갈, 버섯
② 콩나물국, 미역, 아이스크림, 우유
③ 잡곡밥, 두부, 소다수, 오이
④ 무밥, 버섯, 오이, 미역
⑤ 보리밥, 다시마, 콜라, 달걀

88 비만 판정법 중에서 전체 체중에 대한 체지방의 비율로 비만도를 나타내는 것은?

① 비만 지수
② 체지방률
③ 카우프 지수
④ 영양 지수
⑤ 피하지방 두께

89 다음 설명 중 옳지 않은 것은?

① 내분비형 비만은 지방 침착이 상반신, 목, 얼굴에 많은 데 비해서 팔다리는 비교적 가는 것이 특징이다.
② 농축된 당을 많이 섭취하면 지방 합성이 증가되며, 관련 호르몬은 부신피질 호르몬이다.
③ 시상하부에는 섭식 중추와 포만감을 조절하는 중추가 있는데, 이는 정상인의 경우 혈당치의 변화를 감지하여 음식 섭취를 조절하는 기능을 한다.
④ 부신피질 호르몬인 코르티코이드의 분비량이 지나친 경우에는 부작용으로 얼굴이 둥글게 살찌고 어깨와 허리가 비대해지는 비만의 형태인 쿠싱증후군이 나타날 수 있다.
⑤ 비만을 유발할 수 있는 내분비계 이상은 갑상선 기능 저하증, 부신피질 호르몬 분비 증가 등이 있는데 갑상선 기능 장애에 의한 체중 증가가 많다.

87 ① ② ③ ④ ⑤
88 ① ② ③ ④ ⑤
89 ① ② ③ ④ ⑤

90 심장병의 원인과 가장 관계가 먼 것은?

① 비타민 과다 섭취　　② 열량 과다 섭취
③ 스트레스　　　　　　④ 콜레스테롤 과다 섭취
⑤ 염분 과다 섭취

91 결뇨가 심한 신장질환자의 식사요법은?

① 저칼륨식　　　　　　② 고나트륨식
③ 저칼슘식　　　　　　④ 고단백식
⑤ 고콜레스테롤식

92 감기를 심하게 앓고 난 후 단백뇨, 혈뇨, 부종 등의 증상이 있을 때 의심되는 질환은?

① 만성 사구체 신염　　② 급성 사구체 신염
③ 급성 신부전　　　　　④ 신장 결석
⑤ 네프로제

93 요독증 환자에게 축적되지 않는 것은?

① 나트륨　　　　　　　② 크레아티닌
③ 요소　　　　　　　　④ 구아니딘 유도체
⑤ 질소

94 네프로제증후군과 관계 없는 것은?

① 고지혈증　　　　　　② 저단백혈증
③ 단백뇨　　　　　　　④ 부종
⑤ 비만증

90	① ② ③ ④ ⑤
81	① ② ③ ④ ⑤
92	① ② ③ ④ ⑤
93	① ② ③ ④ ⑤
94	① ② ③ ④ ⑤

95 당뇨병 합병증으로 나타날 수 있는 증상은?

가. 신경염	나. 망막증
다. 신부전	라. 발가락 괴저

① 라 ② 가, 다
③ 나, 라 ④ 가, 나, 다
⑤ 가, 나, 다, 라

96 저혈당 증상으로 옳은 것은?

① 체내 알칼리가 부족하여 혈액이 산성화된다.
② 얼굴이 창백해지고 불안, 흥분, 발한 등의 증세가 나타난다.
③ 지방 대사 이상으로 혈액 내 케톤체가 증가하여 호흡 시 아세톤 냄새가 난다.
④ 인슐린 부족으로 세포는 혈중 포도당을 에너지원으로 사용하지 못한다.
⑤ 얼굴이 붉어지며 구강이 건조하고 구토가 일어난다.

97 신장의 기능 저하로 비타민 D가 활성화되지 못할 때 혈중 농도가 감소되는 영양소는?

① 지방 ② 단백질 ③ 칼슘
④ 지방산 ⑤ 포도당

98 제2형 당뇨병의 특징으로 옳은 것은?

① 혈당 강하제가 효과적이다.
② 정상 체중인 사람에게 주로 나타난다.
③ 인슐린에 대해 저항성이 있다.
④ 췌장 기능 저하로 나타난다.
⑤ 다뇨, 다갈, 케토시스 등 증상이 뚜렷하다.

95	① ② ③ ④ ⑤
96	① ② ③ ④ ⑤
97	① ② ③ ④ ⑤
98	① ② ③ ④ ⑤

99 페닐케톤뇨증의 발생 원인으로 옳은 것은?

> 가. 열량 섭취 부족
> 나. 페닐알라닌 섭취 부족
> 다. 멜라닌 색소 부족
> 라. 페닐알라닌 히드록시라제 결핍

① 라
② 가, 다
③ 나, 라
④ 가, 나, 다
⑤ 가, 나, 다, 라

100 신장 160㎝, 체중 55㎏인 여성의 체질량지수(BMI)는?

① 15.5
② 17.4
③ 20.8
④ 21.5
⑤ 23.4

101 심한 화상을 입은 환자의 식사요법으로 옳은 것은?

> 가. 고비타민식
> 나. 고단백식
> 다. 고당질식
> 라. 고열량식

① 라
② 가, 다
③ 나, 라
④ 가, 나, 다
⑤ 가, 나, 다, 라

102 류머티즘열의 식사요법으로 옳지 않은 것은?

① 고단백식
② 고비타민식
③ 고열량식
④ 나트륨 제한식
⑤ 수분 제한식

99	①	②	③	④	⑤
100	①	②	③	④	⑤
101	①	②	③	④	⑤
102	①	②	③	④	⑤

103 알레르기에 대한 설명으로 옳지 않은 것은?

① 담수어에 비해 해수어는 항원이 되는 일이 적다.

② 식품 알레르기는 식물성과 해산물의 고단백질 함유 식품이다.

③ 항히스타민제는 알레르기의 항원항체 반응의 결과 생긴 화학 전달 물질을 중화하여 알레르기 증상을 완화시킨다.

④ 식품 알레르겐은 당단백질로 우유, 콩, 달걀, 밀, 생선, 복숭아, 땅콩 등에 많이 있다.

⑤ 고추, 겨자, 와사비 같은 자극성이 강한 향신료는 자율신경을 흥분시킴으로써 신경성 알레르기를 가져온다.

104 알레르기를 가장 적게 일으키는 식품은?

① 달걀　　　② 쌀밥　　　③ 초콜릿
④ 고등어　　⑤ 오렌지

105 세포막의 물질 이동에 대한 설명으로 옳은 것은?

① 아미노산과 포도당은 삼투 현상으로 이동한다.

② 삼투압에 의한 이동은 용질의 농도가 높은 곳에서 낮은 곳으로 용매가 이동한다.

③ 확산은 분자들이 브라운 운동에 의해 농도 차에 따라 이동하는 수동적 이동이다.

④ 여과는 운반체를 이용하므로 속도가 빠른 능동적 이동이다.

⑤ 촉진 확산은 ATP를 사용하여 물질을 빠르게 이동시키는 능동적 이동이다.

103　① ② ③ ④ ⑤
104　① ② ③ ④ ⑤
105　① ② ③ ④ ⑤

106 제1형 당뇨병에 대한 설명으로 옳은 것은?

① 치료 시 반드시 인슐린 주사가 필요하지는 않다.
② 혈중 인슐린 양이 정상보다 높은 경우가 많다.
③ 아동이나 30세 이전의 젊은 층에서 많이 발생한다.
④ 부모가 당뇨병력이 있을 시 발병할 가능성이 높다.
⑤ 근육 말초 조직의 인슐린 감수성이 둔화되어 있다.

107 체중이 부족한 사람의 식사요법과 가장 관련이 적은 것은?

① 고섬유질 채소를 많이 섭취한다.
② 잼, 꿀 등 농축 당분도 가끔 이용한다.
③ 동물성 단백질을 충분히 섭취한다.
④ 크림이나 연유도 자주 조리에 이용한다.
⑤ 기름에 볶는 조리법을 자주 이용한다.

108 세포 소기관의 설명으로 옳지 않은 것은?

① 섬모는 세포 표면에서 돌출된 운동성 돌기로 세포 운동에 관여한다.
② 핵 안의 인에는 DNA가 많고 염색체에는 RNA가 많다.
③ 조면 소포체는 리보솜이 다수 있어 단백질을 합성하는 장소이다.
④ 미토콘드리아 내측 막에 크리스테라는 구불구불한 내막이 있고, 그 막 안쪽에 TCA 회로에 관여하는 요소가 있어 ATP를 생산하므로 세포 내 발전소라 한다.
⑤ 활면 소포체는 리보솜이 없으며 주로 지방 합성을 한다.

106	①	②	③	④	⑤
107	①	②	③	④	⑤
108	①	②	③	④	⑤

109 부교감 신경계가 자극될 때 나타나는 현상이 아닌 것은?

① 기도가 수축된다.
② 장액 분비가 촉진 된다.
③ 맥박이 느려진다.
④ 혈압이 상승된다.
⑤ 소장 수축이 촉진된다.

110 시상하부에 존재하는 중추가 아닌 것은?

① 포만 중추 ② 갈증 중추
③ 섭식 중추 ④ 체온 조절 중추
⑤ 심장 중추

111 골지체의 기능으로 옳지 않은 것은?

① 당단백질을 형성하여 방출
② 지방을 유미 과립으로 방출
③ 칼슘 이온의 저장과 방출
④ 리소좀 형성
⑤ 셀룰로오스, 펙틴 등을 합성

112 혈액의 기능으로 옳은 것은?

가. 항체에 의한 면역 작용 및 식균 작용
나. 혈액 응고 작용
다. 혈액의 pH를 일정하게 유지하는 완충 작용
라. 가스 교환과 호르몬의 운반 작용

① 가, 나 ② 나, 다, 라
③ 라 ④ 가, 라
⑤ 가, 나, 다, 라

109	①	②	③	④	⑤
110	①	②	③	④	⑤
111	①	②	③	④	⑤
112	①	②	③	④	⑤

113 백혈구의 호중성구 증가의 원인은?

① 폐렴 등 감염 시   ② 악성 빈혈 시

③ 기생충 질환 시   ④ 기관지 천식 시

⑤ 알레르기 질환 시

114 혈액에 대한 설명으로 옳은 것은?

① 적혈구 내 헤모글로빈 농도가 높아지면 황달이 나타난다.

② 혈소판은 각종 물질을 운반하고 삼투압과 pH를 조절한다.

③ 혈구의 수는 적혈구 > 혈소판 > 백혈구 순이다.

④ 적혈구는 유핵 세포로 산소를 운반한다.

⑤ 백혈구 중 가장 많은 것은 호산성 백혈구이다.

115 관상 동맥과 직접 연관이 있는 장기는?

① 위장   ② 폐   ③ 췌장

④ 소장   ⑤ 심장

116 심장에 대한 설명으로 옳지 않은 것은?

① 심장은 4개의 방으로 이루어진 근육 기관이다.

② 건강한 성인의 평상시 혈압은 120/80 mmHg이다.

③ 심장박동은 연수에 의해서도 조절된다.

④ 심장근은 자동성, 전도성, 수축성을 가지는 수의근이다.

⑤ 심장 주기는 수축기와 이완기로 나뉜다.

MEMO

113	①	②	③	④	⑤
114	①	②	③	④	⑤
115	①	②	③	④	⑤
116	①	②	③	④	⑤

117 항체를 생산하는 세포로 옳은 것은?

① 호중구   ② 호산구

③ 호염기구   ④ T-림프구

⑤ B-림프구

118 항체를 생산하는 세포로 옳은 것은?

① 사구체 여과율이 증가하여 나트륨 배설이 증가한다.

② 혈장 내 교질 삼투압 감소로 사구체 여과율이 감소한다.

③ 부신피질에서 알도스테론 분비 증가로 나트륨 배설이 증가한다.

④ 세포 외액량 증가로 나트륨 배설이 감소한다.

⑤ 신장 혈류량 증가로 나트륨 재흡수가 증가한다.

119 다음 중 연결이 잘못된 것은?

① 세뇨관 분비 – K^+, H^+

② 삼투성 이뇨물질 – 아미노산

③ 세뇨관 재흡수 – 포도당, 아미노산

④ 요성분 – 수분, 요산, 요소

⑤ 요량 증가 – 항이뇨 호르몬 감소

120 이자에 대한 설명으로 옳은 것은?

① 이자액의 탄수화물 소화 효소는 프티알린이다.

② 이자에서 음식의 소화가 일어난다.

③ 이자액의 $NaHCO_3$은 산성 내용물을 중화 시킨다

④ 3대 영양소 중 단백질과 지방의 소화 효소를 가지고 있다.

⑤ 이자에서 단백질 소화 효소는 트립신 형태로 분비된다.

117	①	②	③	④	⑤
118	①	②	③	④	⑤
119	①	②	③	④	⑤
120	①	②	③	④	⑤

1 식품학 및 조리원리(40)

01 식품의 특성에 대한 설명으로 옳은 것은?

① 탄성(elasticity)은 외력에 의해 변형된 물체가 그 힘이 제거되면 원래의 상태로 되돌아가는 성질이다.

② 용해는 어떤 용질이 포화용액이 될 때까지 녹아 들어간 용질의 양을 말하며 용해도는 용매와 용질의 종류·온도에 따라 달라지지 않는다.

③ 점성(viscosity)은 액체가 접해 있는 표면적을 최소로 유지하기 위해 분자들이 서로 잡아당겨 표면을 작게 하려는 장력이다.

④ 표면장력(surface tension)은 유체에 힘을 주었을 때 흐름에 대한 내부 저항을 말한다.

⑤ 산화(oxidation)는 물질이 산소를 잃거나 수소를 얻는 반응이다.

02 열전달 방식의 특징으로 바른 것은?

① 전도 – 열전달 매체 없이 열이 직접 전달되는 방식

② 복사 – 물체에 열이 접촉되어 식품에 전달되는 방식

③ 전도 – 열전달 속도가 가장 빠름

④ 복사 – 열전달 속도가 느림

⑤ 대류 – 공기의 밀도 차에 의한 순환

MEMO

01	① ② ③ ④ ⑤
02	① ② ③ ④ ⑤

03 조리의 목적으로 옳은 것은?

> 가. 기호성 증가
> 나. 소화·흡수율 증가
> 다. 저장성 증가
> 라. 영양 흡수성 향상
> 마. 유해 물질과 독성 물질 제거로 인한 위생의 안전성

① 가, 나, 다
② 가, 나, 다, 마
③ 가, 나, 다, 마, 라
④ 가, 다, 라, 마
⑤ 가, 나, 라

04 기초 조리법에 대한 설명으로 옳지 않은 것은?

① 썰기의 목적은 먹기 편리하고 외관상 기호도를 높이며 식재료의 표면적을 넓혀 양념의 침투 및 조리를 용이하게 한다.
② 채소 씻기는 이물질, 농약 등을 제거시키며 쓴맛, 떫은맛을 내는 일부 수용성 성분을 용출시킨다.
③ 채소의 담그기 과정은 시든 채소의 팽압을 회복시켜 아삭하게 한다.
④ 다듬기는 비가식 부분을 제거하는 과정을 말하며 조개류·생선·육류는 폐기율이 낮고 곡류와 채소류는 폐기율이 높다.
⑤ 젓기와 섞기는 재료·열전도·맛을 균질화 한다.

05 자유수의 특징은?

① 건조와 압착에 의해 쉽게 제거되지 않는다.
② 결합수보다 밀도가 크다.
③ 미생물의 생육과 증식에 이용되지 못한다.
④ 용매로 사용이 불가능하다.
⑤ 4℃에서 비중이 가장 크다.

03	①	②	③	④	⑤
04	①	②	③	④	⑤
05	①	②	③	④	⑤

06 전분의 노화를 억제하는 방법이 아닌 것은?

① 설탕을 첨가한다.
② 30~60%의 수분보다 적거나 많게 한다.
③ 유화제를 첨가한다.
④ 황산염을 첨가한다.
⑤ -30~-20℃ 이하 냉동 보관한다.

07 유지의 가수분해에 의한 산패의 설명으로 옳은 것은?

① 고급 지방산이 적을수록 산패가 커진다.
② 알칼리 첨가에 의해 일어나지 않는다.
③ 산 첨가에 의해 일어나지 않는다.
④ 리파아제에 의해 발생한다.
⑤ 저급 지방산이 많을수록 산패가 적어진다.

08 유지의 유도 기간을 설정하는 기준으로 옳은 것은?

① 요오드가   ② 아세틸가   ③ 비누화가
④ 과산화물가   ⑤ 산가

09 지질의 성질에 대한 설명으로 옳은 것은?

① 고급 지방산 함량이 많을수록 비등점이 더 높다.
② 불포화도가 높을수록 굴절률이 더 작다.
③ 불포화도가 높을수록 요오드가가 더 작다.
④ 저급 지방산 함량이 많을수록 검화가가 더 낮다.
⑤ 저급 지방산 함량이 많을수록 비중이 더 크다.

10 유지에 존재하는 수산기(-OH)의 양을 측정하는 것은?

① 아세틸화가   ② 요오드가   ③ 산가
④ 비누화가   ⑤ 과산화물가

06	①	②	③	④	⑤
07	①	②	③	④	⑤
08	①	②	③	④	⑤
09	①	②	③	④	⑤
10	①	②	③	④	⑤

11 마이야르 반응에 의한 갈변 반응이 아닌 것은?

① 간장의 갈변　　　　　② 설탕 가열 시 갈변
③ 빵의 갈변　　　　　　④ 커피의 갈변
⑤ 된장의 갈변

12 육류의 햄, 소시지 가공 시 질산염을 처리하여 생성되는 적색 물질은?

① Hemoglobin　　　　　② Oxyhemoglobin
③ Nitrosomyoglobin　　④ Myoglobin
⑤ Methemoglobin

13 가당연유에 열을 가하면 갈변이 된다. 그 주된 원인은?

① 레닌 반응　　　　　　② 아스코르빈산의 산화작용
③ 캐러멜화 반응　　　　④ 마이야르 반응
⑤ 저온 살균 효과

14 우유에 산을 첨가했을 때 응고·침전하는 단백질로서 유화제로 사용되는 것은?

① 카제인　　　② 글리시닌　　　③ 레닌
④ 글로불린　　⑤ 알부민

15 과실 절단면의 갈변에 영향을 주는 것은?

① Maillard 반응　　　　② Caramel 반응
③ 당화 작용　　　　　　④ 아스코르브산 산화 반응
⑤ Polyphenol의 산화 반응

11	① ② ③ ④ ⑤
12	① ② ③ ④ ⑤
13	① ② ③ ④ ⑤
14	① ② ③ ④ ⑤
15	① ② ③ ④ ⑤

16 초산균을 이용해 발효된 식품은?

① 요구르트   ② 버터   ③ 고추장

④ 간장   ⑤ 식초

17 버섯에 대한 설명으로 옳지 않은 것은?

① 영양 기관인 자실체와 번식 기관인 균사체로 되어 있다.

② 온도, 습도, 대기 등의 환경 조건과 영양분의 섭취는 생육에 영향을 준다.

③ 식용 부분인 자실체에는 pentosan, mannitol과 trehalose가 있다.

④ 버섯은 광합성을 하여 영양분을 합성해서 생육한다.

⑤ 버섯은 대부분 담자균류에 속한다.

18 전분의 당화를 이용해 식혜를 만들 때 최적 발효 온도는?

① 70~80℃   ② 65~75℃   ③ 55~65℃

④ 45~55℃   ⑤ 25~35℃

19 열에 대한 저항성이 큰 미생물은?

① 곰팡이 포자   ② 세균

③ 영양세포   ④ 세균의 포자(아포)

⑤ 바이러스

20 주식으로 섭취할 때 트립토판과 니아신의 부족으로 펠라그라라는 피부병을 일으키는 것은?

① 보리   ② 옥수수   ③ 쌀

④ 호밀   ⑤ 귀리

16	①	②	③	④	⑤
17	①	②	③	④	⑤
18	①	②	③	④	⑤
19	①	②	③	④	⑤
20	①	②	③	④	⑤

21 숙성 기간이 가장 짧은 식육은?

① 닭고기　　　② 돼지고기　　　③ 말고기
④ 소고기　　　⑤ 양고기

22 어류의 부패 및 자기 소화로 생성되는 물질이 아닌 것은?

① 암모니아　　　　　② 히스티딘
③ 휘발성 염기질소　　④ 저급 지방산
⑤ TMA

23 생선의 결합 조직으로 어묵 제조에 사용되는 섬유상 단백질은?

① 콜라겐　　　② 미오겐　　　③ 펙틴
④ 액토미오신　⑤ 엘라스틴

24 달걀을 품질 판정 했을 때 신선란인 것은?

① 난황계수가 낮을수록 좋다.
② 비중이 낮을수록 신선란이다.
③ 수양난백이 큰 것이 신선하다.
④ 난각은 거칠고 광택이 없는 것이 신선란이다.
⑤ 난황 계수가 0.3이면 신선란에 속한다.

25 영양소 손실을 줄이기 위해 우유를 130~150℃에서 2초간 살균하는 방법은?

① 고온 순간 살균법　　② ELS법
③ 저온 장시간 살균법　④ 고온 단시간 살균법
⑤ 초고온 순간 살균법

21	① ② ③ ④ ⑤
22	① ② ③ ④ ⑤
23	① ② ③ ④ ⑤
24	① ② ③ ④ ⑤
25	① ② ③ ④ ⑤

26 미생물 생육 곡선이 의미하는 것은?

① 균체의 성분   ② 균체의 중량
③ 균체의 수   ④ 균체의 활성도
⑤ 균체의 모양

27 담자균류의 설명으로 옳지 않은 것은?

① 진균류 중에서 가장 발달하였고, 기생성을 갖고 있는 것이 많다.
② 유성 생식기관으로 조정기와 조낭기를 가진다.
③ 균사는 격벽이 있고, 세포벽에는 키틴질을 가진다.
④ 분열자를 형성한다.
⑤ 유성생식 후에 균사의 끝이 부풀어 담자기를 만든다.

28 식품과 미생물의 연결이 잘못된 것은?

① 빵 – 효모   ② 맥주 – 효모   ③ 식혜 – 곰팡이
④ 식초 – 세균   ⑤ 청주 – 효모

29 간장 양조에 관계되는 미생물로 옳은 것은?

가. 세균	나. 효모	다. 방선균	라. 곰팡이

① 가, 다   ② 가, 라   ③ 나, 라
④ 가, 나, 다, 라   ⑤ 가, 나, 라

30 통조림의 제조 공정으로 옳은 것은?

① 살균 → 밀봉 → 냉각 → 탈기
② 밀봉 → 살균 → 탈기 → 냉각
③ 탈기 → 밀봉 → 살균 → 냉각
④ 밀봉 → 탈기 → 냉각 → 살균
⑤ 탈기 → 냉각 → 밀봉 → 살균

26	①	②	③	④	⑤
27	①	②	③	④	⑤
28	①	②	③	④	⑤
29	①	②	③	④	⑤
30	①	②	③	④	⑤

31 전자레인지를 이용한 조리의 특징으로 옳지 않은 것은?

① 조리 시 그릇은 뜨거워지지 않지만 조리 시간이 길면 데워진 음식의 열이 전도되어 그릇이 뜨거워진다.
② 조리 시간이 짧기 때문에 영양분의 파괴 또는 유출이 적다.
③ 전자레인지는 짧은 시간에 식품의 내부까지 가열할 수 있다.
④ 식품 내부에 있는 물 분자가 겉에서부터 안으로 진동하여 식품 또한 겉에서 안으로 빨리 익는다.
⑤ 조리 시간이 짧기 때문에 갈변 현상이 일어난다.

32 밀가루 반죽에서 소금의 역할에 대한 설명으로 옳지 않은 것은?

① 반죽 내에서 단백질의 연화 작용을 한다.
② 글루텐의 강도를 높인다.
③ 과량 사용하면 글루텐이 질기게 된다.
④ 국수가 갑자기 건조하여 갈라지는 것을 방지한다.
⑤ 이스트의 발효 작용을 조절한다.

33 콩 통조림의 가열, 살균, 조리 과정에서 갈변을 막기 위해 첨가하는 것은?

① 유기산   ② 황산동($CuSO_4$)
③ 철분(Fe)   ④ 에테르(ether)
⑤ 파이톨(phytol)

34 유화의 종류가 다른 것은?

① 크림 수프   ② 버터   ③ 그레이비
④ 우유   ⑤ 난황

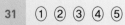

35 점질 감자의 요리 방법으로 가장 좋은 것은?

① 볶는 요리에 이용　　② 굽는 요리에 이용
③ 으깨는 요리에 이용　　④ 삶는 요리에 이용
⑤ 찌는 요리에 이용

36 냉동식품의 해동법을 잘못 설명한 것은?

① 조리 또는 반조리 식품은 그대로 직접 가열한다.
② 어패류는 10℃ 정도의 소금물에서 해동한다.
③ 식육은 실온의 서늘한 곳에서 해동한다.
④ 케이크는 냉장고에서 해동한다.
⑤ 생으로 먹는 회 종류는 냉장고에서 해동한다.

37 해수어의 주된 비린내 성분은?

① 인돌　　② 황화수소
③ 피페리딘　　④ 트리메틸아민
⑤ 트리메틸아민 옥사이드

38 다음 설명 중 옳지 않은 것은?

① 글루타민산(MSG)은 거의 모든 단백질에 들어있는 아미노산으로 현재 공업적으로 대량 생산되는 화학조미료이다.
② 크레아틴은 육류, 어류의 감칠맛 성분이다.
③ 조개류의 독특한 감칠맛은 호박산 때문이다.
④ 김이 오래되면 붉게 되는 것은 피코에리트린이 탈수 소화되기 때문이다.
⑤ 이노신산은 핵산계 조미 성분으로 육류, 어류에 들어있다.

35	①	②	③	④	⑤
36	①	②	③	④	⑤
37	①	②	③	④	⑤
38	①	②	③	④	⑤

39 어취 제거법으로 적당하지 않은 것은?

① 식초나 술, 레몬즙을 이용한다.

② 미리 생선을 한 번 삶아낸 후에 조리한다.

③ 조리 전에 미지근한 물에 담가 둔다.

④ 쑥갓, 고추, 들깻잎, 미나리, 파슬리 등을 이용한다.

⑤ 조리 전에 우유에 담근 후 조리한다.

40 달걀 녹변 현상의 설명으로 옳지 않은 것은?

① 끓는 물에서 15분 이상 가열할 때 일어난다.

② 가열 온도가 높을수록, 가열 시간이 길수록, 오래된 달걀일수록 잘 일어난다.

③ 알칼리성일 때에 더 잘 일어난다.

④ 삶은 후 즉시 찬물에 담그면 변색이 방지된다.

⑤ 80℃에서 30분간 가열할 때 잘 일어난다.

| 39 | ① ② ③ ④ ⑤ |
| 40 | ① ② ③ ④ ⑤ |

41 학교 급식의 식단 작성 시 주의점은?

① 학생들의 기호보다는 급식소의 기기, 인력 여건 등에 맞춰 식단을 작성한다.

② 식단은 영양 계획과 식품 구성 계획에 따르되 기호, 비용, 인력, 설비 등 다양한 측면을 함께 고려해야 한다.

③ 식단 작성 시 영양교육을 염두에 두기 어려우므로 별개로 영양교육을 실시하는 것이 좋다.

④ 선호도가 좋고 시간을 절약할 수 있으면 가공식품이나 인스턴트식품을 자주 사용한다.

⑤ 영양학적으로 필요한 식품이라면 선호도가 좋지 않아 잔반이 많이 발생해도 반드시 식단에 포함시킨다.

42 급식 시설의 설계 계획 시 고려할 사항이 아닌 것은?

① 관련 법규   ② 작업 동선

③ 조리 작업 순서   ④ 기기 설치 및 배치

⑤ 잔반 및 식품 폐기율

43 직계 참모(Line and Staff) 조직의 설명으로 옳지 않은 것은?

① 에머슨이 제안했다.

② 현대 조직의 규모 확대와 관리 업무가 복잡해지면서 생겨났다.

③ 라인은 스태프를 활용하여 더 신중하고 유익한 결정을 할 수 있게 되었다.

④ 전문화의 원칙과 명령 계통 일원화의 원칙이 복합된 형태이다.

⑤ 만능 직공장의 감독이 이루어져 종업원의 훈련과 작업 규율 확보가 쉽다.

41	① ② ③ ④ ⑤
42	① ② ③ ④ ⑤
43	① ② ③ ④ ⑤

44 배수 형식 중 수조형이 아닌 것은?

① 관 트랩　　　② 실형 트랩　　　③ 그리스 트랩
④ S 트랩　　　⑤ 드럼 트랩

45 물품 구매명세서의 설명으로 옳은 것은?

① 상품명과 무게, 개수, 용량, 포장 단위 등을 기재한다.
② 구매청구서 또는 구매요구서라고도 한다.
③ 2부씩 작성하여 원본은 구매 부서에 보낸다.
④ 검수 시 사용되므로 자세하게 작성해야 한다.
⑤ 공급 업체의 상호와 주소를 정확하게 기재한다.

46 급식 시설 면적에 대한 설명으로 옳지 않은 것은?

① 식탁의 폭은 마주 앉아서 식사하는 경우 0.65m 이상
② 식탁 높이는 바닥에서 1.0~1.2m 정도
③ 식당 면적 = 급식 1인 필요 면적 × 총 급식자
④ 의자 간격은 0.5~0.6m
⑤ 주방 면적은 식당 총 면적에 대해 1/3~1/2

47 지하에 식당이 위치할 때 가장 문제가 되는 것은?

① 식당 전망이 나쁘다.
② 재료의 반입, 오물 배출이 불편하다.
③ 습도, 환기 등 위생상 문제가 있다.
④ 음식의 운반, 배달이 불편하다.
⑤ 급식 대상자의 이동이 불편하다.

MEMO

44	① ② ③ ④ ⑤
45	① ② ③ ④ ⑤
46	① ② ③ ④ ⑤
47	① ② ③ ④ ⑤

48 식당과 식탁의 조도로 알맞은 것은?

① 100~200lux
② 100~150lux
③ 200~300lux
④ 200~250lux
⑤ 300~400lux

49 동작 연구가 이용되는 영역이 아닌 것은?

① 기계·기구의 배치 효율화
② 손·발·눈 등의 표준적 동작법
③ 기계 취급 방법의 개선
④ 피로 테스트와 능률의 연구
⑤ 작업 스케줄표 작성

50 임금 결정 요인 중 외적 요인은?

① 생계비
② 직무 가치
③ 인센티브
④ 기업의 경영 상태
⑤ 직무 평가 결과

51 좋은 식품 선택 방법으로 옳은 것은?

① 건어물 – 잘 건조되어 있고 약간 냄새가 나는 것
② 쌀 – 광택이 있고 투명하며 반질반질한 것
③ 밀가루 – 건조 상태가 좋고 덩어리가 있는 것
④ 난류 – 껍질이 매끄럽고 광택 나는 것
⑤ 토란 – 자른 면이 끈적이면 상한 것

52 병원 급식에서 영양사는 무엇에 따라 식단을 작성하는가?

① 환자의 기호
② 영양사의 판단
③ 의사의 처방
④ 입원실 등급
⑤ 전 날 급식 수

48	① ② ③ ④ ⑤
49	① ② ③ ④ ⑤
50	① ② ③ ④ ⑤
51	① ② ③ ④ ⑤
52	① ② ③ ④ ⑤

53 검식에 대한 설명으로 옳지 않은 것은?

① 검식은 식단을 판정하는 근거가 된다.

② 조리 후에는 반드시 검식 후 배식한다.

③ 검식을 반복 실시하면 항상 안전하고 신선한 식단이 유지된다.

④ 검식은 반드시 그 시설의 장이 실시해야 한다.

⑤ 검식부에는 날짜, 날씨, 식단, 식재료 명, 영양사 날인 및 평가 등을 기입한다.

54 인사관리의 영역이 아닌 것은?

① 인력의 유지관리   ② 인력의 보상관리

③ 인력의 개발관리   ④ 인력의 확보관리

⑤ 인력의 판매관리

55 인사 관리자가 유의해야 할 사항이 아닌 것은

① 인사 프로그램은 비밀리에 운영되어야 한다.

② 모든 일을 공평하게 처리해야 한다.

③ 종업원의 지능과 의지력을 과소평가 하지 않는다.

④ 종업원에게 작업의 보람과 연대감을 느끼도록 한다.

⑤ 보상제도는 종업원의 노력에 상응하는 것임을 인식시킨다.

56 육류의 신선도 판정에서 신선한 육색으로 판정하기 어려운 것은?

① 칠면조 – 담적백색   ② 소고기 – 암적색

③ 닭고기 – 담적백색   ④ 양고기 – 적색

⑤ 돼지고기 – 암적색

53	① ② ③ ④ ⑤
54	① ② ③ ④ ⑤
55	① ② ③ ④ ⑤
56	① ② ③ ④ ⑤

57 급식 종업원의 교육 내용으로 옳지 않은 것은?

① 매출 신장을 독촉한다.
② 건강관리의 중요성을 지도한다.
③ 업무에 대한 책임감을 가지게 한다.
④ 조리 과정에서의 영양관리를 지도한다.
⑤ 식품위생의 중요성을 지도한다.

58 교육 훈련의 목적이 아닌 것은?

① 잠재 능력 개발　　　② 합리적 채용 관리
③ 인재 양성　　　　　④ 인력 부족의 해소
⑤ 직무 수행 능력의 제고

59 조리 기기 선정 시 가장 먼저 고려할 점은?

① 내구성　　　　　　② 디자인
③ 조리 방법　　　　　④ 성능
⑤ 유지관리의 용이성

60 기업의 효율적 직무 수행을 위해 직무를 구성하는 업무의 내용과 직무에 필요한 인적 요건 및 기업 조건 등을 조사·연구하는 것은?

① 인사고과　　　　　② 직무 단순화
③ 직무 확대　　　　　④ 직무 분석
⑤ 직무 만족

61 하향적 의사소통의 경로로 옳은 것은?

가. 제안	나. 보고	다. 통보	라. 명령

① 가, 나, 다, 라　　② 가, 나, 다　　③ 나, 다, 라
④ 다, 라　　　　　⑤ 라

62 임금 체계 중 직무급에 대한 설명으로 옳지 않은 것은?

① 임금 결정에 있어 종업원이나 노동조합과의 교섭에 기초 자료를 제공한다.
② 직무의 질과 양에 대하여 상대적 가치를 평가하고 그 결과에 의거하여 임금을 결정한다.
③ 노무비가 상승하므로 노동 생산성이나 작업 능률의 향상이 어렵다.
④ '동일 직무에 대하여 동일 임금을 지급 한다'는 사고에 입각한 것이다.
⑤ 직무의 표준화, 객관화, 합리적 배치와 승진의 기준 확립이 전제 조건이 된다.

63 단체 급식소의 무형성 급식 서비스 평가로 옳은 것은?

① 영양사 – 음식의 맛
② 영양사 – 복장
③ 급식소 – 위치
④ 서비스 직원 – 친절도
⑤ 서비스 직원 – 복장

64 식단 작성 시 1일 3식의 주식 배분 비율은?

① 1 : 1 : 2
② 1 : 2 : 2
③ 1 : 1.5 : 1.5
④ 1 : 2 : 3
⑤ 1 : 1 : 1

65 식단 작성 시 미량 영양소를 보충하는 가장 좋은 방법은?

① 강화 식품을 이용한다.
② 신선한 채소를 활용한다.
③ 영양이 풍부한 어류, 해조류를 이용한다.
④ 과일을 충분히 공급한다.
⑤ 정제 비타민을 복용하게 한다.

66 채소를 소독하기에 적합한 것은?

| 가. 계면활성제 | 나. 차아염소산소다액 |
| 다. 크롬석회수 | 라. 역성비누 |

① 가   ② 나, 다   ③ 가, 나, 다
④ 가, 나, 라   ⑤ 가, 나, 다, 라

67 표준 레시피에 의한 식단 관리 시 기대할 수 있는 결과가 아닌 것은?

① 고객의 기호 충족
② 경제적 손실의 감소
③ 식단의 일정한 생산량 관리 용이
④ 조리원과 관리자의 노동 생산량 증진
⑤ 식품의 일정한 품질 유지

68 고정비가 1,000만 원 변동비가 3,000원이고 1식의 단가가 4,000원일 때 손익분기점은 몇 식인가?

① 1,000식   ② 3,000식   ③ 5,000식
④ 8,000식   ⑤ 10,000식

69 직무 분석을 통해 작성되는 서식 중 직무 구성 요건 중에서 인적 요건에 중점을 두고 작성한 서식은?

① 직무 명세서   ② 직무 기술서
③ 직무 평가표   ④ 직무 일정표
⑤ 조직도

70 작업 관리는 무엇을 절약하기 위해 실시하는가?

① 동력비 절약   ② 인건비 절약
③ 감가상각비 절약   ④ 재료비 절약
⑤ 조리 시간 절약

MEMO

66	① ② ③ ④ ⑤
67	① ② ③ ④ ⑤
68	① ② ③ ④ ⑤
69	① ② ③ ④ ⑤
70	① ② ③ ④ ⑤

71 인간 본위가 아닌 업무 중심으로 접근하고자 하는 경영 조직의 일반 원칙은?

① 명령 일원화의 원칙　　② 전문화의 원칙
③ 기능화의 원칙　　④ 권한 위임의 원칙
⑤ 감독 적정 한계의 원칙

72 식품의 부패와 관련해 연결이 옳은 것은?

① 곡류 - 세균　　② 통조림 - 포자 형성 세균
③ 육류 - 곰팡이　　④ 어패류 - 방사선균
⑤ 우유 - 수중 세균

73 미생물에 대한 설명으로 옳지 않은 것은?

① 식품에 오염되어 발암성 물질을 생성하는 대표적인 미생물은 세균이다.
② 바이러스는 크기가 가장 작으면서도 조직의 세포 안에 기생하여 암도 유발시킨다.
③ 미생물의 종류에는 세균, 효모, 곰팡이, 리케치아, 바이러스 등이 있다.
④ 식품의 건강 위해 요소에 가장 큰 영향을 미치는 것은 미생물 오염이다.
⑤ 수분 함량이 적고 당분이 높은 전분질 식품을 주로 변패시키는 미생물은 곰팡이다.

74 식품위생의 관리 범위는?

① 재배부터 섭취까지　　② 조리 시에서 섭취까지
③ 수확에서 섭취까지　　④ 유통에서 섭취까지
⑤ 저장에서 섭취까지

MEMO

71	① ② ③ ④ ⑤
72	① ② ③ ④ ⑤
73	① ② ③ ④ ⑤
74	① ② ③ ④ ⑤

75 병원성 대장균의 일반적 특성으로 옳은 것은?

> 가. 독소원성 대장균은 enterotoxin을 생산한다.
> 나. 경구로 침입한다.
> 다. 분변 오염의 지표균이다.
> 라. 병원성 대장균 식중독 때에 주증상은 급성 위장염이다.

① 가, 다   ② 가, 나, 다   ③ 나, 라
④ 가, 나, 다, 라   ⑤ 라

76 HACCP의 개요에 대한 설명으로 옳지 않은 것은?

① 식품의 원재료 생산에서부터 제조, 가공, 보존, 유통 단계를 거쳐 최종 소비자가 섭취하기 전까지의 각 단계에서 발생할 우려가 있는 위해 요소를 규명하는 것이다.
② 일명 '해썹'이라고 한다.
③ 식품의약품안전처에서는 '식품첨가물 관리 감독'으로 번역하고 있다.
④ 자주적이며 체계적이고 효율적인 관리로 식품의 안전성을 확보하기 위한 과학적인 위생관리 체계이다.
⑤ 중점적으로 관리하기 위한 중요 관리점을 결정한다.

77 대장균 검출을 수질오염의 생물학적 지표로 이용하는 이유는?

① 물을 쉽게 변질시키는 원인이 되므로
② 병원성이 크므로
③ 병독성이 크고 감염력이 강하므로
④ 식중독을 유발하는 균이므로
⑤ 병원균의 오염을 추측할 수 있으므로

78 HACCP 의무 준수 대상이 아닌 것은?

① 빙과류   ② 냉동식품 중 피자류
③ 레토르트 식품   ④ 집단 급식소
⑤ 어육 가공품 중 어묵류

75	①	②	③	④	⑤
76	①	②	③	④	⑤
77	①	②	③	④	⑤
78	①	②	③	④	⑤

79 HACCP 도입 중 식품업계 측면의 효과가 아닌 것은?

① 경제적 이익 도모
② 위생적이고 안전한 식품의 제조
③ 위생관리 집중화 및 효율성 도모
④ 식품 선택의 기회 제공
⑤ 자주적인 위생관리 체계 구축

80 세균에 대한 설명으로 옳은 것은?

① 출아법으로 증식한다.
② 형태가 일정하지 않아 구분이 어렵다.
③ 원핵세포로 된 단세포 생물이다.
④ 건조식품을 잘 변질시킨다.
⑤ 단세포 생물과 다세포 생물의 중간이다.

81 식품 오염 미생물에 대한 설명으로 옳지 않은 것은?

① 대장균군은 통성 혐기성 또는 호기성, 그람 음성 무포자 간균으로서 동물의 대장에서 다량 생육한다.
② 해수 중에는 분변 세균의 오염이 없다.
③ 민물 세균은 낮은 온도에 견디는 호냉균이 많다.
④ 식품 오염 지표균으로는 대장균이 쓰인다.
⑤ 토양 미생물 중 대부분은 세균이며 지하수는 지층을 통과 하면서 세균 정화가 일어난다.

82 살균이 불충분한 통조림 섭취에 의한 식중독의 원인 세균은?

① *Clostridium botulinum*
② *Lactobacillus bulgaricus*
③ *Pseudomonas fluorescens*
④ *Leuconostoc mesenteroides*
⑤ *Serratia marcescens*

79	①	②	③	④	⑤
80	①	②	③	④	⑤
81	①	②	③	④	⑤
82	①	②	③	④	⑤

83 황색포도상구균에 의한 식중독의 설명으로 바른 것은?

① 치명률은 40% 정도이다.
② 혐기성 상태의 식품을 섭취할 때 발생한다.
③ 마비성 중독을 일으킨다.
④ 6℃ 이하에서는 독소의 생성이 억제된다.
⑤ 독소는 80℃에서 30분 정도 가열할 때 파괴된다.

84 세균성 식중독 원인균 중 치사율이 높은 것은?

① staphylococcus균
② botulinus
③ 장염 vibrio
④ salmonella
⑤ escherichia균

85 장독소 형성에 의한 식중독이 아닌 것은?

① 황색포도상구균 식중독
② 살모넬라 식중독
③ 보툴리누스균 식중독
④ 바실루스 식중독
⑤ 클로스트리디움 식중독

86 두통, 현기증, 구토, 설사 등과 시신경 염증을 초래하여 실명의 원인이 되는 물질은?

① 비소 화합물
② 사에틸납
③ 롱가리트
④ 유기인제
⑤ 메탄올

87 식품위생법의 벌칙에 해당되어 처벌할 때의 규정은?

① 행위자와 법인, 개인까지도 처벌한다.
② 행위자만 처벌한다.
③ 시설의 관리인만 처벌한다.
④ 회사의 대표자만 처벌한다.
⑤ 행위자와 개인에 대해서만 처벌한다.

83	① ② ③ ④ ⑤
84	① ② ③ ④ ⑤
85	① ② ③ ④ ⑤
86	① ② ③ ④ ⑤
87	① ② ③ ④ ⑤

88 식품위생법의 목적이 아닌 것은?

① 식품에 관한 올바른 정보 제공
② 식품 영양의 질적 향상 도모
③ 국민보건의 증진에 이바지
④ 위생사의 자격에 관한 필요한 사항 규정
⑤ 식품으로 인하여 생기는 위생상 위해 방지

89 식품위생법에 규정되어 있지 않은 것은?

① 영업자와 그 종업원의 건강 진단
② 영업 허가 등의 제한
③ 식품, 식품첨가물, 기구, 용기, 포장
④ 식품에 관한 규격 및 기준
⑤ 음용수의 수질 기준 등에 관한 규칙

90 식품위생법상의 용어 정의가 바르지 않은 것은?

① 영양 표시란 식품에 들어있는 영양소의 양 등 영양에 관한 정보를 표시하는 것을 말한다.
② 용기·포장은 식품 또는 식품첨가물을 담아서 파는 그릇을 말한다.
③ 식품첨가물이란 식품을 제조, 가공 또는 보존하는 과정에서 식품에 넣거나 섞는 물질 또는 식품을 적시는 등에 사용되는 물질을 말한다.
④ 표시란 식품, 식품첨가물, 기구 또는 용기·포장에 적는 문자, 숫자 또는 도형을 말한다.
⑤ 위해란 식품, 식품첨가물, 기구 또는 용기·포장에 존재하는 위험 요소로서 인체의 건강을 해치거나 해칠 우려가 있는 것을 말한다.

88	① ② ③ ④ ⑤
89	① ② ③ ④ ⑤
90	① ② ③ ④ ⑤

91 식품위생법에서 정의하는 식품위생의 대상 해당하지 않는 것은?

① 기구 또는 용기 　　　　② 식품

③ 식품첨가물 　　　　　　④ 포장

⑤ 치료를 목적으로 섭취하는 식품

92 식품공전상 표준 온도는 섭씨 몇 도인가?

① 15℃ 　　　　② 36.5℃ 　　　　③ 25℃

④ 20℃ 　　　　⑤ 30℃

93 예쁜 색깔의 과자를 만들기 위해 착색료를 사용하려고 한다. 착색료의 구체적인 사용 기준을 알려면 무엇을 참고해야 하는가?

① 외국 잡지 　　　　　　② 식품위생법 시행 규칙

③ 식품 성분표 　　　　　④ 식품 과학 용어지

⑤ 식품첨가물 공전

94 국민영양조사의 조사 항목 중 식품 섭취 조사에 해당하는 것은?

① 영양 관계 증후

② 가구원의 식사 일반 사항

③ 신체 상태

④ 일정한 기간에 사용한 식품의 가격 및 조달 방법

⑤ 일정한 기간의 식사 상황

95 영양지도원의 업무가 아닌 것은?

① 국민영양조사에 관한 전산 처리

② 지역 주민에 대한 영양 상담

③ 영양교육 자료의 보급 및 홍보

④ 영양지도의 기획

⑤ 집단 급식 시설에 대한 현황 파악

91	① ② ③ ④ ⑤
92	① ② ③ ④ ⑤
93	① ② ③ ④ ⑤
94	① ② ③ ④ ⑤
95	① ② ③ ④ ⑤

96 다음 중 건강진단을 받아야 하는 자는?

① 포장된 식품 판매업자
② 포장된 식품 운반업자
③ 화학적 합성품 판매업자
④ 식품 제조·가공업자
⑤ 기구 살균·소독용품 판매업자

97 학교 급식 경비 중 보호자가 경비를 부담하는 것은?

① 식품비　　　② 유지비　　　③ 연료비
④ 소모품비　　⑤ 인건비

98 다음 중 7년 이하의 징역 또는 1억 원 이하의 벌금에 처해지는 것은?

① 출입, 검사, 열람 또는 수거를 정당한 사유 없이 거부하거나 방해 또는 기피한 자
② 축산물의 등급을 거짓으로 기재한 식재료를 사용한 자
③ 표준 규격품의 표시를 거짓으로 적은 식재료를 사용한 자
④ 원산지 표시를 거짓으로 적은 식재료를 사용한 자
⑤ 품질인증의 표시를 거짓으로 적은 식재료를 사용한 자

99 학교급식법의 규정에 의해 과태료를 부과할 수 있는 사람은?

① 시·군·구청장　　② 대통령
③ 학교장　　　　　④ 식품의약품안전처장
⑤ 교육부장관

100 학교 급식 시설에서 꼭 갖춰야할 시설, 설비가 아닌 것은?

① 급식 관리실　　② 편의 시설
③ 식품 저장실　　④ 식품 분석실
⑤ 세척, 소독 시설

	①	②	③	④	⑤
96	①	②	③	④	⑤
97	①	②	③	④	⑤
98	①	②	③	④	⑤
99	①	②	③	④	⑤
100	①	②	③	④	⑤

제5회

영양사 실전 모의고사

1교시

영양학 및 생화학 (60)
영양교육 및 식사요법 및 생리학 (60)

2교시

식품학 및 조리원리 (40)
급식, 위생 및 관계법규 (60)

1 영양학 및 생화학(60)

01 단위 식품 당 콜레스테롤 함량이 가장 높은 것은?

① 고등어 　② 소고기 　③ 현미
④ 감자 　⑤ 난황

02 케톤 생성 아미노산으로 짝지어진 것은?

① 리신, 류신
② 프롤린, 히스티딘
③ 메티오닌, 페닐알라닌
④ 알라닌, 글루탐산
⑤ 발린, 류신

03 인의 기능을 설명한 것 중 옳은 것은?

① 삼투압 조절 　② 산과 염기의 평형
③ 혈액 응고 　④ 해독 작용
⑤ 혈압 조절

04 체내 수분 조절과 관계있는 호르몬은?

① ADH 　② LTH 　③ LH
④ TSH 　⑤ ACTH

01	① ② ③ ④ ⑤
02	① ② ③ ④ ⑤
03	① ② ③ ④ ⑤
04	① ② ③ ④ ⑤

05 비타민의 설명으로 틀린 것은?

① 니아신은 육류, 생선, 조류에 풍부하다.

② 지용성 비타민은 조리 중에 쉽게 손실된다.

③ 천연 비타민이나 합성 비타민 모두 같은 경로로 체내에서 이동된다.

④ 피리독신은 간, 바나나, 참치 등의 생선에 많이 함유되어 있다.

⑤ 비타민 B군은 에너지 대사에 조효소로 작용한다.

06 신생아에 대한 설명으로 틀린 것은?

① 영아의 출생 시 평균 체중은 약 3.3~3.5kg이다.

② 영아의 체중 감소는 요의 배설과 피부와 폐로부터 수분 손실이 있기 때문이다.

③ 출생 시 평균 신장은 50~52cm이고, 생후 1년이 지나면 약 3배가 된다.

④ 생후 4주까지를 신생아라고 한다.

⑤ 출생 후 6~8개월경부터 아래 앞니부터 나와 2년 6개월이면 20개가 전부 나온다.

07 페닐케톤뇨증에 대한 설명으로 옳지 않은 것은?

① 페닐알라닌 대사의 선천적 장애다.

② 페닐알라닌 수산화 효소의 결핍으로 나타난다.

③ 주로 동양인에게 많이 나타난다.

④ 뇌손상이나 정신적 지진아가 될 수 있다.

⑤ 페닐알라닌이 티로신으로 전환되지 못하고 혈액이나 조직에 축적된다.

05	① ② ③ ④ ⑤
06	① ② ③ ④ ⑤
07	① ② ③ ④ ⑤

08 아연에 대한 설명으로 옳지 않은 것은?

① 포도당이 체내에서 효과적으로 이용되도록 한다.
② 아연의 결핍증은 성장 부진, 미각 변화 등이 있다.
③ 아연은 어린이 성장에 필수 무기질이며 여러 효소의 작용에 보조 역할을 한다.
④ 아연은 과일, 두부, 견과류에 많이 함유되어 있다.
⑤ 아연의 과잉 섭취 시 구리 결핍 증세가 나타날 수 있다.

09 수분에 대한 설명 중 옳지 않은 것은?

① 아동은 성인보다 단위 체중 당 수분 필요량이 적다.
② 건강한 성인은 하루 900~1,500ml의 수분이 소변으로 배설된다.
③ 피부와 폐를 통해 하루 1kg의 수분이 증발된다.
④ 수분의 배설은 소변 〉 피부 발산 〉 폐 호흡 순이다.
⑤ 하루 약 300~400ml의 대사수가 생성된다.

10 지방산 생합성에 필요한 NADPH를 생성하는 경로는?

① 오탄당 인산 경로
② 코리 회로
③ 해당 과정
④ 전자전달계
⑤ 글루코스-알라닌 회로

11 지방산의 산화 시 지방산과 CoA의 결합으로 생성된 아세틸 CoA를 미토콘드리아로 운반하는 것은?

① 킬로미크론　　② 카르니틴　　③ 리파아제
④ 시트르산　　　⑤ 지단백질

08	①	②	③	④	⑤
09	①	②	③	④	⑤
10	①	②	③	④	⑤
11	①	②	③	④	⑤

12 cellulose에 대한 설명으로 옳지 않은 것은?

① 사람에게는 cellulose 분해 효소가 없다.

② β-D-glucose 중합체로 식물 세포벽의 주성분이다.

③ 알칼리와 묽은 산에 녹지 않는다.

④ 물에 잘 용해되지 않는다.

⑤ cellulose는 분해 후 다시 복합체를 이루므로 사람은 소화 흡수하지 못한다.

13 지단백질의 설명으로 옳지 않은 것은?

① 킬로미크론은 중성 지방을 소장에서 간으로 운반한다.

② HDL은 체내에서 합성한 중성 지방을 간으로 운반한다.

③ 중성 지방을 주로 운반하는 지단백질은 VLDL, 킬로미크론이다.

④ LDL은 간의 콜레스테롤을 조직으로 운반한다.

⑤ 간에서 생성되는 지단백질은 HDL과 VLDL이다.

14 필수 지방산에 대한 설명으로 옳지 않은 것은?

① 필수 지방산 결핍 증상을 호전시킬 수 있는 것은 리놀레산, 리놀렌산, 아라키돈산 등이 있다.

② 필수 지방산 결핍으로 피부병이 발생할 수 있다.

③ 필수 지방산이며 n-3 지방산으로 동물성 기름보다 식물성 기름에 더 많이 함유되어 있는 것은 DHA이다.

④ 동물의 필수 지방산 중 리놀레산이 가장 중요하다.

⑤ 불포화지방산으로 체내에서 합성되지 않는다.

MEMO

12	① ② ③ ④ ⑤
13	① ② ③ ④ ⑤
14	① ② ③ ④ ⑤

15 지방 생합성에 대한 설명으로 옳지 않은 것은?

① 지방산의 생합성은 간과 지방 조직의 세포질에서 일어난다.
② 지방산의 생합성은 말로닐 CoA가 첨가되어서 탄소 수가 2개씩 증가한다.
③ 지방산 생합성의 보조 효소로 NADPH와 비오틴이 요구된다.
④ 콜레스테롤 생합성은 말로닐 CoA로부터 시작한다.
⑤ 케톤체의 합성의 기본 물질은 아세틸 CoA이다.

16 단백질 과잉 섭취 시 나타나는 증상은?

① 체지방의 분해가 일어난다.
② 당질의 연소율이 증가한다.
③ 칼슘이 소변으로 배설되는 양이 증가한다.
④ 요소 생성이 감소한다.
⑤ 케톤체 합성이 증가한다.

17 다음 중 미셀을 형성하는데 필수인 물질은?

① 중성 지방   ② 팔미트산
③ 글리세롤   ④ 포스파티딜콜린(레시틴)
⑤ 콜레스테롤

18 콜레스테롤과 관계 없는 것은?

① 여성 호르몬   ② 비타민 D   ③ 유화
④ 담즙산   ⑤ 비누화

15	① ② ③ ④ ⑤
16	① ② ③ ④ ⑤
17	① ② ③ ④ ⑤
18	① ② ③ ④ ⑤

19 당질코르티코이드의 역할은?

① 혈청 내 포도당 농도가 상승하면 분비된다.
② 지방 세포에서 지방의 합성을 돕는다.
③ 근육 내에서 지방의 분해대사를 촉진한다.
④ 혈청 내의 아미노산 농도를 낮춘다.
⑤ 근육 내에서 단백질의 분해 대사를 저해한다.

20 단백질에 대한 설명으로 옳지 않은 것은?

① 알라닌은 피루브산으로 전환되어 TCA 회로로 들어가지 못한다.
② 체내의 메티오닌은 시스테인의 전구체이다.
③ NAD, NADP, FAD, FMN은 비타민 B 복합체가 결합된 조효소이다.
④ 트립토판은 신경전달 물질인 세로토닌의 전구물질이다.
⑤ 헴과 크레아티닌은 체내의 아미노산에서 합성되는 비단백성 질소 화합물이다.

21 기아 상태에서 뇌의 에너지원으로 사용하는 것은?

① 요소　　　　② 스테아르산　　　③ 크레아틴
④ 팔미트산　　⑤ 케톤체

22 단위가 당량인 비타민은?

① 티아민　　　② 리보플라빈　　　③ 비타민 C
④ 비타민 D　　⑤ 엽산

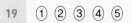

19	①	②	③	④	⑤
20	①	②	③	④	⑤
21	①	②	③	④	⑤
22	①	②	③	④	⑤

23 비타민 B₂에 대한 설명으로 옳지 않은 것은?

① 에너지 대사 과정에서 수소를 받아 전달한다.

② 우유, 치즈, 달걀 등이 급원식품이다.

③ 에너지 대사 과정에서 이산화탄소를 제거한다.

④ 이 비타민의 1일 필요량은 약 $1 \sim 2 mg$이다.

⑤ 결핍 시 설염, 구순구각염 등이 나타난다.

24 비타민과 무기질의 과잉 섭취에 대한 설명으로 틀린 것은?

① 어유를 과도하게 섭취하면 혈액 응고를 방해한다.

② 칼슘과 철은 체내 요구량이 많아지면 장내 흡수율이 증가한다.

③ 비타민 E의 과잉 섭취는 비타민 K 대사와 카로틴 흡수를 방해한다.

④ 칼슘과 철은 주로 촉진 확산에 의해 흡수된다.

⑤ 불소를 과잉 섭취하면 치아에 반점이 생기고 약해지는 반상치가 생긴다.

25 임신 후반기에 당질보다 지질이 효과적인 에너지원이 되는 이유가 아닌 것은?

① 지질이 자궁의 보호, 보온을 위해 효과적이다.

② 축적된 지질은 임신의 지속, 태아 발육, 수유 준비에 효과적이다.

③ 태아 발육으로 인해 세포 증식이 활발해지므로 세포막 형성에 다량의 인지질이 요구된다.

④ 고혈압 예방을 위해 지질 섭취가 좋다.

⑤ 임신 시 자궁이 증대되어 위를 압박해서 식사량을 줄여야 하는데 지질은 소량으로도 에너지를 낼 수 있기 때문이다.

23	① ② ③ ④ ⑤
24	① ② ③ ④ ⑤
25	① ② ③ ④ ⑤

26 임신중독증 식사의 기본으로 옳은 것은?

① 저염식, 고열량   ② 고염식, 고열량

③ 저염식, 고단백   ④ 고단백, 고열량

⑤ 고단백, 저열량

27 임신기의 생리적 대사 기능의 변화로 틀린 것은?

① 기초 대사량의 증가

② 태반에서 임신 유지를 위한 호르몬의 생성·분비

③ 총 혈액량의 증가

④ 신장의 사구체 여과율의 증가

⑤ 프로락틴에 의한 신장에서 나트륨의 배설 증가

28 모유에 함유된 항감염성 인자 중 철분과 결합하여 세균 증식을 억제하는 물질은?

① 인터페론   ② 락토페린

③ 리소자임   ④ 항포도상구균 인자

⑤ 비피더스 인자

29 연령에 따른 중추신경계의 발달 과정에서 영양 상태가 가장 중요한 시기는?

① 태아 시기   ② 생후 3개월까지

③ 생후 6개월까지   ④ 생후 9개월까지

⑤ 출생 후 1년까지

30 출생 후 6개월까지 우리나라 영아의 1일 평균 모유 섭취량으로 가장 옳은 것은?

① 850ml ② 750ml ③ 650ml

④ 550ml ⑤ 450ml

26	①	②	③	④	⑤
27	①	②	③	④	⑤
28	①	②	③	④	⑤
29	①	②	③	④	⑤
30	①	②	③	④	⑤

31 칼슘, 인과 함께 복합체를 형성하여 골격과 치아를 구성하며 테타니와 관계있는 무기질은?

① 마그네슘　　　② 나트륨　　　③ 칼륨
④ 알루미늄　　　⑤ 아연

32 나트륨에 대한 설명으로 옳지 않은 것은?

① 나트륨의 1일 평균 요 배설량은 섭취량의 85~95%이다.
② 섭취한 나트륨은 위에서 98% 이상 흡수된다.
③ 영양소 흡수에 관여한다.
④ 혈액 중 나트륨 농도는 레닌과 알도스테론에 의해 조절된다.
⑤ 신경 자극 전달, 산과 염기의 균형, 수분 평형 조절에 관여한다.

33 알칼리 식품에 많이 함유된 것은?

① 인, 나트륨　　　② 칼슘, 염소
③ 칼슘, 마그네슘　　　④ 황, 마그네슘
⑤ 염소, 황

34 49세 여성 L씨는 다음과 같은 공복 시의 혈액검사 결과를 본 후 어떤 검사를 받아야 할까?

```
· GOT 10V/L              · GPT 15V/L
· 알부민 4.5g/dL          · 포도당 180mg/dL
· 총 cholesterol 160mg/dL
```

① 위내시경 검사　　　② 심전도 검사
③ 포도당 부하 검사　　　④ 골밀도 검사
⑤ 혈액 검사

31	①	②	③	④	⑤
32	①	②	③	④	⑤
33	①	②	③	④	⑤
34	①	②	③	④	⑤

35 세포 외액에서 산·염기 평형을 위해 완충제 역할을 하는 물질이 아닌 것은?

① 헤모글로빈　　② 인산염　　③ 일산화탄소
④ 중탄산염　　⑤ 단백질

36 체내 수분 손실량이 어느 정도일 때 탈수 증세가 생기는가?

① 2%　　② 4%　　③ 5%
④ 10%　　⑤ 20%

37 대사증후군을 유발할 수 있는 위험 요인으로 묶인 것은?

| 가. 낮은 열량 | 나. 높은 HDL−콜레스테롤 |
| 다. 사지 비만 | 라. 낮은 혈압 |

① 가, 나, 다, 라　　② 가, 나, 다
③ 가, 다, 라　　④ 가, 라
⑤ 다

38 흡연을 할 경우 권장량보다 더 섭취해야 할 영양소로 묶인 것은?

| 가. 마그네슘 | 나. 비타민 A |
| 다. 비타민 B₁ | 라. 비타민 C |

① 나, 라　　② 가, 나, 라
③ 라　　④ 가, 나, 다
⑤ 가, 나, 다, 라

35	① ② ③ ④ ⑤
36	① ② ③ ④ ⑤
37	① ② ③ ④ ⑤
38	① ② ③ ④ ⑤

39 체내에서 케톤체 생성량을 상승시키는 원인이 아닌 것은?

① 장기간 음식물 섭취를 못한 경우
② 고지방산 음식물을 섭취한 경우
③ 지방이 불완전 연소 되는 경우
④ 아세틸 CoA에 비해 상대적으로 옥살로아세트산이 부족한 경우
⑤ 고탄수화물 섭취로 아세틸 CoA가 TCA 회로로 들어가지 못하는 경우

40 노령화에 따른 기능장애에 대한 설명 중 틀린 것은?

① 용혈성 증가　　　　② 동맥 내강의 직경 감소
③ 혈관 내 칼슘 침착　　④ 인슐린 분비 능력 감소
⑤ 혈장 단백질량의 감소

41 노인에게 수분 섭취가 중요한 가장 옳은 이유는?

① 요 농축 능력이 저하되기 때문이다.
② 변비 때문이다.
③ 입이 마르기 때문이다.
④ 갈증을 자주 느끼기 때문이다.
⑤ 발한량이 높기 때문이다.

42 노년기의 생리적·생화학적 변화가 아닌 것은?

① 포도당 내성 저하와 인슐린 저항성 증가
② 위액 분비량 증가
③ 세로토닌, 도파민, 아세틸콜린 등 신경전달 물질의 합성 속도 저하로 미세한 운동 기능이나 인지 능력의 변화
④ 근육 감소와 기초 대사량 저하
⑤ 신체 내외의 환경 변화에 대한 반응이나 적응력 감소

39	① ② ③ ④ ⑤
40	① ② ③ ④ ⑤
41	① ② ③ ④ ⑤
42	① ② ③ ④ ⑤

43 베네딕트 시험법에 의한 당의 환원성 실험에서 적색 침전이 생기지 않는 당은?

① 자당   ② 갈락토오스   ③ 과당
④ 포도당   ⑤ 유당

44 인체 중 단위면적당 글리코겐의 함량이 가장 많은 조직과 총 글리코겐 함량이 가장 많은 조직을 순서대로 나열한 것은?

① 심장, 골격근   ② 간, 골격근   ③ 신장, 심장
④ 골격근, 간   ⑤ 간, 신장

45 피루브산이 TCA 회로로 들어갈 때 제일 먼저 어떤 형태로 변화되는가?

① 시트르산   ② 푸마르산   ③ 아세틸 CoA
④ 숙신산   ⑤ α-케토글루타르산

46 피루브산이 젖산으로 전환되는 과정에 대한 설명으로 옳은 것은?

① 해당 과정에 필요한 NADH + H$^+$ 공급을 위해 일어난다.
② 젖산은 근육 조직 내에서 당신생을 거쳐 포도당으로 전환될 수 있다.
③ 피루브산 탈수소 효소에 의해 촉진된다.
④ 젖산은 적혈구의 포도당 에너지 대사의 최종 산물이다.
⑤ 호기성 조건에서 일어난다.

47 지방산 합성 과정에서 시트르산의 역할로 바른 것은?

① 지방산 생합성 효소를 저해한다.
② 세포질에서 미토콘드리아로 아세틸 그룹을 옮겨준다.
③ 콜레스테롤 합성을 억제한다.
④ 말로닐 CoA를 합성할 CO_2를 공급한다.
⑤ 미토콘드리아에서 세포질로 아세틸 CoA를 운반해준다.

43	① ② ③ ④ ⑤
44	① ② ③ ④ ⑤
45	① ② ③ ④ ⑤
46	① ② ③ ④ ⑤
47	① ② ③ ④ ⑤

48 β-카로틴이 비타민 A로 변화되는 장기는?

① 소장 점막   ② 위장   ③ 간장
④ 비장   ⑤ 췌장

MEMO

49 DNA와 RNA를 비교한 것 중 틀린 것은?

① DNA는 A·T·C·G, RNA는 A·U·C·G라는 염기를 쓴다.
② 둘 다 뉴클레오티드로 구성되어 있다.
③ RNA에서 산소 원자 하나가 떨어져 나온 구조가 DNA이다.
④ DNA는 RNA보다 반응성이 크다.
⑤ DNA는 이중 나선 구조, RNA는 단일 나선 구조이다.

50 다음은 한국인의 1일 당류 섭취 기준이다. 빈칸에 들어갈 내용으로 옳은 것은?

> 총 당류 섭취량을 총 에너지 섭취량의 (A)로 제한하고, 특히 식품의 조리 및 가공 시 첨가되는 첨가당은 총 에너지 섭취량의 (B)(으)로 섭취하도록 한다.

① A: 20~30%, B: 15%   ② A: 20~30%, B: 10%
③ A: 10~20%, B: 10%   ④ A: 10~20%, B: 15%
⑤ A: 10~20%, B: 5%

51 지방간에 대한 설명으로 옳지 않은 것은?

① 항지방간 인자는 간에서 혈중으로 지방의 이동을 촉진하는 물질로 지방간 예방 치료에 쓰인다.
② phenylalanine 은 항지방간 인자로 작용한다.
③ 지방간은 인지질 결핍 및 알코올 장기 섭취 시 일어난다.
④ 지방간은 간에서 혈장 지단백질 합성이 저해되어 지방이 간에 축적되는 경우에 일어난다.
⑤ 지방간은 비타민 B_{12}, 판토텐산, 필수 지방산 등이 결핍되는 경우에 일어난다.

48	① ② ③ ④ ⑤
49	① ② ③ ④ ⑤
50	① ② ③ ④ ⑤
51	① ② ③ ④ ⑤

52 비타민 중 지질 대사와 관계 없는 것은?

① 니아신   ② 비오틴   ③ 판토텐산

④ 리보플라빈   ⑤ 엽산

53 동물 세포 내에서 지방산이 산화되는 과정에 대한 옳은 설명만으로 연결된 것은?

> 가. 팔미트산은 β−산화를 통해 10개의 아세틸 CoA로 분해된다.
> 나. 아세틸 CoA가 미토콘드리아 내막을 통과하기 위해 카르니틴과 결합해야 한다.
> 다. 지방산의 산화는 미토콘드리아와 세포막에서 일어난다.
> 라. 지방산의 산화에 말로닐 CoA는 관여하지 않는다.

① 가, 다   ② 나, 라   ③ 가, 나, 다

④ 가, 다, 라   ⑤ 가, 나, 다, 라

54 비타민 K에 대한 설명으로 옳지 않은 것은?

① 항생제 사용이나 지방 흡수 장애가 있을 때 결핍이 우려된다.

② 성인에 있어 채식위주의 식사 시 결핍증이 유발될 수 있다.

③ 비타민 K는 GLA(γ-carboxyglutamate)를 함유하는 오스테오칼신, 프로트롬빈 등의 단백질에서 GLA 형성 과정에 필수 요소로 작용한다.

④ 비타민 K의 필요량은 식사와 미생물에 의한 장내 합성으로 충당된다.

⑤ 비타민 K는 프로트롬빈의 형성을 도와 혈액 응고에 관여한다.

55 알라닌과 같은 아미노산이 당질로 전환되는 것은?

① 당신생 작용   ② 당분비 작용

③ 전자전달계   ④ 해당 작용

⑤ 당의 산화·환원 작용

52	① ② ③ ④ ⑤
53	① ② ③ ④ ⑤
54	① ② ③ ④ ⑤
55	① ② ③ ④ ⑤

56 지방의 β–산화에 대한 설명으로 알맞은 것은?

① β-산화의 주생성물은 카르니틴이다.

② 세포질에서 주로 일어난다.

③ β-산화를 하면 지방산은 탄소 수가 2개 적은 아세틸 CoA 가 된다.

④ 말로닐 CoA를 생성한다.

⑤ 불포화지방산의 β-산화는 트랜스형이 시스형으로 바뀌고 난 후 β-산화가 일어난다.

57 소화 효소와 분비 장소, 작용 대상물의 연결로 옳은 것은?

① 프티알린 – 위액 – 전분

② 아밀롭신 – 위액 – 전분

③ 말타아제 –소장 – 맥아당

④ 리파아제 – 소장 – 자당

⑤ 수크라아제 – 소장 – 유당

58 과잉 섭취 시 신장 경화로 요독증이 유발되지만 칼슘과 인의 흡수를 돕는 비타민은?

① 비타민 K ② 비타민 C ③ 비타민 B1

④ 비타민 E ⑤ 비타민 D

59 퓨린 대사의 최종 생성물은?

① 인산크레아틴 ② 잔틴 ③ 암모니아

④ 요산 ⑤ 요소

60 프로스타글란딘(prostaglandins)의 전구체가 아닌 것은?

① DHA ② linolenic acid

③ linoleic acid ④ arachidonic acid

⑤ EPA

56	①	②	③	④	⑤
57	①	②	③	④	⑤
58	①	②	③	④	⑤
59	①	②	③	④	⑤
60	①	②	③	④	⑤

MEMO

61 다음은 무엇에 대한 설명인가?

> • 국민보건과 체위 향상을 목적으로 인간의 건강을 최적 상태로 유지하는 것에 목표를 둠.
> • 영양 필요량 충족에만 초점을 맞추기 보다는 만성 질환이나 영양소 과다 섭취의 예방까지도 함께 고려함.
> • 현대사회에서 나타나고 있는 영양소 섭취와 건강의 관계를 포괄적으로 포함시킴.
> • 식사 섭취의 평가나 식사 계획에도 다양한 활용이 가능함.

① 평균 필요량
② 질소 균형법
③ 영양 권장량
④ 필요 추정량
⑤ 2015 한국인 영양소 섭취 기준

62 국민건강영양조사의 실시 내용 중 검진조사의 항목이 아닌 것은?

① 구강 건강   ② 혈중 지질치
③ 간 기능 대사 항목   ④ 신장 기능 검진 항목
⑤ 혈당

63 영양교육 효과 판정을 단시일 내에 측정할 수 있는 방법은?

> 가. 건강 상태의 변화   나. 영양교육 참가 횟수의 변화
> 다. 식품 섭취상의 변화   라. 신체 발육상의 변화

① 가, 나, 다, 라   ② 나, 다, 라
③ 가, 나, 라   ④ 나, 다
⑤ 가, 라

61	①	②	③	④	⑤
62	①	②	③	④	⑤
63	①	②	③	④	⑤

64 식품 제조업체, 유통 기업 및 개인으로부터 여유 식품 등을 기부 받아 식품과 생활용품의 부족으로 어려움을 겪는 저소득 계층에게 무상으로 제공하는 민간 중심의 식품 지원 복지 서비스 단체는?

① 노동 건강 연대   ② 먹거리 사랑 시민 연합

③ 푸드뱅크   ④ 응용 영양 사업

⑤ 농촌 생활 연구소

65 국민건강영양조사를 제4기 조사부터 통합 시행하고 있는 기관은?

① 질병관리본부   ② 한국보건사회연구원

③ 여성가족부   ④ 한국보건산업진흥원

⑤ 보건복지부

66 임산부를 대상으로 빈혈 개선 식단 작성법을 단계적으로 교육시 키고, 실제로 조리해 보이며 설명하는 영양교육 방법은?

① 결과 시범 교수법   ② 방법 시범 교수법

③ 역할 연기법   ④ 심포지엄

⑤ 강연식 토의법

67 입체 매체가 아닌 것은?

① 표본   ② 사진   ③ 모형

④ 실물   ⑤ 인형

68 비만 예방을 위한 영양지도의 내용으로 옳지 않은 것은?

① 식생활 개선과 함께 활동량을 늘려 에너지 소비를 높이는 방법을 지도한다.

② 정상 식사는 유지하며, 열량이 높은 당질과 포화지방의 섭 취를 줄인다.

③ 섭취 열량과 소비 열량의 균형을 유지하도록 한다.

④ 식사 횟수를 줄여 1일 섭취량을 줄인다.

⑤ 섬유소가 많고 열량이 적은 음식을 섭취한다.

64	① ② ③ ④ ⑤
65	① ② ③ ④ ⑤
66	① ② ③ ④ ⑤
67	① ② ③ ④ ⑤
68	① ② ③ ④ ⑤

69 모형의 특징이 아닌 것은?

① 금속, 진흙, 파라핀, 석고 등은 모형의 재료가 아니다.
② 실물이나 표본으로 교육하는 것이 어려울 때 사용한다.
③ 제작비가 비싸지만 한번 제작하면 장기간 사용할 수 있다.
④ 식품 및 음식의 모형은 실물과 같은 촉감, 냄새, 맛을 느낄 수 없는 단점이 있다.
⑤ 원형 그대로 알맞은 크기로 만든 것이다.

MEMO

70 개인의 영양 상담을 위한 효율적인 의사소통 방법은?

① 대화에 참여를 유도하기 위해 개방형 질문만 한다.
② 내담자가 부담을 느끼지 않도록 시선을 돌려 관심을 덜 표현한다.
③ 내담자가 애매모호하거나 깨닫지 못하는 내용은 굳이 설명하지 않는다.
④ 명백한 사실만을 요구하는 폐쇄형 질문만 한다.
⑤ 내담자의 말과 행동을 상담자가 부연해 줌으로써 내담자가 이해받고 있다는 느낌이 들도록 한다.

71 성인기 당뇨병 환자에 대한 영양교육의 내용으로 가장 알맞은 것은?

① 당뇨병에 좋은 잡곡밥은 수시로 제한 없이 많은 양을 섭취한다.
② 체중 조절을 위해 급격한 칼로리 제한을 한다.
③ 인슐린과 체내 에너지 평형에 대해 설명한다.
④ 설탕의 섭취를 전적으로 금지한다.
⑤ 질병의 원인은 선천적인 인슐린의 분비 부족 때문이다.

69	① ② ③ ④ ⑤
70	① ② ③ ④ ⑤
71	① ② ③ ④ ⑤

72 24시간 회상법에 대한 설명으로 옳지 않은 것은?

① 어린이, 노인, 장애인에게도 적합한 방법이다.
② 조사 대상자가 24시간 전에 섭취한 음식의 종류와 양을 기억을 통해 조사한다.
③ 조사 시간, 인력, 경비가 적게 든다.
④ 문맹자도 조사가 가능하다.
⑤ 다양한 집단의 평균적 식사 섭취량 조사에 매우 유용하다.

73 다음에서 설명하는 영양 판정 방법은?

- 영양 불량과 관련되어 나타나는 신체적 징후를 기초로 진단하며 진찰 소견과 징후, 그리고 환자가 호소하는 증세로 판단한다.
- 겉으로 관찰되는 쇠약, 근육 소모, 부종, 복수, 특정 영양소의 부족증 등이 조사에 포함된다.

① 임상 조사   ② 생화학적 조사
③ 식사 섭취 조사   ④ 신체 계측 조사
⑤ 영양 지식 조사

74 영양 판정 방법 중 가장 객관적이고 정량적인 방법은?

① 개인별 식사 조사   ② 생화학적 검사
③ 신체 계측법   ④ 간접 평가
⑤ 표본 기구 조사

75 초등학교에서 채소류 음식을 많이 남기는 편식 아동을 대상으로 영양교육 프로그램을 진행한다면 어떤 영양교육 이론을 적용한 것인가?

① 합리적 행동 이론   ② 개혁 확산 모델
③ 건강 신념 모델   ④ 사회인지론
⑤ 사회학습 이론

76 맑은 유동식에 대한 설명으로 옳지 않은 것은?

① 수분 공급을 위해서 우유, 맑은 과일주스도 가능하다.
② 조직의 수분 공급과 환자의 갈증을 막기 위하여 짧은 간격을 두고 공급한다.
③ 수술 후의 환자, 수술을 받지 않아도 병환이 심하고 소량의 고형, 반고체 음식도 소화 작용에 부담을 주는 경우에 공급한다.
④ 최소한의 잔사와 가스를 발생시키지 않는 식품으로 구성된다.
⑤ 바람직한 식단은 끓여서 식힌 물 또는 얼음, 콩나물 국물, 연한 홍차이다.

77 덤핑 증후군 환자의 식사요법으로 옳지 않은 것은?

① 전체 열량의 30~40%를 중등지방으로 공급한다.
② 한 끼의 식사량을 줄이고 여러 번으로 나누어 공급한다.
③ 고단백식과 무자극성 음식을 공급한다.
④ 당분 함량이 많은 음식을 공급한다.
⑤ 튀긴 음식은 피하고 흰살 생선, 균질육, 크림치즈, 그라탱 등을 공급한다.

78 글루텐 장 질환 증상에 대한 설명으로 옳지 않은 것은?

① 탄수화물, 단백질, 지방, 철, 비타민류의 흡수 장애를 일으킨다.
② 설사변에는 악취가 나고 지방이 적다.
③ 칼슘, 엽산이 체내에서 손실되고 장 점막에 손상이 온다.
④ 밀, 보리, 호밀을 금지해야 한다.
⑤ 곡류는 쌀과 감자 위주로 공급한다.

76	① ② ③ ④ ⑤
77	① ② ③ ④ ⑤
78	① ② ③ ④ ⑤

79 설사 환자의 식사요법으로 옳지 않은 것은?

① 급성 설사 시 장을 진정시키는 작용이 있는 펙틴을 함유한 음식을 공급하는 것이 좋다.

② 초기에는 가급적 우유 및 유제품의 사용을 제한한다.

③ 체내 수분과 염분 손실을 보충하는 것이 가장 중요하다.

④ 발효성, 소화성 설사는 당질의 과잉 섭취로 소화가 불충분하여 장에서 세균에 의해 발효되어 산과 탄산가스가 생기므로 장을 자극해서 설사가 발생한다.

⑤ 장내에서 당질의 소화 흡수가 나쁠 때는 설탕이나 전분을 준다.

80 궤양성 대장염의 설명으로 옳지 않은 것은?

① 흡수 불량 상태가 지속되면 저단백혈증이 나타난다.

② 급성기에는 설사로 인한 탈수 등을 예방하기 위해 수분과 전해질을 우선 보충한다.

③ 궤양성 대장염의 저잔사식은 우유를 섭취하고 알코올, 카페인 음료, 탄산음료 등은 제한한다.

④ 주증상이 설사이며 복통, 발열, 혈변 등을 수반한다.

⑤ 증상이 심하면 금식 후 필요한 수분과 영양분을 정맥 영양으로 공급해야 한다.

81 췌장염 환자의 식사요법으로 옳지 않은 것은?

① 손상된 조직의 회복을 위하여 고단백식을 공급한다.

② 알코올음료, 커피, 향신료를 금한다.

③ 에너지원으로 당질을 충분히 섭취한다.

④ 증상이 심하면 3~5일 절식 후 정맥 영양으로 수분과 영양제를 공급한다.

⑤ 가스 발생 식품과 거친 질감의 음식을 제한한다.

79	① ② ③ ④ ⑤
80	① ② ③ ④ ⑤
81	① ② ③ ④ ⑤

82 비만증의 식사요법으로 옳지 않은 것은?

① 저열량과 질소 평형이 (−)로 유지되도록 한다.
② 비만증은 섭취한 열량이 에너지 소모량보다 많을 때 일어
  나므로 저열량식을 공급하여 체중의 감소를 유도하는 것
  이 원칙이다.
③ 당질은 정상보다 줄이고 우유와 채소는 꼭 먹도록 한다.
④ 단백질은 열량 제한식에도 질소 균형을 유지하기 위하여
  질 좋은 단백질을 충분히 공급한다.
⑤ 단백질 절약의 변형 단식은 지방 조직만 손실하고 근육과
  내장 단백질은 보충하기 위해 하루에 40~100 g 정도의
  단백질을 섭취하도록 구성된다.

83 요요 현상에 대한 설명으로 옳은 것은?

① 백색 지방 세포가 많으면 요요 현상이 늦게 온다.
② 갈색 지방 세포가 많으면 요요 현상이 빨리 온다.
③ 기초 대사량이 감소한다.
④ 근육량이 증가되는 현상이다.
⑤ 체지방량이 감소되는 현상이다.

84 다음에서 고혈압 예방을 위한 식습관으로 옳은 내용만을 나열한
것은?

> 가. 녹황색 채소를 매일 충분히 섭취한다.
> 나. 달걀, 육류 등을 충분히 섭취한다.
> 다. 음식의 간을 싱겁게 한다.
> 라. 술, 담배의 양을 줄이고 적당한 운동을 한다.

① 가, 나, 다, 라　　　　② 가, 다, 라
③ 가, 다　　　　　　　④ 나, 라
⑤ 라

82 ① ② ③ ④ ⑤
83 ① ② ③ ④ ⑤
84 ① ② ③ ④ ⑤

85 혈압에 대한 설명으로 옳지 않은 것은?

① 육체적, 정신적 스트레스로 혈압이 상승한다.

② 출혈이 많으면 혈압이 낮아진다.

③ 혈액의 점성, 혈류량, 심박출량, 혈관 반경 중 혈압에 가장 큰 영향을 주는 것은 혈관 반경이다.

④ 동맥경화로 세동맥벽 탄력성이 감소하면 혈압이 낮아진다.

⑤ 지역적으로 더운 지방보다는 추운 지방에 많다.

86 나트륨 제한식을 위한 식품은?

① 우유, 버터, 마가린 등을 충분히 섭취한다.

② 가능한 한 밥보다는 빵을 선택한다.

③ 근대, 시금치, 케일, 치즈 등의 섭취를 제한한다.

④ 저장 식품을 주로 이용한다.

⑤ 천연 식품보다는 가공 식품을 이용한다.

87 동맥경화증에 대한 설명으로 옳지 않은 것은?

① 원인은 확실하지 않지만 유전적 소인, 연령, 성별, 내분비 인자 등이 관여한다.

② 비타민 E는 지질 대사와 관계가 있으므로 채소, 과일, 해조, 버섯류를 충분히 섭취한다.

③ 커피 중의 카페인은 혈중 유리지방산과 중성 지방을 증가시키므로 제한한다.

④ 섬유소의 과다 섭취는 동맥경화증의 원인이 된다.

⑤ 동맥경화증의 식사요법은 단백질(총 열량의 15~20%)과 불포화지방산이 많은 식품을 권장하는 것이다.

85	① ② ③ ④ ⑤
86	① ② ③ ④ ⑤
87	① ② ③ ④ ⑤

88 복막 투석 환자의 식사요법으로 적당하지 않은 것은?

① 수분은 제한하지 않는다.
② 비타민 섭취를 충분히 한다.
③ 인이 많은 식품을 제한한다.
④ 지방 섭취를 제한할 필요는 없다.
⑤ 칼륨 섭취를 제한한다.

89 당뇨병 치료를 위한 처방으로 옳은 것은?

> 가. 운동 요법
> 나. 복합 당질의 섭취 권장
> 다. 단백질 섭취 제한
> 라. 비만인 경우 열량 섭취 제한

① 가, 나, 다, 라　　　　② 가, 다, 라
③ 가, 다　　　　　　　④ 나, 라
⑤ 라

90 담석증에 대한 설명으로 옳지 않은 것은?

① 급성 담석증 증세가 호전되면 저열량, 고단백질, 고비타민 식의 연식을 취하며, 금지된 식품은 알코올음료, 기름기가 많은 고기나 생선, 고콜레스테롤 식품이다.
② 담석의 통증은 고지방식 후 더 많이 발생하므로 식사와 밀접한 관계가 있다.
③ 자극성이 강한 것은 통증을 유발하므로 금하고 가스를 발생시키는 음식은 피한다.
④ 담석증은 여성보다 남성에게 더 많고 빌리루빈계 결석이 많다.
⑤ 수술 후에 회복될 때까지 지방은 제한한다.

MEMO

88	①	②	③	④	⑤
98	①	②	③	④	⑤
90	①	②	③	④	⑤

91 다음 설명 중 옳지 않은 것은?

① 비타민 B_1 결핍 환자에게는 동물성 식품, 우유, 보리, 비타민 B 복합체를 공급한다.
② 비타민 B_6 결핍 환자에게 가장 권장하는 것은 돼지 간, 표고버섯, 땅콩 등이 있다.
③ 저색소성 빈혈은 간, 대추, 귤, 콩 등을 섭취하는 것이 좋다.
④ 재생 불량성 빈혈 환자의 식사로 고단백, 고비타민 B_{12}, 고비타민 C, 고엽산식이 적당하다.
⑤ 과당과 당밀은 철분 결핍성 빈혈 환자의 감미료로 적당하다.

92 당뇨병 환자의 증세에 대한 설명으로 옳지 않은 것은

① 인슐린 비의존형 당뇨병은 유전성이 강하다.
② 인슐린 의존형 당뇨병은 케톤증이나 혼수상태를 방지하기 위해 인슐린 치료가 필수이다.
③ 당뇨병이 심해지면 백내장, 혈관 질환 등의 합병증이 유발된다.
④ 전해질 불균형, 알칼리혈증, 무기력증 등이 나타난다.
⑤ 당뇨병 환자의 초기 증세는 심한 갈증, 다뇨, 다식 등이 있다.

93 당뇨병 환자의 지방 섭취 방법으로 옳은 것은?

① 환자의 열량 소모에 따라 불포화지방산을 공급한다.
② 지방량은 제한하나 종류는 상관 없다.
③ 불포화지방산의 섭취는 제한이 없다.
④ 산독증 예방을 위해 지방을 제한한다.
⑤ 콜레스테롤은 제한하지 않아도 된다.

91	① ② ③ ④ ⑤
92	① ② ③ ④ ⑤
93	① ② ③ ④ ⑤

94 당뇨병 환자의 단백질 대사에 대한 설명으로 옳지 않은 것은?

① 간에서 요소 합성이 촉진되어 요중 질소 배설량이 증가한다.
② 당질 대사 장애로 체단백 조직이 분해되고 체중이 감소한다.
③ 단백질 과잉 현상이 나타나고 병에 대한 저항력이 낮아진다.
④ 당뇨병 환자의 질소 균형은 (−)이나 단백질을 충분히 주면 (−)가 되지 않는다.
⑤ 근육 조직에 아미노산 이동이 저해되어 단백질 합성이 감소한다.

95 갈락토스혈증에 대한 설명으로 옳지 않은 것은?

① 혈중에 갈락토스와 갈락토스일인산이 축적된다.
② 갈락토스가 포도당으로 전환되지 못하고 축적되어 일어난다.
③ 카제인 가수분해물, 젖산, 락토알부민은 젖당이 들어 있지 않아 식사가 가능하다.
④ 식욕 부진, 체중 감소, 안면 창백, 발육 지연, 황달, 복수, 구토, 팽만감, 설사, 지능 저하 등이 나타난다.
⑤ 갈락토스혈증에 걸린 어린이에게 전지분유를 공급해도 무방하다.

96 통풍 환자의 식사요법으로 옳은 것은?

| 가. 탄수화물을 제한한다. | 나. 소금을 제한한다. |
| 다. 핵단백질을 제한한다. | 라. 지방을 제한한다. |

① 라 ② 나, 다 ③ 나, 라
④ 가, 나, 다 ⑤ 가, 나, 다, 라

97 수분을 증가시켜야 하는 질환을 모두 나열한 것은?

| 가. 통풍 | 나. 신부전 |
| 다. 결석 | 라. 위궤양 |

① 가, 나, 다, 라 ② 가, 나, 다 ③ 가, 다
④ 나, 라 ⑤ 라

94	① ② ③ ④ ⑤
95	① ② ③ ④ ⑤
96	① ② ③ ④ ⑤
97	① ② ③ ④ ⑤

98 어린이의 소변과 땀에서 특유의 자극적 향이 날 때 섭취하지 않아야 하는 것은?

① 유제품　　　　　　　② 티로신
③ 아연과 철분　　　　　④ 페닐알라닌
⑤ 측쇄아미노산

99 수술 후 환자에게 단백질을 충분히 공급해 주어야 하는 이유로 옳은 것은?

> 가. 출혈로 손실된 단백질 보충
> 나. 부종 방지
> 다. 감염에 의한 저항력 증가
> 라. 조직 재생

① 가, 나, 다, 라　　　　② 가, 나, 다
③ 가, 다　　　　　　　④ 나, 라
⑤ 라

100 암에 대한 설명으로 옳지 않은 것은?

① 식도암 수술 후 목 부위에 통증이 심한 환자가 먹기 쉬운 식사는 연식이다.
② 간암 환자가 얼굴이 노랗게 변하고 복수가 생겼을 때 가장 적절한 식사는 저염식이다.
③ 암 환자의 영양 상태가 불량한 주원인은 식욕 부진으로 식사를 제대로 할 수 없기 때문이다.
④ 위 절제 수술을 받은 위암 환자에게 수분은 식사 전후 30~60분에 마시도록 한다.
⑤ 과다한 지방 섭취는 유방암, 대장암 등의 발생과 관련이 있다.

98	①	②	③	④	⑤
99	①	②	③	④	⑤
100	①	②	③	④	⑤

101 암에 대한 설명으로 옳지 않은 것은?

① 임종이 가까운 암 환자의 영양관리는 환자나 보호자의 의사를 존중하는 것이 가장 바람직하다.

② 항암 치료 시 오심, 구토가 심할 때는 바삭한 토스트 같은 담백한 식품이 뜨겁거나 냄새나는 음식보다 도움이 된다.

③ 뇌종양 환자가 뇌수술 후 의식을 회복하지 못할 때는 고열량식이 가장 적합한 영양 공급 방법이다.

④ 골수 이식 환자는 면역 기능의 파괴로 감염되기 쉬우므로 날 음식이나 어패류는 적합하지 않고 무균식을 제공해야 한다.

⑤ 대장 수술 후에는 대변의 양과 빈도를 줄이기 위해 당분간 잔사를 제한해야 한다.

102 암 환자에게 일어나는 현상이 아닌 것은?

① 체지방 감소
② 인슐린 저항 감소
③ 대사 기능 항진
④ 혈청 알부민 감소
⑤ 글리코겐 생성 저하

103 암세포의 발전을 둔화시키거나 암 예방에 가장 효과적인 비타민은?

① 비타민 A
② 비타민 B 복합체
③ 비타민 C
④ 비타민 E
⑤ 비타민 K

104 치아 건강과 관련된 영양소가 아닌 것은?

① 비타민 D
② 불소
③ 칼슘
④ 나트륨
⑤ 단백질

101	①	②	③	④	⑤
102	①	②	③	④	⑤
103	①	②	③	④	⑤
104	①	②	③	④	⑤

105 다음은 무엇에 대한 설명인가?

> • 간뇌를 구성하는 일부이며 중뇌 위쪽에 위치한다.
> • 자율신경계의 최고 중추부로서 항상성 조절 중추이다.

① 시상하부   ② 기저핵   ③ 뇌교
④ 시상상부   ⑤ 시상후부

106 근육에 대한 설명으로 옳지 않은 것은?

① 크레아틴과 인산으로부터 크레아틴인산을 합성하는데 근육 내의 ATP가 관여한다.
② 콜라겐은 근육의 수축성 단백질이다.
③ ATP 분비가 근수축의 직접적인 원동력이다.
④ 근의 전도로 알 수 있는 현상은 근의 활동 전위이다.
⑤ 근육의 ATP는 젖산에서 글리코겐을 합성하고 액틴-미오신이 수축하는데 쓰인다.

107 감각기관에 대한 설명으로 옳지 않은 것은?

① 중이는 고막, 청소골, 유스타키오관으로 되어있다.
② 달팽이관은 나선모양의 관을 이루며 전정계, 중간계, 고실계로 나뉘어져 있다.
③ 내이의 반고리관은 몸의 기울어짐을 감각한다.
④ 매우 빠른 빈도의 여러 충격파가 운동 신경을 통해 근육에 도달했을 때 일어나는 수축은 강축이다.
⑤ 감각의 순응이란 일정 자극을 같은 크기로 반복하여 가하면 감각의 크기는 자극이 가해지는 시간의 길이와 더불어 차츰 작아지는 것이다.

108 감각에 대한 설명으로 옳은 것은?

① 미각의 역치 중 가장 낮은 것은 단맛이다.
② 안구 앞쪽의 투명한 막을 공막이라 한다.
③ 피부의 감각점 중에 온점이 가장 많이 분포되어 있다.
④ 반고리관이 몸의 회전 감각을 맡고 있다.
⑤ 미각은 미각 신경을 통해 중뇌로 전해진다.

MEMO

105	①	②	③	④	⑤
106	①	②	③	④	⑤
107	①	②	③	④	⑤
108	①	②	③	④	⑤

109 신우와 방광을 연결하는 기관은?

① 집합관　　② 헨레의 고리　　③ 보먼주머니

④ 세뇨관　　⑤ 수뇨관

110 스탈링 법칙과 관계있는 것은 무엇인가?

① 대정맥 축압

② 모세혈관의 투과성

③ 대동맥 산소 분압

④ 혈액의 심장 박출량

⑤ 심장 수축기와 이완기의 압력차

111 심장박동을 촉진시키는 부신수질에서 분비되는 호르몬은?

① 아드레날린　　② 안지오텐신

③ 안드로겐　　④ 아세틸콜린

⑤ 글루카곤

112 호흡계수 중 1.0에 가까운 영양소는?

① 비타민　　② 탄수화물　　③ 지방

④ 단백질　　⑤ 무기질

113 호흡 운동과 관련된 설명으로 옳지 않은 것은?

① 정상 시 흡식 운동은 횡격막과 외늑간근의 수축에 의한다.

② 늑간 신경의 지배를 받는 것은 늑간근이다.

③ 호흡 주기는 대뇌의 호흡 중추에서 조절된다.

④ 동맥혈의 산소 분압 저하로 대동맥 소체와 경동맥 소체가 자극을 받으면 호흡 운동이 촉진 된다.

⑤ 횡격막은 횡격막 신경의 지배를 받는다.

109	① ② ③ ④ ⑤
110	① ② ③ ④ ⑤
111	① ② ③ ④ ⑤
112	① ② ③ ④ ⑤
113	① ② ③ ④ ⑤

114 호흡에 대한 설명으로 옳지 않은 것은?

① 폐활량이란 최대로 흡입한 후에 최대 배출할 수 있는 기체량이다.
② 일호흡 용적이란 1회 흡식으로 폐 내에 출입할 수 있는 기체량이다.
③ 이산화탄소는 주로 HCO_3 형태로 폐에 운반된다.
④ 호흡지수(RQ)는 '소비된 O_2량/생성된 CO_2량'이다.
⑤ 산소와 헤모글로빈의 친화성보다 일산화탄소와 헤모글로빈의 친화성이 더 크다.

115 연결 내용이 잘못된 것은?

① 구강 – 프티알린 – 탄수화물 소화
② 위장 – 펩신 – 단백질 소화
③ 췌장 – 리파아제 –지방 소화
④ 소장 – 말타아제 – 맥아당 소화
⑤ 간장 – 담즙 – 지방 소화

116 소장에서의 영양소 흡수에 대한 설명으로 옳은 것은?

① 지방은 확산에 의해 흡수된다.
② 지용성 비타민은 수용성 비타민과 함께 흡수된다.
③ 나트륨 이온은 수동적으로 운반된다.
④ 단당류와 아미노산은 융털의 림프관으로 흡수된다.
⑤ 지방산과 글리세롤은 융털의 모세혈관으로 흡수된다.

117 외분비선과 내분비선을 겸하는 기관은?

① 소장　　　　② 뇌하수체　　　　③ 췌장
④ 송과선　　　　⑤ 부신

118 부갑상선 호르몬에 대한 설명으로 옳지 않은 것은?

① 신장 세뇨관에서 칼슘 이온의 재흡수를 촉진하여 혈중 칼슘이온 농도를 증가시키지만 인산염 재흡수를 저하시켜 배출이 증가된다.

② 부갑상선 호르몬의 분비 저하는 혈중 칼슘 이온 농도를 증가시킨다.

③ 테타니병과 연관되어 있다

④ 부갑상선 호르몬은 파라토르몬이며, 반대 기능을 갖는 호르몬은 칼시토닌이다

⑤ 과량 분비되면 뼈 속의 칼슘 이온을 혈액으로 유리시켜 골다공증, 인산염 흡수 저하, 구루병, 비타민 D 합성에 영향을 준다.

119 호르몬 분비 이상 시 나타나는 질병으로 옳은 것은?

> 가. 갑상선 호르몬: 크레틴병
> 나. 부갑상선 호르몬: 테타니
> 다. 성장 호르몬: 왜소증
> 라. 부신수질 호르몬: 에디슨병

① 라　　　　　　　　　② 가, 나
③ 나, 다, 라　　　　　　④ 가, 나, 다
⑤ 가, 나, 다, 라

120 다음 중 옳지 않은 설명은?

① 대장은 소장에서 흡수하고 난 나머지 수분을 흡수한다.
② 담즙에는 소화 효소가 없다.
③ 간장은 소화 효소를 분비하지 않는다.
④ 탄수화물, 단백질, 지방의 대사 과정에서 TCA 회로 전의 공통의 대사 중간 산물은 말로닐 CoA이다
⑤ 가스트린은 음식물의 위벽 자극으로 분비된다.

118 ① ② ③ ④ ⑤
119 ① ② ③ ④ ⑤
120 ① ② ③ ④ ⑤

1 식품학 및 조리원리(40)

01 결합수의 특징은?

① 가열, 건조, 압착에 의해 쉽게 제거된다.
② 0℃ 이하에서 결빙된다.
③ 미생물의 생육과 증식에 이용되지 못한다.
④ 수중기압이 높다.
⑤ 화학 반응에 관여한다.

02 어육 자가소화의 원인은?

① 어육 내 무기염류에 의해 일어난다.
② 어육 내 효소에 의해 일어난다.
③ 세균에 의해 일어난다.
④ 산소와의 접촉으로 일어난다.
⑤ 어육 내 지방에 의해 일어난다.

03 30%의 수분과 10%의 소금을 함유한 식품의 Aw는? (단, 분자량은 H2O:18, NaCl:58.5이다.)

① 0.80   ② 0.83   ③ 0.89
④ 0.91   ⑤ 0.98

04 전분의 호화에 영향을 주는 요인이 아닌 것은?

① 온도   ② 전분의 종류   ③ 전분의 분자량
④ 수분 함량   ⑤ pH

MEMO

01	① ② ③ ④ ⑤
02	① ② ③ ④ ⑤
03	① ② ③ ④ ⑤
04	① ② ③ ④ ⑤

05 당에 의해서만 일어나는 갈변 반응은?

① 마이야르 반응
② 카라멜화 반응
③ 폴리페놀 산화 반응
④ 스트렉커 중합 반응
⑤ 아스코르브산 산화 반응

06 다음에서 설명하는 지질은?

> • 친수성기와 소수성기가 있는 복합 지질이다.
> • 세포막의 주요 구성 성분이며 물질 수송의 조절 기능을 한다.
> • 글리세롤, 지방산, 인산 등의 ester 결합 물질이다.
> • 콜린이 결합한 레시틴, 에탄올아민이 결합한 포스파티딜에탄올아민 등이 있다.

① 당지질
② Wax
③ 인지질
④ 스테롤
⑤ 스핑고신

07 경화 공정을 통해 트랜스지방을 만들 수 없는 유지는?

① Stearic acid
② Linoleic acid
③ Arachidonic acid
④ Oleic acid
⑤ Linolenic acid

08 비누화의 설명으로 옳은 것은?

① 비누화가 될 수 없는 지질은 중성지질, 왁스, 인지질 등이 있다.
② 비누화가 될 수 있는 지질은 스테롤류, 탄화수소, 일부 지용성 색소 등이 있다.
③ 동물 유지의 비누화값이 팜유보다 크다.
④ 유지 1g에 함유된 유리지방산을 중화하는 데 필요한 수산화칼륨(KOH)의 양을 mg으로 나타낸다.
⑤ 저급 지방산이 많을수록 비누화값은 커지고 고급 지방산이 많을수록 비누화값은 작아진다.

05	① ② ③ ④ ⑤
06	① ② ③ ④ ⑤
07	① ② ③ ④ ⑤
08	① ② ③ ④ ⑤

09 단백질의 3차 구조를 안정시키는 중요한 결합 방법이 아닌 것은?

① 소수성 결합   ② 공유 결합

③ 정전기적 결합   ④ 수소 결합

⑤ S-S(이황화) 결합

10 변성 단백질의 특징이 아닌 것은?

① 비가역적 변성

② 1차 구조는 변화되지 않음

③ 효소의 작용을 받기 쉬워 소화가 잘됨

④ 용해도 감소, 점도 증가

⑤ 화학 반응성의 감소

11 맥주의 쓴맛을 내는 주된 성분은?

① 후물론   ② 나린진   ③ 카페인

④ 테오브로민   ⑤ 탄닌

12 온도가 높아질수록 짠맛에 대한 강도는 어떻게 변하는가?

① 쓰게 느껴진다.

② 단맛이 살짝 느껴진다.

③ 짠맛이 강하게 느껴진다.

④ 변함이 없다.

⑤ 짠맛이 약하게 느껴진다.

13 수박에 소금을 소량 첨가하면 단맛이 상승되는 미각 현상은?

① 맛의 순응   ② 맛의 대비   ③ 맛의 상쇄

④ 맛의 상승   ⑤ 맛의 변조

09	① ② ③ ④ ⑤
10	① ② ③ ④ ⑤
11	① ② ③ ④ ⑤
12	① ② ③ ④ ⑤
13	① ② ③ ④ ⑤

14 밥맛에 영향을 주는 요소가 아닌 것은

① 밥물의 pH가 높을수록 밥맛이 좋다.
② 쌀의 일반적인 성분과 밥맛은 관계가 적다.
③ 0.03%의 소금을 첨가하면 밥맛이 좋아진다.
④ 용기의 재질과 열원은 밥맛에 영향을 준다.
⑤ 묵은 쌀일수록 밥맛은 나빠진다.

15 치즈, 버터 등의 자극성 있는 식품의 주된 냄새 성분은?

① 함황 화합물　　② 테르펜류　　③ 에스테르류
④ 저급 지방산　　⑤ 알코올류

16 간장, 된장을 만들 때 곡류에 *Aspergillus oryzae*를 번식시킨 코지를 이용하는 것과 관계 없는 것은?

① 장류의 색소 형성
② 지방 분해 효소의 이용
③ 장류의 주된 맛과 향기 부여
④ 당화 효소의 이용
⑤ 단백질 분해 효소의 이용

17 빵을 만들 때 갈변 작용과 연화 작용의 역할을 하는 재료는?

① 버터　　　　　② 소금　　　　　③ 설탕
④ 우유　　　　　⑤ 베이킹파우더

18 버터가 많이 들어가는 케이크를 만들 때 버터와 설탕을 함께 혼합하여 잘 저어주는 과정에서 나타나는 버터의 조리성은?

① 기포성　　　　② 크리밍성　　　③ 쇼트닝성
④ 유화성　　　　⑤ 용해성

14	①	②	③	④	⑤
15	①	②	③	④	⑤
16	①	②	③	④	⑤
17	①	②	③	④	⑤
18	①	②	③	④	⑤

19 식육에 대한 설명으로 가장 알맞은 것은?

① 고단백질 식품이다.
② 탄수화물의 급원 식품이다.
③ 다량 함유된 불포화지방이 면역 기능을 향상시킨다.
④ 주요 비타민 공급원이다.
⑤ 무기질 공급원이다.

20 육류 조리법에 대한 설명으로 옳지 않은 것은?

① 쇠고기의 건열 조리 시 미오신과 미오겐의 응고점 전후의 뜨거울 때가 맛이 가장 좋다.
② 건열 조리법은 습열 조리법 보다 전체 손실량이 적다.
③ 가열 시 육류 단백질은 50℃ 이상에서 응고된다.
④ 가열에 의해 결합 조직인 엘라스틴이 젤라틴으로 녹아 나온다.
⑤ 닭고기는 비타민 B의 급원 식품이다.

21 대두의 설명으로 옳은 것은?

① 콩류는 라이신이 부족하여 곡류와 함께 섭취한다.
② 인지질 함량은 높고 비타민 C는 부족하다.
③ 지방 함량이 낮고 전분질 함량이 높다.
④ 대두에 함유된 리놀렌산은 포화도가 높으며 산패되기 쉽다.
⑤ 주요 단백질은 파세올린이다.

22 두부를 제조하는 과정을 바르게 설명한 것은?

① 두부의 응고는 콩단백질인 호르데인을 이용한 것이다.
② 간수는 45℃에서 넣고 은근하게 끓인다.
③ 콩의 독성 성분인 사포닌은 두부 제조 과정에서 파괴된다.
④ 당은 두부의 수축과 경화를 방지한다.
⑤ 열에 불안정한 단백질이 제거된다.

19	①	②	③	④	⑤
20	①	②	③	④	⑤
21	①	②	③	④	⑤
22	①	②	③	④	⑤

23 가열 시 거품이 생기는 쓴맛 성분의 배당체는?

① 사포닌　　　② 리보시드　　　③ 페놀
④ 갈락토시드　　　⑤ 스테롤

24 미생물의 생육에 가장 적게 필요한 무기질은?

① S　　　② Mn　　　③ Mg
④ P　　　⑤ K

25 조상균류와 관련 없는 내용은?

① 털곰팡이속은 여기에 속한다.
② 유성번식을 한다.
③ 움직이는 것도 있다.
④ 발아해서 포자낭을 만들고 포자낭포자를 내생한다.
⑤ 격벽이 있다.

26 미생물의 대사 생성물 중 식품의 부패와 가장 밀접한 효소는?

① 리파아제　　　② 단백질 분해 효소
③ 아밀라아제　　　④ 비타민
⑤ 글루코오스

27 다음 설명 중 옳지 않은 것은?

① 조리 방법 중 영양소의 손실이 가장 큰 것은 굽기이다.
② 과일을 씻을 때 흐르는 물에 5회 이상 씻는 것이 좋다.
③ 압력솥의 특징은 반드시 물이 있어야 하고 조리 시간을 단축하여 연료가 절약된다는 점이다.
④ 주름이 많은 채소는 세제를 20% 이상 사용하는 것이 좋다.
⑤ 푸른 채소는 끓는 물에서 데치고, 달걀을 삶을 때는 찬물에서 삶는다.

23	① ② ③ ④ ⑤
24	① ② ③ ④ ⑤
25	① ② ③ ④ ⑤
26	① ② ③ ④ ⑤
27	① ② ③ ④ ⑤

28 조리 시 영양소의 손실을 최소한으로 줄이기 위한 목적으로 옳지 않은 것은?

① 시금치를 데칠 때는 소금을 약간 넣어준다.

② 감자는 통째로 씻어서 썬다.

③ 고구마의 단맛이 가장 강한 가열법은 삶기이다.

④ 밥을 지을 때 쌀을 침수시켰던 물은 버리지 않고 밥물로 사용한다.

⑤ 마른 표고버섯을 불려 낸 물을 찌개에 이용한다.

29 식품 중의 비타민을 용출, 파괴하고 무기질 및 기타 영양 성분이 심하게 용출되는 조리법은?

① 구이　　　　② 끓이기　　　　③ 튀김

④ 데치기　　　⑤ 볶음

30 전자레인지 사용에 대한 설명으로 옳지 않은 것은?

① 가열에는 수분이 필요하다.

② 수분은 전자파를 흡수하나 종이, 유리, 자기, 플라스틱 등은 투과하며 금속은 반사한다.

③ 식품의 건조에 이용할 수 있다.

④ 도자기, 유리, 합성수지 등의 그릇은 사용할 수 없다.

⑤ 식품의 내부와 외부를 동시에 가열한다.

31 편육을 끓는 물에 삶아내는 이유는?

① 육질을 단단하게 하려고

② 고기 냄새를 없애려고

③ 지방 용출을 적게 하려고

④ 고기 모양을 보존하려고

⑤ 근육 내의 수용성 추출물의 손실을 방지하려고

28	① ② ③ ④ ⑤
29	① ② ③ ④ ⑤
30	① ② ③ ④ ⑤
31	① ② ③ ④ ⑤

32 동·식물 유지의 특성이 아닌 것은?

① 유채유에서 에루신산의 함량을 저하시킨 것이 카놀라유다.
② 참기름은 천연의 항산화 물질을 가지고 있어 저장성이 뛰어나다.
③ 면실유에는 정제되기 전, 독성 물질인 고시폴이 함유되어 있다.
④ 라드는 보존 안전성이 매우 뛰어나다.
⑤ 유지는 융점이 높아 인간의 입 속에서 녹지 않으므로 따뜻하게 먹어야 한다.

33 육류의 사후강직 시 나타나는 현상은?

① ATP 합성
② 보수력이 올라간다.
③ pH가 올라간다.
④ 젖산이 생성된다.
⑤ 알칼리성으로 변한다.

34 육류 조리법 중 습열 조리에 속하는 것은?

① 로스팅　　　② 프라잉　　　③ 베이킹
④ 브로일링　　⑤ 브레이징

35 쇠고기 부위와 조리법이 잘못 연결된 것은?

① 사태 – 편육, 장국, 구이
② 등심 – 전골, 구이
③ 홍두깨살 – 조림
④ 양지육 – 편육, 장국
⑤ 우둔살 – 포, 회, 조림

32	① ② ③ ④ ⑤
33	① ② ③ ④ ⑤
34	① ② ③ ④ ⑤
35	① ② ③ ④ ⑤

36 마요네즈 재생법으로 옳은 것은?

① 난황에 마요네즈를 첨가하여 다시 젓는다.
② 마요네즈에 식초를 첨가하여 다시 젓는다.
③ 마요네즈에 전란을 첨가하여 다시 젓는다.
④ 마요네즈에 물을 첨가하여 다시 젓는다.
⑤ 마요네즈에 난황과 식초를 첨가하여 다시 젓는다.

37 한천에 대한 설명으로 옳지 않은 것은?

① 한천 용액은 가열시간이 길수록 gel의 강도가 높아진다.
② 과즙 등을 첨가하여 산성을 띠면 gel화가 어려우나 약간 식은 후에 첨가하면 이런 현상을 방지할 수 있다.
③ 우유 첨가 시 gel의 강도가 낮아지는데 이는 우유 중의 단백질, 지방의 영향 때문이다.
④ 한천의 응고력은 젤라틴보다 약하다.
⑤ 굳지 않을 정도로 저어주면 점탄성의 저하 및 약화를 방지할 수 있다.

38 다음 중 방부 작용이 없는 것은?

① 소금　　　② 고추　　　③ 생강
④ 마늘　　　⑤ 식초

39 난백의 기포성을 이용하는 음식은?

① 스펀지케이크　　② 계란프라이
③ 에그타르트　　　④ 카스텔라
⑤ 계란찜

40 돼지고기 조리 시 냄새를 없애기 위해 넣는 향신료 중 가장 효과적인 것은?

① 겨자　　　② 생강　　　③ 고추
④ 된장　　　⑤ 계피

36	① ② ③ ④ ⑤
37	① ② ③ ④ ⑤
38	① ② ③ ④ ⑤
39	① ② ③ ④ ⑤
40	① ② ③ ④ ⑤

41 장표가 아닌 것은?

① 식단표　　　　　　② 작업 일정표
③ 급식 일지　　　　　④ 납품전표
⑤ 식품 수불표

42 재고 비용을 지출하면서도 재고를 보유하는 가장 근본 이유는?

① 물품 부족시를 대비하여 다소 비용이 들어도 감수해야 하기 때문이다.
② 최소의 가격으로 최상의 물품을 구매해 두었다가 사용하기 위해서다.
③ 물품의 수요가 발생했을 때 신속하고 경제적으로 적응하기 위해서다.
④ 물품 부족으로 생산계획에 차질이 생기는 것을 방지하기 위해서다.
⑤ 투자 가치가 좋은 물건을 보유하여 경제성을 높이기 위해서다.

43 다음의 구매 방식은 무엇인가?

> 인접 지역에 소규모로 운영되는 급식소 10개가 있다. 김장철을 맞아 김장 재료를 10개의 업체가 각각 구매하지 않고 한꺼번에 대량으로 구매하였다.

① 독립 구매　　② 분산 구매　　③ 중앙 구매
④ 공동 구매　　⑤ 단독 구매

41	① ② ③ ④ ⑤
42	① ② ③ ④ ⑤
43	① ② ③ ④ ⑤

44 단체 급식의 단점으로 연결된 것은?

> 가. 메뉴 선택의 여지가 없다.
> 나. 적절한 영양 공급이 어렵다.
> 다. 위생상 사고가 일어나기 쉽다.
> 라. 기호도를 충족하기 어렵다.

① 가, 나, 다, 라　　　　② 나
③ 가, 라　　　　　　　④ 가, 나, 다
⑤ 가, 다, 라

45 지방이 하수구로 들어가는 것을 방지하기 위한 배수구의 형태로 가장 좋은 것은?

① U 트랩　　　　　　② 드럼 트랩
③ P 트랩　　　　　　④ S 트랩
⑤ 그리스 트랩

46 경영관리 기법 중 외부 환경을 분석하여 조직이 처한 내부 환경을 분석하는 방법은?

① 아웃소싱　　　　　② SWOT 분석
③ 벤치마킹　　　　　④ TQM
⑤ 다운사이징

47 직계 조직의 단점이 아닌 것은?

① 지휘자의 독자적인 처사로 피해가 커질 수 있다.
② 직공장의 부담이 크다.
③ 후임자를 구하기 쉽다.
④ 만능 직공장의 양성이 어렵다.
⑤ 각 조직 간의 유기적인 조정이 곤란하다.

44	①	②	③	④	⑤
45	①	②	③	④	⑤
46	①	②	③	④	⑤
47	①	②	③	④	⑤

48 발췌 검사에 대한 설명으로 옳지 않은 것은?

① 검사 품목이 많을 때 시료를 일부 뽑아 조사
② 일종의 납품 물품에서 일부 시료를 뽑아 조사
③ 생산자에게 품질 향상의 의욕을 자극할 때 사용
④ 검사 항목이 간단할 경우 넓게 확대시켜 다양하게 검사하는 방법
⑤ 간장, 소금 등과 같은 대량 구입 품목 검사에 적당

49 경비 중에서 건물이나 설비의 고정 자산의 가격 감소를 보상하기 위한 비용은?

① 감가상각비 ② 관리비
③ 교통비 ④ 보험료
⑤ 수선비

50 전수 검사법을 설명한 것으로 옳은 것은?

① 부분적으로 검사하는 방법이다.
② 불량품 및 납품된 물품 검사를 한다.
③ 보관하고 체크하는 방법이다.
④ 통계 처리하고 판정하는 방법이다.
⑤ 하나하나 모두 검사하는 방법이다.

51 직장 내에서 직무와 연관된 지식과 기술을 직속상관으로부터 직접 습득하는 훈련 방법은?

① Off JT ② OJT ③ TWI
④ MTP ⑤ JIT

48	① ② ③ ④ ⑤
49	① ② ③ ④ ⑤
50	① ② ③ ④ ⑤
51	① ② ③ ④ ⑤

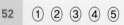

52 노동조합의 가입 방법 중 조합원 또는 비조합원이 자유로이 채용될 수 있고 가입과 탈퇴도 자유인 방법은?

① 유니온 숍(Union Shop)
② 클로우즈드 숍(Closed Shop)
③ 오픈 숍(Open Shop)
④ 프레퍼렌셜 숍(Preferential Shop)
⑤ 에이전시 숍(Agency Shop)

53 급식소에서 예산 작성 시 고려해야 하는 사항이 아닌 것은?

① 계획된 식단
② 급식소 규모
③ 피급식자의 인원 수
④ 급식소의 주변 환경
⑤ 기업체나 사업장의 경제 수준

54 분산 구매의 장점은?

① 비용 절감   ② 품질관리 용이
③ 구매 가격 인하   ④ 구매 기능의 향상
⑤ 자주적 구매 가능

55 피급식자가 기호에 맞게 음식을 선택할 수 있는 식단은?

① 정식 식단   ② 단일 식단
③ 표준 식단   ④ 복수 식단
⑤ 예정 식단

56 경쟁 입찰에 적합한 식품은?

① 생선   ② 육류   ③ 채소
④ 조미료   ⑤ 과일

52	① ② ③ ④ ⑤
53	① ② ③ ④ ⑤
54	① ② ③ ④ ⑤
55	① ② ③ ④ ⑤
56	① ② ③ ④ ⑤

57 직능식 조직(기능식 조직)의 중심 원칙은?

① 삼면 등가의 원칙
② 권한 위임의 원칙
③ 기능화의 원칙
④ 명령 일원화의 원칙
⑤ 전문화의 원칙

58 식품 구매 시 고려 사항과 관련이 없는 것은?

① 저렴한 가격으로 대량 구매가 가능한지 고려
② 식품 규격과 품질이 좋은지 고려
③ 제철 식품으로 저렴하고 영양가가 높은지 고려
④ 폐기 부분이 적고 가식부율이 높은가 고려
⑤ 유통 단계상 저렴한 구입 장소인지 고려

59 식품 재료 검수 시 공급자로부터 반드시 받아야 하는 서류는?

① 구매명세서　　　　② 납품서
③ 구매요구서　　　　④ 발주표
⑤ 공급자 재고량표

60 급식소에서 재고 기록을 하는 목적이 아닌 것은?

① 식품 구매 필요량 결정을 위해서
② 물품의 도난 및 손실 방지를 위해서
③ 식품의 원가 통제를 위해서
④ 재고량 파악을 위해서
⑤ 노동 생산성 향상을 위해서

57	① ② ③ ④ ⑤
58	① ② ③ ④ ⑤
59	① ② ③ ④ ⑤
60	① ② ③ ④ ⑤

61 경영관리 이론 중 과업 상여급제와 작업 진도표를 주장한 사람은?

① 페이욜　　　　② 메이요　　　　③ 테일러
④ 간트　　　　　⑤ 길브레스

62 다음에서 설명하는 경영관리 기법은?

> • 통제 중심이 아닌 관리로 확대하여 전 직원이 참여하는 품질관리
> • 제품이나 서비스의 품질뿐 아니라 경영, 업무, 직장 환경, 조직 구성원의 자질까지도 품질 개념에 포함시키는 개념

① 종업원 지주제도　　　　② 품질관리
③ 통계적 품질관리　　　　④ 종합적 품질관리
⑤ 종합적 품질경영

63 생산관리 측면에서 고려할 사항이 아닌 것은?

① 식단의 원가 분석
② 조리시의 손실
③ 1인분 양 조절 배분
④ 식품 취급 시 손실
⑤ 조리 온도 및 조리 시간 조절

64 발주량 산출법은?

① 1인분 당 중량 × 출고계수 × 100 × 가식부율
② 1인분 당 중량 ÷ (100 - 폐기율) × 100 × 예상 식수
③ 1인분 당 중량 ÷ 폐기율 × 100 × 예상 식수
④ 1인분 당 중량 × 가식부율 × 예상 식수
⑤ 1인분 당 중량 ÷ 가식부율 × 예상 식수

61	①	②	③	④	⑤
62	①	②	③	④	⑤
63	①	②	③	④	⑤
64	①	②	③	④	⑤

65 음식별로 준비 후 급식자가 메뉴를 선택하고, 그 메뉴별로 금액을 지급하는 급식 방식은?

① 뷔페
② 따블 도우떼
③ 카페테리아
④ 알라 카르테
⑤ 테이블 서비스

66 급식 예정 수 결정법은?

① 전체 종업원 수 보다 5% 적게
② 평균 급식자 수와 같게
③ 전체 종업원 수와 같게
④ 평균 급식 수 보다 10% 적게
⑤ 평균 급식 수 보다 10% 많게

67 손익분기점의 설명으로 옳은 것은?

① 손해액과 판매액이 일치하는 점
② 출고액과 판매액이 일치하는 점
③ 출고액과 총비용이 일치하는 점
④ 손해액과 이익액이 일치하는 점
⑤ 판매액과 총비용이 일치하는 점

68 구매 계약 기간이 가장 짧은 식품은?

① 채소류, 어패류
② 식용유, 조미료
③ 단무지, 김치
④ 쌀, 밀가루
⑤ 깨, 오이지

69 인사관리의 다섯 가지 기능이 아닌 것은?

① 계획
② 교육
③ 통제
④ 지휘
⑤ 조정

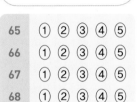

70 일본의 미나마타항을 중심으로 하여 집단적으로 발생한 공해병을 통하여 알 수 있는 사실은?

> 가. 수은은 독성이 강하다.
> 나. 공장 폐수를 강에 무단 방류하면 안 된다.
> 다. 조개류에는 자연독이 있다.
> 라. 해산물을 날 것으로 먹어서는 안 된다.

① 가, 나, 다, 라   ② 가, 나, 다

③ 나, 라   ④ 가, 나

⑤ 라

71 500명분의 호박 볶음을 만들려고 한다. (호박의 폐기율 10%) 호박의 1인 정미 중량을 45g으로 할 때, 호박의 발주량은?

① 15kg   ② 18kg   ③ 25kg

④ 30kg   ⑤ 35kg

72 진균독증의 설명으로 관계가 없는 것은?

① 항생물질로 치료할 수 있다.

② 곰팡이의 대사 산물에 의한 급성 또는 만성 질병을 말한다.

③ 원인식은 곡류가 대부분이다.

④ 감염성이 없다.

⑤ 계절적인 특성을 나타내는 경우가 많다.

73 황변미독을 생성하는 곰팡이만으로 묶인 것은?

① *Pen. toxicarium, Pen. expansum*

② *Asp. flavus, Pen. citrinum*

③ *Asp. flavus, Asp. parasiticus*

④ *Pen. citrinum, Pen. islandicum*

⑤ *Asp. glaucus, Pen. islandicum*

70	①	②	③	④	⑤
71	①	②	③	④	⑤
72	①	②	③	④	⑤
73	①	②	③	④	⑤

74 맥각독의 독성분은?

① muscarine ② ergotoxin ③ rubratoxin
④ ochratoxin ⑤ patulin

75 어패류에 의해서 감염되는 기생충 중, 특히 은어를 날로 먹었을 때 감염될 우려가 높은 것은?

① 요코가와흡충 ② 간디스토마
③ 유극악구충 ④ 아니사키스
⑤ 광절열두조충

76 가열이 불충분한 돼지고기 섭취로 감염될 수 있는 기생충은?

① 편충, 아니사키스 ② 선모충, 십이지장충
③ 회충, 무구조충 ④ 무구조충, 톡소플라스마
⑤ 유구조충, 선모충

77 채소에 의해 감염될 수 있는 기생충은?

① 선모충, 아니사키스 ② 폐흡충, 무구조충
③ 회충, 편충 ④ 간흡충, 유구조충
⑤ 광절열두조충, 톡소플라스마

78 회충란의 특성으로 옳지 않은 것은?

① 대변 중에서 300일간을 생존한다.
② 알은 외계에서 분열 과정을 거치며, 자충란은 외부에서 부화한다.
③ 소금 절임 무 잎에서 15일 이상, 식초에서 7일 이상 생존한다.
④ 회충란에는 수정란과 비수정란이 있고 유충은 혈액순환을 따라 폐를 거친다.
⑤ 60℃ 이하에서는 10시간 이상을 생존한다.

74	① ② ③ ④ ⑤
75	① ② ③ ④ ⑤
76	① ② ③ ④ ⑤
77	① ② ③ ④ ⑤
78	① ② ③ ④ ⑤

79 세균의 아포까지 죽일 수 있는 살균법은?

① 증기 소독법　　② 저온 살균법　　③ 자비 소독법

④ 소각법　　　　⑤ 간헐 살균법

80 육류 발색제로 사용되는 것은?

① 황산동　　　　② 질산칼륨　　　③ 소명반

④ 소르빈산　　　⑤ 황산제1철

81 식품의 점도를 증가시키고 교질상의 미각을 향상시키는 데 효과가 있는 것은?

① 호료　　　　　② 조미료　　　　③ 품질 개량제

④ 표백제　　　　⑤ 산화 방지제

82 감미료 중 사용 기준의 제한이 없는 것은?

① 스테비오사이드　　　② D-소르비톨

③ 아스파탐　　　　　　④ 사카린나트륨

⑤ 글리실리진산나트륨

83 타르 색소를 사용할 수 있는 식품은?

① 분말 청량음료　② 면류　　　　③ 식용류

④ 다류　　　　　⑤ 장류

84 식품첨가물 중 사용 함량 규제가 되어 있지 않은 것은?

① 발색제　　　　② 보존료　　　　③ 산화 방지제

④ 이형제　　　　⑤ 조미료

MEMO

79	①	②	③	④	⑤
80	①	②	③	④	⑤
81	①	②	③	④	⑤
82	①	②	③	④	⑤
83	①	②	③	④	⑤
84	①	②	③	④	⑤

85 허가된 착색제는 어떤 것인가?

① 인디고카민　　　② 파라니트로아닐린
③ 수단 Ⅲ　　　　　④ 로다민
⑤ 아우라민

86 판매 금지되는 식품이 아닌 것은?

① 기준과 규격이 고시된 화학적 합성품
② 유해물질이 다량 함유된 식품
③ 이물질이 혼입된 식품
④ 질병에 걸린 산양의 젖
⑤ 기준과 규격 및 표시 기준에 맞지 않는 식품 또는 식품첨가물

87 기구, 용기, 포장에 대한 규격과 기준은 누가 정하여 고시하는가?

① 국립검역소장　　　② 국립보건원장
③ 시·도 보건환경소장　④ 식품의약품안전처장
⑤ 보건복지부 장관

88 조리사의 업무정지 기간 중 업무를 한 경우 조리사의 행정처분은?

① 시정명령　　　　　② 면허 취소
③ 업무정지 1개월 연장　④ 업무정지 3개월 연장
⑤ 업무정지 6개월 연장

89 집단 급식소의 모범업소 지정 기준이 아닌 것은?

① 조리사 및 영양사를 두어야 한다.
② 냉장·냉동시설이 정상적으로 가동되어야 한다.
③ 최근 1년간 식중독이 발생하지 아니하여야 한다.
④ 마시기에 적합한 물이 공급되며, 배수가 잘 되어야 한다.
⑤ 식품안전관리인증기준(HACCP) 적용 업소로 인증 받아야 한다.

85	①	②	③	④	⑤
86	①	②	③	④	⑤
87	①	②	③	④	⑤
88	①	②	③	④	⑤
89	①	②	③	④	⑤

90 식품안전관리인증기준(HACCP)에서 신규 영업자의 교육 훈련 시간은?

① 16시간 이내   ② 8시간 이내

③ 4시간 이내   ④ 2시간 이내

⑤ 1시간 이내

91 국내 식품의 식품 이력 추적 관리의 등록 사항이 아닌 것은?

① 제품명과 식품의 유형

② 유통 기한 및 품질 유지 기한

③ 제조회사 또는 수출회사

④ 보존 및 보관 방법

⑤ 영업소의 명칭(상호)과 소재지

92 식품위생 감시원의 직무에 해당되지 않는 것은?

① 행정처분

② 시설 기준

③ 표시 기준

④ 영업소 폐쇄

⑤ 원료 검사 및 제품 출입 검사

93 식품위생 감시원으로 임명을 할 수 없는 자는?

① 수산제조기사   ② 간호사   ③ 식품기사

④ 의사   ⑤ 영양사

94 식품위생법상 영업의 종류 중 식품 접객업소에 속하지 않는 것은?

① 단란주점 영업   ② 휴게음식점 영업

③ 유흥주점 영업   ④ 간이연회장 영업

⑤ 일반음식점 영업

MEMO

90	①	②	③	④	⑤
91	①	②	③	④	⑤
92	①	②	③	④	⑤
93	①	②	③	④	⑤
94	①	②	③	④	⑤

95 식품 접객 영업자의 준수 사항 중 물수건에 대한 준수 사항은?

① 건조시킨다.
② 약품 처리한다.
③ 알코올 소독한다.
④ 석탄산수로 처리한다.
⑤ 살균제 또는 열탕의 방법으로 소독한다.

96 국민영양관리 기본 계획에 포함되지 않는 사업은?

① 대통령령으로 정하는 영양관리 사업
② 영양 취약 계층 등의 영양관리 사업
③ 감염병 치료 사업
④ 영양·식생활 교육 사업
⑤ 영양관리를 위한 영양 및 식생활 조사

97 영양사 면허를 취득할 수 있는 조건이 아닌 것은?

① 외국에서 영양사 면허를 받은 자
② 외국의 영양사 양성학교 중 보건복지부장관이 인정하는 학교를 졸업한 자
③ 외국에서 영양학을 전공한 자
④ 식품학 또는 영양학을 전공한 자
⑤ 교과목 및 학점 이수 등에 관하여 보건복지부령으로 정하는 요건을 갖춘 자

98 영양 문제에 필요한 식생활 조사의 유형이 아닌 것은?

① 당·나트륨·트랜스지방 등 건강 위해가능 영양 성분의 실태조사
② 국민의 영양관리와 관련하여 보건복지부장관이 필요하다고 인정하는 조사
③ 식품의 영양 성분 실태 조사
④ 국민의 영양관리와 관련하여 보건소 직원이 인정하는 조사
⑤ 음식별 식품 재료량 조사

95	① ② ③ ④ ⑤
96	① ② ③ ④ ⑤
97	① ② ③ ④ ⑤
98	① ② ③ ④ ⑤

99 원산지 표시에 대한 설명으로 옳지 않은 것은?

① 농수산물 품질관리법에 따른 이력 추적 관리 표시를 한 경우 원산지를 표시한 것으로 본다.

② 소금산업 진흥법에 따른 표준 규격품의 표시를 한 경우 원산지를 표시한 것으로 본다.

③ 농수산물 품질관리법에 따른 품질 인증품의 표시를 한 경우 원산지를 표시한 것으로 본다.

④ 농수산물의 가공품을 판매하는 자는 원산지를 표시해야 한다.

⑤ 식품산업진흥법에 따른 이력 추적 관리의 표시를 한 경우 원산지를 표시한 것으로 본다.

100 원산지를 표시해야 하는 자는 발급받은 원산지 등이 기재된 영수증을 매입일로부터 몇 개월간 비치·보관해야 하는가?

① 3개월   ② 6개월   ③ 12개월

④ 18개월   ⑤ 24개월

| 99 | ① ② ③ ④ ⑤ |
| 100 | ① ② ③ ④ ⑤ |

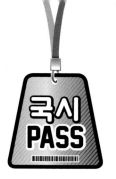

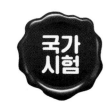

보건의료인 국가시험 한번에 합격하기

[전면 개정판]

영양사

NUTRITIONIST

실전 모의고사
정답 및 해설

씨마스

1교시

01 ②	02 ④	03 ⑤	04 ⑤	05 ②	06 ④	07 ⑤	08 ①	09 ①	10 ③
11 ②	12 ②	13 ④	14 ④	15 ⑤	16 ③	17 ③	18 ⑤	19 ①	20 ①
21 ②	22 ③	23 ②	24 ⑤	25 ⑤	26 ②	27 ⑤	28 ②	29 ③	30 ①
31 ⑤	32 ②	33 ①	34 ①	35 ③	36 ⑤	37 ④	38 ①	39 ④	40 ④
41 ①	42 ④	43 ①	44 ②	45 ⑤	46 ③	47 ④	48 ②	49 ①	50 ③
51 ⑤	52 ①	53 ②	54 ③	55 ③	56 ①	57 ②	58 ④	59 ⑤	60 ⑤
61 ⑤	62 ②	63 ④	64 ④	65 ④	66 ④	67 ④	68 ②	69 ②	70 ④
71 ④	72 ④	73 ②	74 ⑤	75 ④	76 ⑤	77 ①	78 ③	79 ②	80 ①
81 ⑤	82 ②	83 ③	84 ⑤	85 ②	86 ④	87 ②	88 ⑤	89 ⑤	90 ②
91 ⑤	92 ③	93 ⑤	94 ⑤	95 ⑤	96 ①	97 ③	98 ⑤	99 ①	100 ③
101 ③	102 ②	103 ⑤	104 ③	105 ③	106 ④	107 ①	108 ④	109 ⑤	110 ③
111 ⑤	112 ④	113 ②	114 ④	115 ⑤	116 ③	117 ⑤	118 ④	119 ④	120 ②

1 영양학 및 생화학(60)

01 정답 ②

인체 내에서는 β 결합을 가수분해하는 효소가 없으므로 소화되지 않아 에너지원으로 이용되지 못한다.

02 정답 ④

• 충분섭취량: 평균 필요량에 대해 정보가 부족한 경우 건강인의 영양 섭취량을 토대로 설정한 값

03 정답 ⑤

• 오탄당 인산 경로(pentose phosphate pathway): 포도당 6-인산을 리보스 5-인산으로 산화시키는 대사 경로로 이 과정은 TCA 회로와 연결되어 있지 않다. 이 경로에서 생성된 ribose는 핵산 합성에 쓰이며 NADPH는 지방산 생합성에 사용된다. 지방 조직에서 NADPH의 필요량을 충족시키려면 ribose가 잉여로 남게 되며 이를 다시 포도당으로 회수하기 위해 transketolase와 transaldolase의 반응을 거쳐 6개의 5탄당이 5개의 6탄당이 된다.

04　　　　　　　　　　　　　정답 ⑤

당질의 흡수 속도는 '갈락토스 〉 포도당 〉 과당 〉 만노스 〉 자일로스'의 순이고, 6탄당이 5탄당보다 빠르다. 포도당과 갈락토스는 능동 수송 과정인 나트륨-칼륨 펌프에 의해 흡수되며 그 과정 중에서 서로 경쟁하나, 과당은 촉진 확산에 의해 흡수된다. 흡수된 단당류는 모세혈관을 통해 문맥으로 간다.

05　　　　　　　　　　　　　정답 ②

크레아틴은 아미노산 유사 물질로 근육 속에 다량 존재하다가 인산과 결합하여 크레아틴인산이 되며 산소 결핍 시 근육에서 ADP를 ATP로 인산화 시키면서 다시 인산과 크레아틴으로 분해된다.

06　　　　　　　　　　　　　정답 ④

인슐린은 글리코겐 합성과 저장을 통해 혈당을 낮추고 췌장의 β-세포에서 분비된다. 글루카곤은 글리코겐 분해와 당신생을 통해 혈당을 높이고 췌장의 α-세포에서 분비된다.

07　　　　　　　　　　　　　정답 ⑤

당질은 에너지의 급원, 단백질 절약 작용, 지질 대사 조절, 혈당 유지, 감미료, 섬유소의 공급 기능이 있으며 그 중 포도당은 뇌와 신경세포, 적혈구의 유일한 에너지 급원이다.
뇌세포는 포도당만을 주 연료로 사용하며 단식 또는 당뇨병 상태에서 포도당을 모두 소비했을 경우 케톤체를 사용한다.

08　　　　　　　　　　　　　정답 ①

당지수가 높을수록 소화·흡수되는 속도가 빠르고 섭취 후 혈당치가 빠르게 높아진다. 그러므로 당뇨, 비만, 심장병 환자에게는 당지수가 낮은 식품으로 식단을 구성할 것을 권장한다.

09　　　　　　　　　　　　　정답 ①

• 콜레스테롤: 뇌와 신경 조직에 많이 농축되어 있다. 담즙과 비타민D, 성 호르몬의 합성을 위한 전구물질이며, 정상인의 혈중 콜레스테롤 농도는 200mg/dl 미만이다. 동물성 식품에만 존재하며 간, 소장에서 합성된다.

10　　　　　　　　　　　　　정답 ③

• 코리 회로: 심한 운동을 할 때 근육은 많은 양의 젖산을 만들고 근육세포에서 확산되어 혈액으로 들어간다. 휴식하는 동안 과량의 젖산은 간세포에 의해 흡수되어 당신생 과정을 거쳐 포도당으로 재생성 된다.

11　　　　　　　　　　　　　정답 ②

• 글루코스-알라닌 회로: 근육에서 에너지 생성에 쓰인 피루브산이 아미노산 대사에서 나온 아미노기와 함께 알라닌 형태로 간으로 이동되어, 다시 포도당 합성에 쓰이는 과정이다. 피루브산은 당신생 경로를 거쳐 포도당이 되고, 혈액을 통해 다시 근육으로 돌아가 해당 과정을 거쳐 피루브산을 생성한다.

12　　　　　　　　　　　　　정답 ②

해당 과정에서 생성되는 고에너지 인산화합물에는 포스포엔올 피루브산과 글리세린산 1, 3-이인산이 있다.

13　　　　　　　　　　　　　정답 ④

TCA 회로의 GTP를 생성하는 단 하나의 기질 수준 인산화 반응은 숙시닐 CoA 합성 효소가 작용하는 숙시닐 CoA → 숙신산의 과정이다.

14　　　　　　　　　　　　　정답 ④

혈당이 저하되면 글루카곤, 에피네프린, 글루코코르티코이드, 성장 호르몬, 갑상샘 호르몬이 분비되어 간의 글리코겐을 분해하여 혈당을 높인다.

15　　　　　　　　　　　　　정답 ⑤

인지질은 극성(친수성)과 비극성(소수성)의 양면성을 나타내므로, 미셀을 형성하여 지질 소화를 돕는 유화제 역할을 하고 세포막의 구성 성분으로 작용한다. 글리세롤과 인산의 에스테르 결합으로 구성되어 있다.

16 정답 ③

반응	β−산화 9번에 대한 ATP 생성
① 1번째 탈수소화 = 5 FADH2 (1.52ATP×5FADH2)	7.5 ATP
② 2번째 탈수소화 = 9NADH (2.5ATP×9NADH)	22.5 ATP
③ 10개의 아세틸 CoA (10ATP×100아세틸 CoA)	100 ATP
④ 최초 활성화 단계 = 2ATP 필요 (ATP → AMP+PPi → 2Pi)	−2 ATP
	7.5+22.5+100 −2 = 128ATP

이중 결합이 있는 불포화지방산은 포화지방산에 비해 이중 결합 개수만큼 FADH₂가 감소한다. 즉 이중 결합 개수만큼 첫 번째 탈수소화 과정이 필요 없다.

17 정답 ③

• 불포화지방산: 탄소와 탄소사이에 이중 결합을 가지고 있고, 이중 결합의 수가 많을수록 융점이 낮고 상온에서 액체이다. 불포화지방산의 수소화로 형성된 트랜스지방산은 동맥경화, 암 등의 질환을 유발하고 생선기름에 ω-3 지방산에서 생성된다. 인지질을 구성하는 지방산이 모두 불포화지방산은 아니다.

18 정답 ⑤

지질의 소화 산물은 대부분 지방산과 모노글리세리드이며 글리세롤, 디글리세리드도 있다. 소화된 모노글리세리드와 지방산은 미셀을 형성하여 장 점막세포까지 이동한다. 흡수된 지방산과 모노글리세리드는 다시 중성 지방으로 재합성되며 킬로미크론을 형성하여 림프관을 통해 혈류로 이동한다.

19 정답 ②

지방이 소장 상부로 들어오면 콜레시스토키닌이

분비되어 담즙 분비를 촉진시킨다. 담즙은 콜레스테롤의 최종 대사 산물로 간에서 합성되며 담낭에 저장된 후 필요시 소장에 분비된 후 지방의 유화 작용을 하며 리파아제의 작용을 돕는다.

20 정답 ①

• 팔미트산 생합성: 아세틸 CoA + 7말로닐 CoA + 14NADPH + 14H⁺ → 팔미트산 + 7CO₂+6H₂O + S CoA-SH + 14NADP⁺

21 정답 ②

탄소 수가 홀수인 지방산은 짝수인 지방산과 같은 방식으로 산화되지만 마지막에 생성되는 것은 프로피오닐 CoA이다. 프로피오닐 CoA는 카르복실화 반응으로 D-메틸말로닐 CoA로 되고, 이것은 에피머화 반응으로 L-메틸말로닐 CoA로 된 후 코발아민 (비타민 B12의 조효소)의 작용으로 숙시닐 CoA로 되어 TCA 회로로 들어간다.

22 정답 ③

펩신의 전구물질인 펩시노겐은 HCl의 수소이온에 의해 펩신으로 전환되며, 췌장 소화 효소인 트립신과 키모트립신은 소장에서 엔테로키나아제와 트립신에 의해 트립시노겐과 키모트립시노겐에서 활성화된다.

23 정답 ②

폐결핵과 같은 소모성 질환자의 새로운 조직을 형성하기 위해서는 적혈구 생성이 많아져야 하며 단백질과 철분을 섭취하여 세포 생성을 위한 영양을 공급해야 한다.

24 정답 ⑤

아세틸 CoA 카르복실화 효소는 아세틸 CoA에 CO₂를 고정하며 말로닐 CoA를 생성하는 효소로 비오틴이 조효소로 사용된다.

25 정답 ④

단백질은 분자 내 질소를 평균 16% 함유한다.

26 　　　　　　　　　　　　　　　　　　　정답 ②

- 단백질 생합성 과정: 아미노산의 활성화 → 단백질 합성 개시 → 단백질 합성 연장 → 단백질 합성 종결 → 접힘과 처리 과정

27 　　　　　　　　　　　　　　　　　　　정답 ⑤

혈장 단백질은 알부민, 글로불린, 피브리노겐이 있다. 알부민은 혈장 단백질의 60~80%를 차지하며 영양소 운반과 교질 삼투압에 관여한다. 글로불린 중 α-글로불린과 β-글로불린은 주로 운반 작용을 하고, γ-글로불린은 면역 반응에 관여하는 혈장 단백질이다. 피브리노겐은 혈액응고 관련 혈장 단백질이고, 피브린으로 전환되면 혈액이 응고된다.

28 　　　　　　　　　　　　　　　　　　　정답 ②

니아신은 간과 신장에서 트립토판으로부터 만들어진다. 수용성 비타민 중 니아신만 전구체(트립토판)가 존재한다.

29 　　　　　　　　　　　　　　　　　　　정답 ③

아르기닌은 요소 회로에서 최종적으로 가수분해되어 오르니틴과 요소를 생성한다.

30 　　　　　　　　　　　　　　　　　　　정답 ①

- 제지방 체중(LBM; Lean Body Mass): 체중에서 체지방을 뺀 근육, 뼈, 장기, 혈액 등의 총중량을 말한다. 체내 총 칼륨량은 제지방과 신체 질량에 비례하기 때문에 칼륨량으로 제지방량을 측정한다.

31 　　　　　　　　　　　　　　　　　　　정답 ⑤

생명 유지를 위해 무의식적으로 일어나는 여러 가지 대사 작용이 기초 대사량이며 심장박동, 호흡, 순환, 배설, 체온 유지 등을 위한 에너지를 의미한다.

32 　　　　　　　　　　　　　　　　　　　정답 ②

벽 세포는 염산을 분비하는 세포이고, 펩신은 주세포, 점액은 부 세포, 가스트린은 G 세포, 소화관 호르몬은 내분비 세포가 분비한다.

33 　　　　　　　　　　　　　　　　　　　정답 ①

함황아미노산은 시스테인, 시스틴, 메티오닌이고 체내에서 유해한 물질과 결합하여 무독화시켜 배설된다.

34 　　　　　　　　　　　　　　　　　　　정답 ①

눈의 간상세포에서 레티날은 단백질인 옵신과 결합하여 로돕신을 형성하며 로돕신은 어두운 곳에서의 시각 기능에 관여한다.

35 　　　　　　　　　　　　　　　　　　　정답 ③

지방의 소화·흡수율이 95%이기 때문이다. 탄수화물은 98%, 단백질은 92%이다.
$9.45 \times 95 \div 100 = 8.977 ≒ 9(kcal)$

36 　　　　　　　　　　　　　　　　　　　정답 ⑤

비타민 D의 전구체는 콜레스테롤로 피부에 존재하며 자외선에 의해 비타민 D_3로 전환된다.

37 　　　　　　　　　　　　　　　　　　　정답 ④

비타민 E는 항산화제 기능 외에도 적혈구 막 보호, 노화 지연, 면역 반응 증진, 혈소판 응집 감소, 신경과 근육의 기능 유지 및 발달에 기여한다.

38 　　　　　　　　　　　　　　　　　　　정답 ①

수분은 체내에서 생성된 노폐물을 운반하여 폐, 피부, 신장을 통해서 배설하며, 체액을 통해 영양소를 각 조직 세포에 운반한다. 체온을 조절하며 소화액의 구성, 윤활 작용, 신경자극 전달에 관여한다.

39 　　　　　　　　　　　　　　　　　　　정답 ③

티아민피로인산(TPP)은 포도당 대사에서 피루브산이 아세틸 CoA로 되는 탈탄산 반응의 보조 효소로 사용된다(당질 대사의 보조 효소).

40 정답 ①

에스트로겐과 프로게스테론은 임신 전이나 임신 초기에 난소의 황체에서 분비되며, 임신 후 태반이 완성되면 태반에서 분비된다. 프로게스테론은 자궁의 평활근 이완, 유산 방지(임신 유지)의 역할, 에스트로겐은 뼈의 칼슘 방출 저해, 자궁 평활근의 수축성 증가 등의 역할을 하고, 이 두 호르몬은 분만까지 유즙 분비 기능을 억제한다.

41 정답 ①

비타민 D는 소장의 칼슘 흡수, 신장의 칼슘 재흡수, 뼈의 성장과 석회화 등을 촉진한다. 부갑상샘 호르몬(파라토르몬-PTH)은 혈중 칼슘 농도를 높이고 칼시토닌은 갑상샘에서 분비되는 호르몬으로 혈중 칼슘 농도를 낮추는 역할을 한다.

42 정답 ④

우유, 치즈, 육류, 전곡, 탄산음료, 가공식품 등에 많이 든 인은 장내 비율이 과해지면 많은 양의 인산칼슘염을 형성하여 칼슘이 잘 흡수되지 않고 대변으로 배설된다. 그러므로 칼슘과 인의 비율은 1~2:1을 넘지 않도록 한다.

43 정답 ①

황은 인체에 해로운 물질과 결합하여 비독성 물질로 전환시켜 소변으로 배설시키는 해독 작용을 한다(페놀류, 크레졸류).

44 정답 ②

과일과 채소는 Mg, Ca 등의 양이온이 많아 알칼리도가 높고, 동물성 육류 및 어류는 P, S, Cl 등과 같은 음이온이 많아 산성도가 높다.

45 정답 ⑤

체내의 수분이 2% 손실되면 갈증을 느끼고, 4% 손실되면 근육 피로가 나타나며 20% 이상 손실될 경우 사망할 수 있다.

46 정답 ③

임신 중 기초대사의 증가는 태아의 성장, 모체의 임신에 따른 자궁, 유방, 그 외 다른 조직의 발육과 관련이 있다.

47 정답 ④

임신 시 적혈구의 헤모글로빈 양이 증가하지만 혈장 증가율이 더 높아 헤모글로빈 치는 감소하고 헤마토크릿(전 혈액 중 차지하는 적혈구의 용적)도 감소하여 임신성 빈혈이 생길 수 있다.

48 정답 ②

임신 중 구토는 비타민 B_6 부족 시 신경 전달 물질 생성에 이상이 생겨 발생하는데, 이는 아미노산 대사의 작용을 받아 임신중독증과 구토 발생에 영향을 미친다. 임신 중 악성 구토의 원인은 신경 기능의 장애, 태반 단백중독, 당질대사 혼란, 부절절한 식사가 원인으로 알려져 있다.

49 정답 ①

이유식은 생후 4~6개월에 시작해서 12개월 안에 끝내도록 해야 한다.

50 정답 ③

출생 후 약간의 헤모글로빈은 파괴되며, 파괴된 헤모글로빈으로부터 철분이 영아의 간 속에 저장되어 이 저장철을 이용하여 혈색소를 만든다. 생후 2~3개월 동안 유즙의 철분 함량이 부족할 때 공급원이 된다.

51 정답 ⑤

영아기가 제1 급성장기이고, 청소년기가 제2급 성장기이다. 사춘기에는 성 호르몬의 증가로 2차 성징과 생식 기능이 나타난다.

52 정답 ①

• 비만 아동의 식사 지도: 규칙적인 식사와 운동을 하게 하고 식사는 거르지 않아야 한다. 인스턴트

식품이나 가공식품 보다는 신선한 과일과 채소
등을 많이 먹게 한다.

53 　　　　　　　　　　　　　　　　정답 ②

두뇌 세포의 증가는 태아시기에 거의 직선적인 성
장을 보이고 출생 후 증가량이 둔화되며 8~12개
월 사이에 성인 수준에 도달한다.

54 　　　　　　　　　　　　　　　　정답 ③

식품 알레르기란 어떤 식품에 대해 면역학적으로
일어나는 과민 반응이다. 특히 위장관이 미성숙한
영·유아 또는 어린이에게 자주 나타난다. 우유, 달
걀, 밀이 가장 흔한 알레르기 유발 식품이다.

55 　　　　　　　　　　　　　　　　정답 ③

아미노산과 작은 펩티드의 혼합물로 분해되어 있
는 카제인은 천연의 단백질을 쉽게 소화시키지 못
하거나 단백질 알레르기가 있는 영아를 위해 개발
되었다.

56 　　　　　　　　　　　　　　　　정답 ①

고혈압, 고지혈증, 동맥경화, 심장병, 뇌졸중 등을
예방하기 위해서는 나트륨과 콜레스테롤을 비롯한
지질의 섭취를 줄이고 식이섬유의 섭취는 증가시
켜야 한다.

57 　　　　　　　　　　　　　　　　정답 ②

에스트로겐은 난소에서 LDL 콜레스테롤을 이용해
서 생성된다.

58 　　　　　　　　　　　　　　　　정답 ④

근육 운동을 하면 에너지 소비량이 증가된다. 이때
열량대사 시 조효소로 이용되는 티아민, 리보플라
빈, 니아신의 필요량이 증가한다.

59 　　　　　　　　　　　　　　　　정답 ⑤

운동 중 에너지 발생을 위한 가장 좋은 에너지원은
당질이다.

60 　　　　　　　　　　　　　　　　정답 ⑤

운동 시 에너지원 사용 순서: ATP → 크레아틴인산
→ 글리코겐과 포도당 → 지방산

2 영양교육 및 식사요법 및 생리학(60)

61 　　　　　　　　　　　　　　　　정답 ⑤

영양교육의 최종 목적은 국민의 질병을 예방하고
건강을 증진시키며, 개개인의 체위·체력 향상을
도모하여 그 활동량을 증가시키고 경제 발전을 꾀
하여 국민 전체의 복지와 번영에 기여하는 것이다.

62 　　　　　　　　　　　　　　　　정답 ②

- 영양교육의 실시 과정: 실태 파악 → 문제 발견
  → 문제 진단(분석) → 대책 수립 → 영양교육 실
  시(계획적, 조직적, 반복적 지도) → 효과 판정

63 　　　　　　　　　　　　　　　　정답 ③

당뇨병 환자의 식사요법 실천에 대한 자아 효능감
을 높이기 위해 식사요법 실천에 필요한 지식과 기
술에 대한 교육이 필요하다.

64 　　　　　　　　　　　　　　　　정답 ④

영양교육의 우선순위 선정 기준은 영양 문제의 긴
급성, 심각성, 필요성 등의 중요도, 영양 문제의 발
생 빈도, 영양교육의 효과(성과) 효율성, 관련 기관
의 정책적 지원, 대상자들의 교육 욕구 정도 등을
고려한다.

65 　　　　　　　　　　　　　　　　정답 ④

영양교육이 끝난 후 효과 판정을 할 수 있는 내용
은 영양 문제와 관련된 지식, 태도의 수준을 재검
사하여 사전 검사 수준과 비교함으로써 교육으로
인한 변화 정도를 파악할 수 있다.

66 정답 ④

배석식 토의법은 전문가들 간의 좌담식 토의를 내용으로 하여 사회자, 강사진(전문가), 참가자가 실시하는 대중 토론이다. 청중 가운데 배심원 4~8명을 뽑아 등단시켜 특정 문제에 대해 토의한 후 질의 응답하는 방법으로 배심원 간의 토의는 20~30분 정도이며 청중이 질의한 다음 10~15분 정도 다시 토의한다. 청중의 수는 제한이 없다.

67 정답 ④

6·6식 토의법은 6명이 한 그룹이 되어 1명이 1분씩 6분간 토의하여 종합하는 방식이다. 주로 두 가지 의견에 대해 찬·반을 물을 때 많이 사용한다.

68 정답 ②

두뇌 충격법은 제기된 주제에 대해 참가자 전원이 차례로 아이디어를 제시하고 그 가운데서 최선책을 결정하는 방법으로 종업원 각자가 문제점에 관심을 갖게 되고 개선점을 생각해 볼 기회를 가짐으로써 작업 환경의 합리화를 꾀하려는 자세 확립의 효과를 볼 수 있다.

69 정답 ②

캠페인은 영양이나 건강에 관련된 목적을 가지고 단기간 내에 내용을 다수에게 집중적으로 알리고 반복·강조하여 실천하게 하는 방법이다.

70 정답 ④

■ **영양교육 시 매스미디어를 활용할 때의 이점**
- 많은 사람에게 다량의 정보를 신속하게 전달 가능
- 시공간을 초월하여 영상을 이용해 구체적인 사실 전달 가능
- 정기적·지속적 정보 제공 가능
- 경제성이 높음

71 정답 ④

매스미디어의 구성 요소는 전달자, 수용자, 정보 내용, 정보 매체이다.

72 정답 ④

만성질환 입원 환자는 소화 기능이 약화되어 소화 흡수가 잘 되는 음식을 주어야 한다. 환자의 기호는 고려하지만 환자가 싫어하는 음식은 영양교육을 실시하거나 조리법을 변경하여 공급하고, 강한 조미료나 향신료는 자극성에 있어 주의한다. 환자의 급식은 의사 지시에 따라 공급한다.

73 정답 ②

■ **영양 플러스 사업**
- 국민의 영양을 태아 단계부터 관리하여 전 생애에 걸쳐 건강할 권리를 보장하는 국가영양지원제도
- 영양 상태에 문제가 있는 임부, 수유부 및 영유아에게 건강 증진을 위한 영양교육을 실시하고, 영양 불량 문제를 해소하기 휘한 특정 식품들을 일정 기간 동안 지원하여 스스로 식생활 관리 능력을 향상시키고자 하는 사업
- 생리적 요인과 환경 여건 등으로 영양 상태가 상대적으로 취약한 대상에게 일정 기간 영양교육 및 보충 식품을 제공하여 영양 섭취 상태를 개선하고 건강을 증진시키기 위한 사업

74 정답 ⑤

영양교육의 매체 선정 기준은 적절성, 신빙성, 가격, 흥미, 조직과 균형, 기술적인 질 등이다.

75 정답 ④

집단지도의 대상은 생활을 중심으로 하는 집단, 조직되어 있는 집단 및 임의·임시 집단 등이다. 보건소를 방문하는 환자는 개인지도에 적합하다.

76 정답 ⑤

빈혈을 판정하는 지표에는 평균 적혈구 용적(MCV), 평균 적혈구 혈색소량(MCH), 평균 적혈구 헤모글로빈 농도(MCHC)가 있다. 고혈당이 장기간 지속되면 당화혈색소(HbA1c)의 농도가 증가하므로 혈당이 잘 조절되는지 평가하는 지표로 쓴다.

77 정답 ①

영양관리 과정(nutrition care process, NCP)은 임상 영양관리와 관련된 업무의 전 과정을 표준화하여 보다 효율적으로 수행하도록 개발한 것이다. 영양 판정, 영양 진단, 영양 중재, 영양 모니터링 및 평가의 4단계로 되어있다.

78 정답 ③

성인의 혈청 콜레스테롤 농도가 200~230mg/dl이면 동맥경화 유발 가능성이 있고 230mg/dl 이상이면 동맥경화 유발의 위험 수준이다.

79 정답 ②

과거 한국보건사회연구원, 한국보건산업진흥원, 질병관리본부 등 여러 기관에서 나누어 실시하던 것을 2007년 제4기 조사부터는 질병관리본부에서 통합 시행하고 있다.

80 정답 ①

문제에서 제시된 환자의 경우 단백질은 아미노산이나 펩타이드 형태로, 당질은 포도당이나 덱스트린류로, 지방은 MCT oil과 소량의 필수 지방산으로 구성된 영양액으로 한다.

81 정답 ⑤

위가 아래로 길게 늘어져 기능이 저하되므로 소화가 잘 되는 식품을 소량씩 섭취하고, 수분이 많은 식품은 피한다. 3식 외의 간식으로 영양을 보충하고 향신료는 과하게 사용하지 않는다. 위 근육 강화를 위해 단백질을 충분히 섭취한다.

82 정답 ②

발효성 설사는 과음이나 과식, 난소화성 다당류의 지나친 섭취, 유지류의 과식, 저작 불충분, 소화액 감소 등이 원인으로 탄수화물의 소화·흡수에 장애가 생겨 장내에서 발효균의 작용으로 가스가 발생하여 장 점막을 자극, 설사가 유발된다. 변은 담황색으로 산성 발효냄새가 강하며 복부는 팽만하다.

• 식사요법: 식사 내 당질을 감소시켜 발효를 억제하고 섬유질이 많은 식품을 제한하여 장내 세균의 번식을 억제한다.

83 정답 ③

맑은 유동식은 수술 후 장내 가스와 가래가 나오면 공급한다. 주로 수분 공급이 목적이며 맑은 사과주스, 끓여 식힌 물, 보리차, 기름기 없는 맑은 장국, 연한 홍차, 맑은 육즙 등이 있다.

84 정답 ⑤

위 절제 수술 후 덤핑증후군이 나타난다. 초기 증상은 식후 10~15분 사이에 상복부 팽만감, 복통, 복부 경련, 구토, 설사, 고혈당, 얼굴 충혈 등의 증상과 맥박 수 증가, 발한, 저혈압 등이 나타난다. 후기 증상은 식후 1.5~3시간 후에 나타나며 초기 증상인 고혈당으로 인해 인슐린 과잉 분비로 저혈당이 되고 오한, 경련, 무력감, 불안, 허기 등이 나타난다.

* 덤핑증후군의 식사요법

• 수술 직후에는 물을 조금씩 씹듯이 삼키며 적응도에 따라 점차 물의 양을 늘린다. 그 후에 액체음식(우유, 과일주스, 과일즙, 미음)이나 푸딩, 연식(통조림 과일, 익힌 채소·과일, 진밥 등), 고체 음식으로 바꿔간다.

• 탄수화물이 적은 식사(100~200g)를 하되 덤핑 증후가 없으면 주의 깊게 양을 늘리며 흡수가 빠른 단순당질(설탕, 꿀 등)보다는 복합 당질(곡류, 감자류, 기타 전분)을 섭취한다. 열량 보충을 위해 고단백(전체 에너지의 20%), 중등 정도의 지방(30~40%, 회복되면 정상인과 같은 20~25%) 식사를 한다.

• 부드럽고 자극적이지 않은 음식을 소량으로 하루에 5~6번으로 나누어 공급하여 위의 부담을 줄이며 천천히 먹고 잘 씹은 후 삼킨다. 식사 후에는 바로 눕혀서 30분 정도 휴식하여 음식이 조금 더 위에 머무를 수 있도록 한다. 식사 시 물이나 다른 음료는 마시지 않고 식간에만 마신다.

85 정답 ①

경련성 변비는 스트레스, 과로, 긴장, 카페인, 수면

부족, 수분 부족, 카페인, 알코올, 흡연 등의 원인으로 비교적 젊은 사람에서 흔히 발생하고 복통, 가스 발생, 메스꺼움, 경련, 설사와 변비가 교대로 일어나기도 한다.

- 식사요법: 대장이 긴장하거나 흥분된 상태이므로 기계적, 화학적 자극이 적은 식품을 섭취해야 한다. 정제된 곡류, 잘게 다진 고기, 생선과 자극이 적은 저섬유소, 저지방식, 저잔사식을 공급하며 탄산음료, 커피, 알코올 등은 피한다.

---

86 〔정답〕④

크론병은 입에서 항문까지 소화관 전체에 걸쳐 어느 부위에서든지 발생할 수 있는 만성 염증성 장질환으로 원인은 아직 정확히 알려져 있지 않지만, 환경적 요인, 유전적 요인과 함께 소화관 내에 정상적으로 존재하는 장내 세균총에 대한 우리 몸의 과도한 면역 반응 때문에 발병하는 것으로 생각되고 있다. 주요 증상은 오랫동안 계속되는 복통과 설사, 장출혈인데 이로 인해 빈혈, 비타민 결핍증, 탈수, 식욕부진, 발열, 체중감소, 저단백혈증, 흡수불량 증후군 등 영양불량 상태를 초래한다.

* 식사요법
- 급성기에는 금식을 하며 그 이후에는 전신 및 장관의 안정을 유지하고 영양 결핍을 개선하기 위해 궤양성대장염에서와 마찬가지로 고열량, 고단백, 저지방, 저잔사식을 공급한다.
- 염증성 장 질환은 신결석이 생기기 쉬우므로 식사 중 지방과 유당, 수산 등을 제한한다.
- 배변 횟수와 배변 시 통증을 줄이기 위해 잔사와 섬유소를 제한하지만 증상이 가라앉으면 빨리 일반식으로 이행한다.
- 비타민 B$_{12}$, 엽산, 칼슘, 마그네슘, 아연 등의 손실이 증가하므로 비타민 및 무기질의 보충이 필요하다.

---

87 〔정답〕②

간경변증은 간세포의 변성과 괴사로 정상 간세포들이 파괴되고 섬유성 결체 조직으로 대치되어 정상 간 조직의 양이 줄어드는 간질환의 최종적 증세이다. 간의 구조가 변형되어 단단하게 굳고 작아져서 간의 혈액순환이 어렵게 된다. 부종·복수의 원

인은 문맥압의 항진, 혈청 알부민 감소, 알도스테론 분비 증가에 의한 요중 나트륨 감소, 항이뇨 호르몬 분비 증가에 의한 요량 감소 등이다.

* 식사요법
- 고에너지, 고단백질, 고비타민, 저지방식을 원칙으로 한다.
- 복수와 부종이 있을 때에는 나트륨을 2,000mg/day 이하(소금 5g/day)로 제한하며 심하면 나트륨을 500mg/day(소금 1.3g/day)로 한다.
- 혼수나 상태가 좋지 않을 경우에는 저단백식을 하며, 비만인 경우에는 저에너지식이 좋고, 그 이외에는 당질을 중심으로 하는 에너지를 보급하기 위해 300~400g/day의 당질(부드러운 과일이나 과일주스, 사탕, 곡류, 꿀 등)로 섭취시키는 것이 좋다.

---

88 〔정답〕⑤

- 당화혈색소: 6% 이하면 정상 범위이고, 당뇨병은 11% 이상 증가
- 당뇨: 1일 5~10g이면 정상, 그 이상이면 당뇨병
- 요량: 1.2~2L면 정상, 그 이상이면 당뇨병
- 요중케톤체: 1일 3~15mg이면 정상, 그 이상이면 당뇨병

---

89 〔정답〕⑤

위암은 자극성 식품, 고염식, 훈제식품, 고질산 식품 등에 의해 발생되고 대장암은 저섬유소식, 고지방식 등과 관련이 있다. 간암은 알코올, 곰팡이 등에 의하고 유방암은 고지방식, 고열량식에 기인한다.

---

90 〔정답〕②

고콜레스테롤혈증의 식사 지침은 지방의 과잉 섭취를 피하고(전체 열량의 30~35%를 넘지 않는 것 권장) 총 에너지 섭취량을 줄이며 콜레스테롤 섭취는 1일 300mg 이하로 제한한다. 불포화지방산과 식이섬유의 섭취를 늘린다.

---

91 〔정답〕①

알코올성 간경변은 음주가 원인으로 작용해 발병하는 간경변으로 증상이 없는 경우도 있지만 복수,

자발성 복막염, 식도정맥류 출혈, 간성 뇌증, 간암 등이 있다. 환자에게는 간 기능이 정상화 될 때까지 고열량, 고단백, 고비타민식을 실시하고 지방과 나트륨은 제한한다.

92 정답 ⑤

이 남자의 표준 체중은 (170-100) × 0.9 = 63(kg)으로 현재 비만이며 지방간, 통풍이 있다.
- 적당한 운동이 필요하고 에너지 섭취량을 제한한다.
- 지나친 고단백식, 고지방식을 피한다.
- 통풍 치료를 위해 퓨린이 있는 동물성 식품을 제한하고 잡곡, 채소, 과일을 적당량 섭취하도록 한다.
- 알코올 섭취를 금하고 충분히 수분을 섭취해야 하며, 알칼리성 식품을 섭취하고 소금 섭취를 제한한다.

93 정답 ①

신경성 식욕부진은 주로 사춘기 소녀, 완벽주의자에게 많다. 폭식 장애(마구 먹기 장애)는 폭식에 대한 통제력 상실을 보이며, 폭식과 장 비우기를 하지 않는다. 신경성 대식증 환자는 자신의 행동에 문제가 있음을 인정하고, 폭식과 장 비우기를 비밀리에 반복 진행한다.

94 정답 ⑤

담즙의 주성분은 담즙산, 담즙 색소인 빌리루빈, 콜레스테롤, 레시틴 등으로 보통 콜레스테롤은 담즙산과 레시틴이 복합 미셀을 형성하여 용해되고 있으나 용해능력 이상으로 콜레스테롤 농도가 상승되면 콜레스테롤계 결석이 형성된다.

* 식사요법
- 지방 섭취량이 증가하면 담낭의 수축이 활발해져 발작을 유발하므로 지방을 엄격하게 제한한다. 특히 콜레스테롤을 많이 함유한 식품을 피해야 한다. 그러나 심한 상태가 지나면 지방을 엄격히 제한하는 것보다는 필수 지방산을 공급해야 한다.
- 섬유소를 섭취하여 변비를 예방해야 한다.

- 알코올류, 카페인음료, 탄산음료, 향신료는 위액 분비를 항진시켜 담낭의 수축을 촉진하므로 제한한다.
- 담낭에서는 지방의 소화를 돕는 담즙이 분비되므로 담낭 제거 시 가장 문제가 되는 것은 지방의 소화다. 지방의 섭취량을 줄이는 것이 가장 좋고, 간에서 담즙산이 충분히 만들어질 때까지 저지방식을 한다.

95 정답 ①

당뇨병의 식사요법은 체중 유지를 위하여 열량, 지방, 단백질, 비타민, 무기질을 정상인과 같은 수준으로 공급하고 당질은 총 열량의 60%를 기준으로 한다.

96 정답 ①

신장, 간장, 심장 순환 계통 및 부종, 고혈압에서는 나트륨의 섭취를 제한한다.

97 정답 ③

DASH 식단은 전곡류, 생선, 껍질을 제거한 가금류, 견과류는 적당히 섭취하고 적색 육류, 고지방 식품, 단순당 제품은 적게 섭취하는 식단이다.

98 정답 ⑤

- 네프로제: 사구체와 세뇨관의 퇴행성 변화로 단백뇨, 저단백혈증, 저알부민혈증, 부종, 고지혈증, 고콜레스테롤혈증 등이 나타난다. 단백뇨가 심하므로 체중 (kg)당 1~15g 정도 양질의 단백질을 공급하고, 부종 시 나트륨과 수분을 제한한다. 고지혈증도 나타나므로 포화지방산과 콜레스테롤을 조절해야 한다.

99 정답 ①

알레르기 유발 식품은 돼지고기, 연어, 우유, 달걀 흰자, 고등어, 꽁치, 새우, 조개류 등이다.

100 정답 ③

동물성 단백질과 비타민 C는 철의 흡수를 촉진하

고 난황을 제외한 동물성 식품에 함유된 철은 헴 형태의 철을 다량 함유하므로 흡수율이 좋다. 파래 등에 함유된 비헴철은 흡수율이 낮다.

101 정답 ③

신장 결석 환자는 원인 식품의 섭취를 제한하고 수분을 충분히 섭취하게 한다.

102 정답 ②

조혈인자(erythropoietin)는 주로 신장에서 생성된다.

103 정답 ⑤

골다공증 환자의 식사요법은 단백질은 권장량 정도, 칼슘은 1일 1,200~1,500mg 정도 공급하며 칼슘과 인의 비율은 1:1이 바람직하다. 피부를 자외선에 충분히 노출하여 비타민 D를 체내에서 합성할 수 있게 하고, 동물성 단백질이나 식이섬유소는 칼슘 배설을 촉진하므로 적정량으로 제한한다.

104 정답 ③

혈관의 탄력성은 동맥이 가장 크며 정맥이 가장 작다.

105 정답 ③

위 점막의 벽세포에서 비타민B_{12}의 운반과 훼손에 필요한 내인자가 분비된다.

106 정답 ④

통풍 환자의 혈액 중에는 퓨린의 최종 산물인 요산이 많다. 퓨린체의 과잉 섭취는 고요산혈증을 유발하므로 피해야 하고, 표준 체중을 유지할 수 있도록 과다한 탄수화물, 단백질, 지방 섭취를 제한한다.
- 퓨린 함량이 많은 식품: 육류의 내장, 등푸른 생선, 알류, 견과류, 고깃국물 등
- 퓨린 함량이 적은 식품: 육류의 살코기, 빵·국수 등의 곡류 식품, 유제품, 채소 등

107 정답 ①

간의 기능은 당 대사, 단백질의 합성·저장·방출, 지질 대사, 담즙 생산, 혈액응고, 방어 및 해독 작용, 혈액량 조절 등이 있다. 간의 모세혈관 망에는 식작용이 왕성한 성상세포가 있어 간으로 유입되는 유독성 물질, 노후 세포, 파괴된 적혈구 등의 식작용 및 무독화 작용을 한다.

108 정답 ④

체질량 지수 = 체중/신장^2(kg/m^2)

109 정답 ⑤

어른 간의 무게는 1,200~1,600g 정도이며, 문맥과 간동맥을 통해 혈액을 공급받는다. 담즙의 농축은 담낭의 주요 기능이다.

110 정답 ③

문맥 순환은 소화기관에서 흡수한 영양소를 간으로 운반하는 순환계이다. 체순환 중에 장으로 들어간 동맥이 융모 속의 모세혈관으로 퍼졌다가 간문맥으로 모여 간으로 들어가 간에서 모세혈관으로 갈라지고 다시 집합하여 간정맥으로 간을 지나가는 혈관계의 순환이다.

111 정답 ⑤

알도스테론은 세뇨관에서 Na^+의 재흡수를 촉진하여 삼투압을 증가시키며, 삼투압이 증가되면 물의 재흡수가 촉진되어 혈액량과 혈압이 높아진다.

112 정답 ④

인슐린은 세포 내로 포도당의 이동을 촉진시켜 에너지원으로 이용하게 함으로써 혈당을 저하시킨다. 당뇨병 환자는 인슐린이 부족하여 세포 내로 혈액 포도당 이동이 감소되어 혈당이 상승하게 된다.

113 정답 ②

- 심장의 심박출량 = 박동 양 × 박동 수

- 안정 상태에서 심장의 박동 양은 70ml, 박동 수는 70회이프로 심박출량은 약 5L이다. 교감신경은 심장 활동을 촉진하고 부교감신경은 억제한다.

114
정답 ④

신장 혈장 유통량을 측정하는 물질은 파라아미노마뇨산(PAH)이다.

115
정답 ⑤

- 산소화 반응 촉진 요인: 산소 분압 높을 때, 이산화탄소 분압 낮을 때, pH가 높을 때, 온도가 낮을 때
- 해리반응 촉진 요인: 산소 분압 낮을 때, 이산화탄소 분압 높을 때, pH가 낮을 때, 온도가 높을 때

116
정답 ③

- A대(암대): 어두운 부분, 액틴필라멘트와 미오신필라멘트의 중첩부로 H-zone은 A대 중간에 위치하는 미오신필라멘트만 존재하는 부분
- I대(명대): 밝은 부분, 액틴필라멘트만 존재
- Z선: I대 중간 부분에 있는 선
- 근육의 수축 시 H대와 I대의 길이가 줄어듦
- 인접한 두 개의 Z선 사이를 근원절이라 함

117
정답 ⑤

- 옥시토신은 뇌하수체 후엽에서 분비, 자궁수축, 분만 촉진, 유즙 배출 촉진
① 남성 호르몬으로 정소 발육 촉진
② 뇌하수체 후엽에서 분비되는 항이뇨 호르몬
③ 사춘기 골격과 근육의 성장 촉진, 남성의 2차 성징 발현, 기초 대사량 증진 등의 역할
④ 에스트로겐은 임신 중 자궁 근육의 발육 비대 촉진, 프로게스테론은 자궁 근육의 수축성 억제로 유산 방지, 임신 지속

118
정답 ④

혈액 응고와 관련 있는 비타민은 비타민 K이다.

119
정답 ④

미각 중 가장 역치가 낮은 것은 쓴맛이며 미각신경을 통해 대뇌로 전달된다. 눈의 안구 앞쪽 투명한 막은 각막으로 공막의 일부가 변형된 것이다. 피부 감각점의 수는 '통각 〉 압각 〉 촉각 〉 냉각 〉 온각'의 순서이다.

120
정답 ②

호르몬은 미량으로 생리작용을 조절한다. 속도는 느리지만 작용 범위가 넓고 지속적이다. 척추동물에서는 같은 종류의 호르몬은 다른 동물에게도 같은 작용을 하고, 합성 장소와 작용하는 곳이 다르다. 주사해도 항원이 되지 않으며 성 호르몬(스테로이드 호르몬) 외의 호르몬은 경구 투여 시 효과가 없다.

01 ④	02 ②	03 ①	04 ⑤	05 ⑤	06 ②	07 ③	08 ④	09 ①	10 ⑤
11 ⑤	12 ⑤	13 ④	14 ⑤	15 ②	16 ④	17 ②	18 ④	19 ⑤	20 ④
21 ③	22 ③	23 ⑤	24 ①	25 ④	26 ②	27 ①	28 ④	29 ⑤	30 ⑤
31 ⑤	32 ⑤	33 ①	34 ④	35 ⑤	36 ①	37 ⑤	38 ④	39 ⑤	40 ⑤
41 ②	42 ③	43 ④	44 ⑤	45 ②	46 ③	47 ⑤	48 ⑤	49 ⑤	50 ⑤
51 ⑤	52 ③	53 ④	54 ②	55 ③	56 ⑤	57 ③	58 ⑤	59 ①	60 ③
61 ②	62 ⑤	63 ①	64 ⑤	65 ④	66 ③	67 ②	68 ⑤	69 ⑤	70 ⑤
71 ⑤	72 ⑤	73 ⑤	74 ⑤	75 ⑤	76 ②	77 ④	78 ④	79 ⑤	80 ②
81 ⑤	82 ③	83 ③	84 ④	85 ⑤	86 ③	87 ④	88 ⑤	89 ①	90 ②
91 ②	92 ③	93 ④	94 ⑤	95 ④	96 ①	97 ⑤	98 ⑤	99 ④	100 ④

1 식품학 및 조리원리(40)

01 정답 ④

튀김에 중조를 넣으면 바삭해지지만 수용성 영양소(비타민 B_1, C 등)의 손실이 있고, 채소를 데칠 때 넣으면 색은 선명해지지만 물러지고 비타민 C의 손실이 있다. 마른 표고버섯 불린 물에는 수용성 영양분이 있어 찌개에 이용한다.

02 정답 ②

분자량이 큰 설탕을 먼저 넣고 소금을 넣은 후 휘발성이 있는 식초는 나중에 넣는다. 분자량이 큰 설탕을 먼저 넣어야 충분히 침투될 시간이 있기 때문이다.

03 정답 ①

• A 영역(Ⅰ 영역): 물분자가 단분자층 형성, 결합수로 식품 성분과 이온 결합, 안정성·저장성 낮음, 용매로 작용 못함
• B 영역(Ⅱ 영역): 건조식품의 안전성이 가장 큰 영역, 물분자가 다분자층 형성, 결합수로 식품 성분과 수소 결합. 용매로 작용 못함
• C 영역(Ⅲ 영역): 곰팡이, 효모, 세균의 성장이 가능하고, 자유수로 존재, 이 영역의 물이 식품 중 수분의 대부분 차지

04 정답 ⑤

설탕은 이성질체가 없고, 온도 변화에 의한 감미 변화가 적기 때문이다.

05 정답 ⑤

이눌린은 과당의 중합체, 펙틴은 갈락트론산이 주요 구성당인 복합 다당류이고, 과당은 단당류, 젖당은 포도당과 갈락토스의 이당류이다.

06 정답 ②

지질은 지방산과 글리세롤의 에스테르로 동·식물에서 생성된다. 탄수화물과 단백질보다 2.2배의 에너지를 제공하며, 지용성 비타민의 용매로 작용하고, 필수 지방산의 공급원이다. 상온에서 액체면 유(oil), 고체이면 지(fat)라고 한다.

07 정답 ③

검화는 유지가 알칼리에 의해 가수분해되어 지방산의 염(비누)이 형성되는 반응이다. 유도지질의 대부분은 불검화물로 콜레스테롤이 대표적이다. 검화가는 유지 1g을 검화하는데 필요한 KOH의 *mg* 수이다. 유지 분자량에 반비례하며 저급 지방산으로 구성된 버터, 야자유는 검화가가 큰 편이다.

08 정답 ④

천연 단백질은 a-L-아미노산으로 구성되며, 1분자 내에 아미노기와 카르복시기를 갖는다. 중성 아미노산은 같은 수의 아미노기와 카르복시기를 가지며, 산성 아미노산은 카르복시기의 수가 많고 염기성 아미노산은 아미노기나 그 외 염기성기의 숫자가 많다. 에테르, 클로로포름, 아세톤 등 비극성 용매에는 잘 녹지 않고 물 같은 극성 용매에는 잘 녹는다.

09 정답 ①

비오틴의 항비타민인 아비딘을 함유하는 생난백을 장기간 섭취 시 권태, 근육통, 식욕감퇴, 구토, 탈피, 탈모 현상 등이 일어난다.

10 정답 ⑤

유지의 발연성은 유지를 가열할 때 엷은 푸른 연기(아크롤레인)가 발생될 때의 온도이다.

11 정답 ⑤

안토시아닌은 화청소라고도 하며 수산화기가 많을수록 청색이 진해지고, 메톡실기가 많을수록 적색이 진해진다. pH에 따라 색이 달라져 산성에서 적색, 중성에서 자색, 알칼리성에서 청색을 나타낸다. 플라보노이드 화합물이 비타민 P의 작용을 가진다.

12 정답 ⑤

딸기, 포도, 가지, 과채류의 꽃은 안토시아닌, 고추, 토마토의 적색은 카로티노이드, 갑각류의 적색은 아스타크산틴, 김 등 홍조류의 청색은 피코시안, 차류의 산화에 의한 갈색은 탄닌에 의한다.

13 정답 ④

신선한 육류의 미오글로빈은 공기와 접촉하여 산소가 결합되면 선명한 적색의 옥시미오글로빈이 되고, 철이온이 제2철이온으로 산화되면 갈색의 메트미오글로빈이 된다. 육류의 색이 갈색의 메트미오글로빈으로 변질되는 것을 방지하기 위해 질산염이나 아질산염을 사용하면 이것이 일산화질소가 되어 선명한 적색의 니트로소미오글로빈을 만든다.

14 정답 ⑤

- 쌀 – 오리제닌
- 콩 – 글리시닌
- 옥수수 – 제인
- 밀 – 글루테닌, 글리아딘

15 정답 ②

- 쌀의 건조 상태: 14% 정도의 수분, 지나치게 건조되면 맛 저하
- 밥물의 pH: 7~8
- 두꺼운 재질의 가마솥, 돌솥 등이 맛있음
- 소금을 0.03% 첨가
- 물의 양: 쌀 무게의 1.5배, 부피의 1.2배, 햅쌀은 쌀과 동량, 찹쌀은 0.9배, 쌀의 양이 많아질수록 물의 비율은 감소

16 정답 ④

함황아미노산은 시스테인, 시스틴, 메티오닌이 있고, 그 중 필수 아미노산은 메티오닌이다.

17 　　　　　　　　　　　　　　　　정답 ②

옥수수의 단백질은 제인으로 트립토판이 부족하다.

18 　　　　　　　　　　　　　　　　정답 ④

근원섬유 단백질은 '액토미오신 ↔ 액틴+미오신'으로 근육의 수축과 이완에 작용한다.

19 　　　　　　　　　　　　　　　　정답 ⑤

숙성, 연육제 사용, 약산성화, 1.3~1.5%의 염 추가, 생과일즙(배, 키위, 파인애플, 무화과, 파파야)을 넣으면 연육 효과가 있다.

20 　　　　　　　　　　　　　　　　정답 ④

어유에는 EPA, DHA 등 ω-3 지방산이 많다.

21 　　　　　　　　　　　　　　　　정답 ③

불에 구울 때 탄 고기 속의 발암물질은 유기물이 불완전 연소되며 생성되는 다환 방향족 탄화수소, 헤테로사이클릭아민 등을 지칭하는 것으로 100여종의 다환 방향족 탄화수소 중 독성이 심한 물질은 벤조피렌 등 10여 종이 있다.

22 　　　　　　　　　　　　　　　　정답 ③

소금에 절일 때는 생선무게의 2%의 소금이 적당하다. 생선전은 흰 살 생선이 사용되고, 비린내 제거를 위해 넣는 술이나 생강은 끓고 난 후에 넣는 것이 효과적이다. 어패류는 결체 조직이 적다.

23 　　　　　　　　　　　　　　　　정답 ⑤

난황은 전란 중량의 30~33%, 신선한 난황의 pH는 5.8~6.5 정도이다. 구성 단백질은 인단백질과 지단백질이고, 유화제인 레시틴은 인지질이다.

24 　　　　　　　　　　　　　　　　정답 ①

우유의 주단백질은 인단백질인 카제인이며, 유지방은 다른 동물성 유지보다 불포화지방산의 함량이 적다.

25 　　　　　　　　　　　　　　　　정답 ④

기포성은 등전점에서 가장 잘 일어난다.

26 　　　　　　　　　　　　　　　　정답 ③

콩의 주단백질인 글리시닌은 열에는 안정하지만 금속염과 산에는 불안정하여 응고된다.

27 　　　　　　　　　　　　　　　　정답 ①

우유의 피막은 락트알부민, 락토글로불린과 염, 지방구가 혼합·응고된 것이다. 그러므로 피막을 제거하면 영양 성분의 손실이 생긴다. 가열 시 뚜껑을 덮거나 저어주면 피막 형성을 방지할 수 있다.

28 　　　　　　　　　　　　　　　　정답 ④

대두유에는 불포화지방산인 리놀레산이 많이 함유되어 있고, 리놀렌산과 아라키돈산도 함유되어 있다.

29 　　　　　　　　　　　　　　　　정답 ②

콩이 발아하면서 비타민 C의 함량이 증가한다. 콩은 단백질과 비타민 B군의 함량이 높고 비타민 C는 거의 없다.

30 　　　　　　　　　　　　　　　　정답 ④

지방은 금속, 빛, 열, 산소, 불순물 등에 의해 산패가 촉진된다.

31 　　　　　　　　　　　　　　　　정답 ⑤

키위의 액티니딘, 파파야의 파파인, 무화과의 피신, 배즙의 프로테아제, 파인애플의 브로멜린은 단백질을 분해하는 효소들이다.

32 　　　　　　　　　　　　　　　　정답 ⑤

ascorbinase는 비타민 C를 산화시켜 파괴하는 효소로 호박, 오이, 당근, 가지 등의 껍질에 많이 함유되어 있어 박피하고 산에 불안정하여 산을 첨가해서 섭취하는 게 좋다.

33 정답 ①

알리신은 비타민 B₁과 결합해 알리티아민으로 전환되는데 활성비타민 B₁이 되어 체내 흡수율을 약 10~20배 높여 에너지 대사를 촉진한다.

34 정답 ③

표고는 레티오닌에 의해 독특한 향이 나고 감칠맛을 내는 구아닐산, 아데닐산이 함유되어 있으며 비타민 D의 모체인 에르고스테롤이 풍부하다.

35 정답 ⑤

미생물은 핵막의 유무에 따라 원핵세포와 진핵세포로 구분되며, 원핵세포 세포벽의 기본 구조는 펩티도글리칸이다. 호흡 관련 효소들은 세포막 또는 메소좀에 부착되어 있다. 진핵세포는 세포벽이 셀룰로스, 키틴 등으로 구성되어 있으며 호흡 관련 효소들은 미토콘드리아에 있다.

36 정답 ①

페니실린의 항균 작용은 세균 세포벽의 구성 물질인 펩티도글리칸의 합성을 저해한다.

37 정답 ⑤

• 유도기: 미생물의 환경 적응 시기
• 대수기: 대수적 증가 시기, 외부 환경 변화에 가장 민감하게 반응하는 시기
• 정지기: 세포수는 최대, 생균수는 일정한 시기
• 쇠퇴기: 생균수 감소, 세포 사멸 시기(= 사멸기)

38 정답 ④

미생물의 증식도 측정법에는 총균계수법, 생균계수법, 광학적 방법, 건조균체량, 균체성분 측정, 원심침전법이 있다.

39 정답 ③

그람 염색으로는 세균의 편모를 확인할 수 없다.

40 정답 ⑤

아스페르길루스 니게르(*Aspergillus niger*)는 검정 곰팡이로 오렌지주스의 백탁을 방지하며, 빵의 점질물질은 바실러스 서브틸리스(*Bacillus subtillis*), 바실러스 메센테리쿠스(*Bacillus mesentericus*)가 증식하여 생성된다.

2 급식, 위생 및 관계법규(60)

41 정답 ②

■ **식품위생법 제2조(정의)**
12. "집단 급식소"란 영리를 목적으로 하지 아니하면서 특정 다수인에게 계속하여 음식물을 공급하는 다음 각 목의 어느 하나에 해당하는 곳의 급식 시설로서 대통령령으로 정하는 시설을 말한다.
  가. 기숙사
  나. 학교
  다. 병원
  라. 「사회복지사업법」 제2조 제4호의 사회복지 시설
  마. 산업체
  바. 국가, 지방자치단체 및 「공공기관의 운영에 관한 법률」 제4조 제1항에 따른 공공기관
  사. 그 밖의 후생기관 등

42 정답 ③

산업체의 급식은 노동자의 건강과 노동에 따른 필요한 영양을 공급하여 생산성을 향상시켜 기업의 이윤 증대에 목적이 있다.

43 정답 ④

• 위탁 급식의 장점: 서비스가 잘 되고 인건비가 들지 않는다. 대량 구매와 경영 합리화로 운영비가 절감되고 소수 인원이 교육을 받아 관리하여 전문 관리층의 임금 지출이 줄어든다.

44 정답 ⑤

■ **급식 경영의 기본 6요소**
- 사람: 급식소에 필요한 노동력, 기술, 경영자
- 물자: 식재료, 공산품
- 자본: 급식 조직 운영에 필요한 자본
- 방법: 표준화된 조리법, 품질 통제 방법
- 기계: 급식 설비, 기기
- 시장: 급식서 비스의 대상이 되는 고객

45 정답 ②

식단표의 기능은 급식 활동의 중심 기능이다. 모든 조직은 식단표에 의해 전개되고 급식 업무의 계획표로서 급식 담당자가 작성하여 관리자의 승인을 얻어 실시하며, 작업 후 실시 보고서로 보존한다. 조리 종사원에게는 작업 지시서이다.

46 정답 ③

식사 구성안은 식품군별로 각 식품군에 속하는 대표 식품의 1인 1회 분량을 표시하였다.

47 정답 ②

- 영양사의 메뉴 관리(영양관리): 영양 계획, 메뉴 개발과 작성, 메뉴 평가

48 정답 ③

시장 조사는 급식 구매 계획 수립을 위해 물가 상승 및 동향 파악, 계절 식품의 출하 파악, 새로운 식품 정보 수집 등의 목적이 있다. 또 원가 계산을 위한 구매 예정 가격과 구매 방법 개선을 통해 비용 절감을 한다.

49 정답 ⑤

식품 구매 명세서는 영양사, 조리사, 구매 부서장, 구매 담당자 등이 팀을 이뤄 작성하는 것이 좋다. 구매 부분, 납품업자, 검사 부분에서 사용하며 반드시 필요한 사항만을 간단명료하게 기록하고 객관적이고 현실적인 품질기준을 제시한다.

50 정답 ④

- 식재료 구매 절차: 필요한 품목과 수량 확인 후 품목별로 적합한 구매 방법에 따라 공급원을 선정하고 계약을 체결한다. 발주 후에는 주문 확인 과정이 필요하고, 물품 배달 및 검수 후 바로 입고시키고, 구매 과정에 사용된 기록과 파일을 보관한다.

51 정답 ⑤

식재료의 가격, 저장성, 재고량, 식품의 포장단위, 창고의 저장 능력 등을 고려하여 경제적인 발주량을 산출한다.

52 정답 ③

■ **경쟁 입찰**
- 구매 물량이 많고 시간이 충분할 때, 업체의 규모가 커서 공식 구매가 필요할 때, 물품 납품 업자가 많을 때 적합
- 장점: 절차 공정, 새로운 업자 발견 가능성, 저렴한 가격으로 구입 가능
- 단점: 공고일부터 낙찰까지 수속 복잡, 긴급을 요하는 식품 구매에 불리

53 정답 ④

■ **중앙배선식(중앙집중식)**
- 중앙 취사실에서 상을 완전히 차려 운반차로 환자에게 공급, 반송
- 각 병동의 환자식을 통제할 수 있어 감독이 용이함
- 주방 면적이 커야함, 식품비 낭비를 막을 수 있고 인건비 절약 가능
- 병동별 간이 취사실 설치 불필요, 시설비가 적게 듦
- 적온 급식이 어려움

■ **병동배선식(분산식)**
- 중앙 취사실에서 병동 단위로 보온고에 음식 넣어 배분
- 병동 취사실에서 상차림하여 환자에게 공급
- 인력이 많이 필요, 비용의 낭비
- 취사실이 크지 않아도 되지만 간이 취사실 필요, 시설비 많이 듦
- 적온 급식이 중앙 배선식보다 효율적

54 정답 ②

수의계약은 계약 내용을 이행할 자격을 가진 특정 업체와 계약을 체결하는 방법이다. 계약에서의 공정성이 떨어진다는 단점이 있다.

55 정답 ③

단체급식에서는 대량 조리하므로 대형 조리 기구를 사용해야 하며, 조리 시간이나 조리 방법에 주의해야 한다. 조리 후 품질관리를 위해 조리 시간과 온도 통제가 필수적이고, 단체 급식소의 음식 생산은 가정식에 비해 계획적인 생산 통제가 필요하다.

56 정답 ⑤

- 보존식: 소독된 보존식 전용 용기에 제공된 음식 별로 100g씩 담아 144시간(6일) 냉동보관을 해야 한다.

57 정답 ③

- 생산 초과: 과다 잔반 발생(비용 낭비), 음식 품질 저하, 현금 유동성 저하
- 생산 부족: 고객 불만, 원가 상승 초래

58 정답 ③

- 자비 소독(열탕 소독), 증기 소독: 식기, 조리기구, 행주
- 건열 소독: 식기, 조리기구
- 자외선 소독: 식기, 조리기구
- 화학적 소독
  - 염소 소독(차아염소산 나트륨): 생채소, 과일, 발판, 식품 접촉면
  - 요오드 용액: 식기, 조리기구
  - 70% 에탄올 용액: 손
  - 역성비누: 손, 식기

59 정답 ①

- 식기 잔류 전분 조사: 0.1N 요오드 용액이나 묽은 요오드팅크에 물을 가해 묻히고 살짝 헹구어

푸른색이 되는지 검사
- 식기 잔류 지방 조사: 0.1% 옐로우 버터 알코올 용액에 물을 가해 묻히고 살짝 헹구어 황색이 되는지 검사

60 정답 ③

식품위생 분야 종사자의 건강진단 규칙 제2조(건강진단 항목 등) 관련 별표

■ **건강진단 항목 및 횟수**
- 대상: 식품 또는 식품첨가물(화학적 합성품 또는 기구 등의 살균·소독제는 제외한다)을 채취·제조·가공·조리·저장·운반 또는 판매하는 데 직접 종사하는 사람. 다만, 영업자 또는 종업원 중 완전 포장된 식품 또는 식품첨가물을 운반하거나 판매하는 데 종사하는 사람은 제외한다.
- 건강진단 항목: 장티푸스(식품위생 관련 영업 및 집단 급식소 종사자만 해당한다), 폐결핵, 전염성 피부질환(한센병 등 세균성 피부질환을 말한다)
- 횟수: 매년 1회(건강진단 검진을 받은 날을 기준으로 한다)

61 정답 ②

- 설비의 설치 조건: 건축 설비와의 관계 고려, 작업 동선에 따라 기기 배치, 작업 공간 확보, 작업 공간의 입체적 이용, 위생 조건 고려, 관리의 용이성 고려, 가열기기와 물 사용 기기의 집약적 배치

62 정답 ②

창고 정리는 시설과 급식 관리에 따라 다르지만 일반적으로 1개월에 1회가 적당하고, 총 정리는 6개월에 1회 정도 실시한다.

63 정답 ①

■ **원가의 3요소**
- 재료비
- 인건비: 임금, 급료, 각종 수당, 상여금, 퇴직금, 복리후생비 등
- 경비: 재료비와 인건비를 제외한 모든 비용. 여비, 교통비, 보관료, 감가상각비, 통신비, 수도 광

열비, 전력비 등

64 정답 ⑤

단체급식 예산 중 식재료비와 인건비가 대부분을 차지하며 주요 원가라 한다. 그 중 식재료비가 가장 큰 지출 항목이며 식재료비의 절감은 원가 절감에 중요하다.

65 정답 ④

■ 손익분기점의 매출량
= 고정비/공헌 이익(공헌 이익 = 급식비-변동비)
600,000/(5,000-3,000) = 600,000/2,000 = 300

66 정답 ③

인사관리는 조직의 목표 달성에 필요한 인적 자원을 확보, 개발, 보상 및 유지하여 조직 내 인적 자원을 최대한 효과적으로 활용하려는 관리 활동이다.

67 정답 ②

고과자는 피고과자의 실적, 근무 태도 등에 대해 잘 알고 있어야 하며, 인사고과의 결과로 임금이나 인사이동 등이 연계될 수 있으므로 피드백을 통해 조직 구성원의 노력을 자극할 수 있다.

68 정답 ③

X 이론은 인간 본성에 대해 부정적 견해를 가진 전통적인 인간관에 입각한 것이고, Y이론은 긍정적 견해를 가진 현대적인 인간관에 입각한 것이다.

69 정답 ①

고객만족 경영은 마케팅 부서만의 과업이 아니라 회사 전체의 과업의 합리적 수행이다. 고객만족 경영의 효과는 재구매 고객의 창출, 비용의 절감, 최대의 광고 효과, 시장 우위 등이다.

70 정답 ⑤

시장의 세분화는 전체 시장을 고객들이 기대하는 제품 또는 마케팅 믹스에 따라 다수의 집단으로 나누는 활동이다.

71 정답 ⑤

염장은 식품 중의 수분을 탈수시킴으로써 미생물이 사용할 수 있는 유리수를 감소시켜 부패를 방지하는 방법이다.

72 정답 ⑤

• 메틸렌블루 환원 시험: 세균수가 많으면 환원·탈색 시간이 단축되고, 세균수가 적으면 환원·탈색에 시간이 필요하다. 탈색 시간이 짧을수록 오염도가 높다.

73 정답 ⑤

■ 변질
• 후란: 호기성 미생물에 의해 단백질 식품 변질
• 변패: 당질·지질식품이 미생물 등의 영향으로 변질
• 산패: 유지가 산화되어 불쾌한 냄새, 풍미 등이 변함
• 부패: 혐기성 미생물에 의해 단백질 식품 변질
■ 변화
• 발효: 당질이 미생물에 의해 알코올이나 각종 유기산을 생성

74 정답 ⑤

■ 식품별 부패 미생물
• 곡류: 곰팡이
• 육류: 장내 세균, 토양 세균
• 우유: 저온성 세균
• 통조림: 포자형성 세균
• 어류: 수중 세균(아크로모박터, 슈도모나스)
• 소시지 표면 부착균: 마이크로코커스속

75 정답 ⑤

식품 1g당 10^5 정도는 안전 단계, $10^7 \sim 10^8$은 초기 부패 단계, $10^9 \sim 10^{10}$는 부패가 완성된다.

76 　정답 ②

우리나라 식품공전 우유의 고온단기간살균법은 72~75℃, 15초이다.

77 　정답 ④

잠재적 위해식품은 수분과 단백질의 함량이 높아 부패균이나 병원성 균의 증식이 쉽게 일어나는 식품이다.

78 　정답 ④

에틸알코올은 70% 수용액이 가장 살균력이 강하다.

79 　정답 ⑤

■ 소독제
- 단백질 응고: 승홍, 포르말린, 석탄산, 크레졸, 알코올
- 산화작용: 과산화수소, 과망간산칼륨
- 단백질과 화합물 형성: 염소, 요오드
- 강산, 강알칼리에 의한 단백질 변성: 중금속의 염류
- 세포막 손상: 역성비누, 페놀, 크레졸

80 　정답 ②

■ 포도상구균의 식중독 예방 원칙
- 식품 기구의 멸균
- 식품의 오염 방지
- 오염원의 배제
- 저온 보관

81 　정답 ⑤

■ 세균성 식중독의 특징
- 다량의 균으로 발병한다.
- 식품에서 사람으로 감염되고 2차 감염은 거의 없다.
- 잠복기는 비교적 짧다.
- 면역성이 없다.
- 균의 증식을 막으면 발생 예방이 가능하다.

82 　정답 ③

리스테리아균은 1,000개 이하의 세포로도 발병이 가능하고 오염된 육류, 우유, 연성치즈, 냉동식품 등에서 감염된다. 임산부 유산, 패혈증, 뇌척수막염, 신생아 감염 시 높은 사망률을 보인다.

83 　정답 ③

노로바이러스로 인한 감염증은 항생제로 치료되지 않고, 예방 백신도 개발되지 않았으며, 특별한 치료법이 없다. 손을 자주 씻고 식품은 충분히 익혀 먹는다. 구토와 설사 등의 증상이 있을 때 감염력이 가장 강하므로 회복 이후에도 최장 2주일간은 타인을 감염시킬 수 있다.

84 　정답 ④

■ 엔테로박터 사카자키
- 분말 유아식의 건조, 포장 과정에서 오염
- 수유 직전 분유 조제 시 용기, 기구 등에 오염
- 한 번 수유 후 남은 분유나 이유식은 버린다.
- 면역력이 약한 영아, 미숙아, 신생아, 저체중아에게 감염 위험이 있음

85 　정답 ⑤

여시니아 식중독의 잠복기는 다른 식중독에 비해 길 4~7일이다. 복통과 설사, 39℃ 이상의 발열, 패혈증 등의 증상이 나타난다.

86 　정답 ③

■ 식품위생법
- 제1조(목적)
이 법은 식품으로 인하여 생기는 위생상의 위해를 방지하고 식품영양의 질적 향상을 도모하며 식품에 관한 올바른 정보를 제공하여 국민보건의 증진에 이바지함을 목적으로 한다.

87 　정답 ④

■ 식품위생법
- 제2조(정의)

1. "식품"이란 모든 음식물(의약으로 섭취하는 것은 제외한다)을 말한다.

88 정답 ⑤

■ **식품위생법 시행 규칙**
• 제36조(업종별 시설기준) 관련 별표 14
9. 위탁 급식 영업의 시설 기준
　가) 사무소: 영업활동을 위한 독립된 사무소가 있어야 한다. 다만, 영업활동에 지장이 없는 경우에는 다른 사무소를 함께 사용할 수 있다.
　나) 창고 등 보관시설
　　① 식품 등을 위생적으로 보관할 수 있는 창고를 갖추어야 한다. 이 경우 창고는 영업 신고를 한 소재지와 다른 곳에 설치하거나 임차하여 사용할 수 있다.
　　② 창고에는 식품 등을 법 제7조 제1항에 따른 식품 등의 기준 및 규격에서 정하고 있는 보존 및 유통 기준에 적합한 온도에서 보관할 수 있도록 냉장·냉동시설을 갖추어야 한다.
　다) 운반시설
　　① 식품을 위생적으로 운반하기 위하여 냉동시설이나 냉장시설을 갖춘 적재고가 설치된 운반 차량을 1대 이상 갖추어야 한다. 다만, 법 제37조에 따라 허가 또는 신고한 영업자와 계약을 체결하여 냉동 또는 냉장시설을 갖춘 운반 차량을 이용하는 경우에는 운반 차량을 갖추지 아니하여도 된다.
　　② ①의 규정에도 불구하고 냉동 또는 냉장시설이 필요 없는 식품만을 취급하는 경우에는 운반 차량에 냉동시설이나 냉장시설을 갖춘 적재고를 설치하지 아니하여도 된다.
　라) 식재료 처리시설: 식품첨가물이나 다른 원료를 사용하지 아니하고 농·임·수산물을 단순히 자르거나 껍질을 벗기거나 말리거나 소금에 절이거나 숙성하거나 가열(살균의 목적 또는 성분의 현격한 변화를 유발하기 위한 목적의 경우를 제외한다)하는 등의 가공 과정 중 위생상 위해 발생의 우려가 없고 식품의 상태를 관능검사로 확인할 수 있

도록 가공하는 경우 그 재료 처리시설의 기준은 제1호 나목부터 마목까지의 규정을 준용한다.

89 정답 ①

■ **식품위생법**
• 제39조(영업 승계)
③ 제1항 또는 제2항에 따라 그 영업자의 지위를 승계한 자는 총리령으로 정하는 바에 따라 1개월 이내에 그 사실을 식품의약품안전처장 또는 특별자치시장·특별자치도지사·시장·군수·구청장에게 신고하여야 한다.

90 정답 ②

■ **식품위생법**
• 41조(식품위생 교육)
③ 제1항 및 제2항에 따라 교육을 받아야 하는 자가 영업에 직접 종사하지 아니하거나 두 곳 이상의 장소에서 영업을 하는 경우에는 종업원 중에서 식품위생에 관한 책임자를 지정하여 영업자 대신 교육을 받게 할 수 있다. 다만, 집단급식소에 종사하는 조리사 및 영양사(「국민영양관리법」 제15조에 따라 영양사 면허를 받은 사람을 말한다. 이하 같다)가 식품위생에 관한 책임자로 지정되어 제56조 제1항 단서에 따라 교육을 받은 경우에는 제1항 및 제2항에 따른 해당 연도의 식품위생교육을 받은 것으로 본다.

91 정답 ②

■ **식품위생법**
• 제88조(집단 급식소)
② 집단 급식소를 설치·운영하는 자는 집단 급식소 시설의 유지·관리 등 급식을 위생적으로 관리하기 위하여 다음 각 호의 사항을 지켜야 한다.
　1. 식중독 환자가 발생하지 아니하도록 위생관리를 철저히 할 것
　2. 조리·제공한 식품의 매회 1인분 분량을 총리령으로 정하는 바에 따라 144시간 이상 보관할 것
　3. 영양사를 두고 있는 경우 그 업무를 방해하

지 아니할 것
4. 영양사를 두고 있는 경우 영양사가 집단 급식소의 위생관리를 위하여 요청하는 사항에 대하여는 정당한 사유가 없으면 따를 것
5. 그밖에 식품 등의 위생적 관리를 위하여 필요하다고 총리령으로 정하는 사항을 지킬 것

■ 시행 규칙
• 제52조(교육 시간)
① 법 제41조 제1항(제88조제3항에 따라 준용되는 경우를 포함한다)에 따라 영업자와 종업원이 받아야 하는 식품위생교육 시간은 다음 각 호와 같다.
　3. 법 제88조 제2항에 따라 집단 급식소를 설치·운영하는 자: 3시간

■ 시행 규칙
• 제95조(집단 급식소의 설치·운영자 준수 사항)
① 법 제88조 제2항 제2호에 따라 조리·제공한 식품(법 제2조 제12호에 따른 병원의 경우에 는 일반식만 해당한다)을 보관할 때에는 매회 1인분 분량을 섭씨 영하 18도 이하로 보관하여야 한다. 이 경우 완제품 형태로 제공한 가공식품은 유통기한 내에서 해당 식품의 제조업자가 정한 보관 방법에 따라 보관할 수 있다.

92 　　　　　　　　　　　　　　　　정답 ③

■ 식품위생법
• 제52조(영양사)
② 집단 급식소에 근무하는 영양사는 다음 각 호의 직무를 수행한다.
　1. 집단 급식소에서의 식단 작성, 검식 및 배식 관리
　2. 구매 식품의 검수 및 관리
　3. 급식 시설의 위생적 관리
　4. 집단 급식소의 운영일지 작성
　5. 종업원에 대한 영양지도 및 식품위생교육

93 　　　　　　　　　　　　　　　　정답 ④

■ 학교 급식법 시행 규칙
• 제5조(학교 급식의 영양관리 기준 등)
② 제1항의 기준에 따라 식단 작성 시 고려하여야

할 사항은 다음 각 호와 같다.
1. 전통 식문화의 계승·발전을 고려할 것
2. 곡류 및 전분류, 채소류 및 과일류, 어육류 및 콩류, 우유 및 유제품 등 다양한 종류의 식품을 사용할 것
3. 염분·유지류·단순당류 또는 식품첨가물 등을 과다하게 사용하지 않을 것
4. 가급적 자연 식품과 계절 식품을 사용할 것
5. 다양한 조리 방법을 활용할 것

■ 시행 규칙
• 제5조 제1항 관련 별표 3
1. 학교 급식의 영양관리 기준은 한 끼의 기준량을 제시한 것으로 학생 집단의 성장 및 건강 상태, 활동 정도, 지역적 상황 등을 고려하여 탄력적으로 적용할 수 있다.
2. 영양관리 기준은 계절별로 연속 5일씩 1인당 평균 영양공급량을 평가하되, 준수 범위는 다음과 같다.
　가. 에너지는 학교 급식의 영양관리 기준 에너지의 ±10%로 하되, 탄수화물: 단백질: 지방 의 에너지 비율이 각각 55~70%: 7~20%: 15~30%가 되도록 한다.
　나. 단백질은 학교 급식 영양관리 기준의 단백질량 이상으로 공급하되, 총 공급 에너지 중 단 백질 에너지가 차지하는 비율이 20%를 넘지 않도록 한다.
　다. 비타민 A, 티아민, 리보플라빈, 비타민 C, 칼슘, 철은 학교 급식 영양관리 기준의 권장 섭취량 이상으로 공급하는 것을 원칙으로 하되, 최소한 평균 필요량 이상이어야 한다.

94 　　　　　　　　　　　　　　　　정답 ⑤

■ 학교 급식법 시행 규칙
• 제7조(품질 및 안전을 위한 준수 사항)
① 법 제16조 제2항 제2호에서 "그밖에 학교 급식의 품질 및 안전을 위하여 필요한 사항"이라 함은 다음 각 호의 사항을 말한다.
　1. 매 학기별 보호자부담 급식비 중 식품비 사용 비율의 공개
　2. 학교 급식관련 서류의 비치 및 보관(보존연한은 3년)

가. 급식 인원, 식단, 영양공급량 등이 기재된
  학교 급식일지
나. 식재료 검수일지 및 거래명세표

95 정답 ④

━━━━━━━━━━━━━━━━━━━━━━━━━━━━━━

■ **식품위생법**
• 제96조(벌칙)

제51조(조리사) 또는 제52조(영양사)를 위반한 자
는 3년 이하의 징역 또는 3천만 원 이하의 벌금에
처하거나 이를 병과할 수 있다.

96 정답 ①

━━━━━━━━━━━━━━━━━━━━━━━━━━━━━━

■ **국민건강증진법**
• 제1조(목적)

이 법은 국민에게 건강에 대한 가치와 책임의식을
함양하도록 건강에 관한 바른 지식을 보급하고 스
스로 건강생활을 실천할 수 있는 여건을 조성함으
로써 국민의 건강을 증진함을 목적으로 한다.

97 정답 ⑤

━━━━━━━━━━━━━━━━━━━━━━━━━━━━━━

■ **국민영양관리법 시행령**
• 제2조(영양관리사업의 유형)

1. 법 제14조에 따른 영양소 섭취 기준 및 식생활
   지침의 제정·개정·보급 사업
2. 영양 취약 계층을 조기에 발견하여 관리할 수
   있는 국가 영양관리 감시 체계 구축 사업
3. 국민의 영양 및 식생활 관리를 위한 홍보 사업
4. 고위험군·만성질환자 등에게 영양관리식 등을
   제공하는 영양관리 서비스 산업의 육성을 위한
   사업
5. 그밖에 국민의 영양관리를 위하여 보건복지부
   장관이 필요하다고 인정하는 사업

98 정답 ②

━━━━━━━━━━━━━━━━━━━━━━━━━━━━━━

■ **국민영양관리법 시행 규칙**
• 제18조(보수교육의 시기·대상·비용·방법 등)

④ 제3항에 따른 보수교육 대상자 중 다음 각 호의
   어느 하나에 해당하는 사람은 해당 연도의 보
   수교육을 면제한다. 이 경우 보수교육이 면제되
   는 사람은 해당 보수교육이 실시되기 전에 별

지 제5호 서식의 보수교육 면제신청서에 면제
대상자임을 인정할 수 있는 서류를 첨부하여
협회의 장에게 제출하여야 한다.
1. 군복무 중인 사람
2. 본인의 질병 또는 그 밖의 불가피한 사유로
   보수교육을 받기 어렵다고 보건복지부장관
   이 인정하는 사람

99 정답 ④

━━━━━━━━━━━━━━━━━━━━━━━━━━━━━━

■ **농수산물의 원산지 표시에 관한 법률 시행 규칙**
• 제8조(규제의 재검토)

농림축산식품부장관 또는 해양수산부장관은 다음
각 호의 사항에 대하여 다음 각 호의 기준일을 기
준으로 3년마다(매 3년이 되는 해의 기준일과 같
은 날 전까지를 말한다) 그 타당성을 검토하여 개
선 등의 조치를 하여야 한다.
1. 제3조에 따른 원산지의 표시방법: 2017년 1월 1일
2. 제4조에 따른 원산지를 혼동하게 할 우려가 있
   는 표시 등의 범위: 2017년 1월 1일

100 정답 ④

━━━━━━━━━━━━━━━━━━━━━━━━━━━━━━

■ **국민영양관리법**
• 제21조(면허 취소 등)

① 보건복지부장관은 영양사가 다음 각 호의 어느
   하나에 해당하는 경우 그 면허를 취소할 수 있
   다. 다만, 제1호에 해당하는 경우 면허를 취소
   하여야 한다.
   1. 제16조(결격사유) 제1호부터 제3호까지의
      어느 하나에 해당하는 경우
   2. 제2항에 따른 면허정지처분 기간 중에 영양
      사의 업무를 하는 경우
   3. 제2항에 따라 3회 이상 면허정지처분을 받
      은 경우
② 보건복지부장관은 영양사가 다음 각 호의 어느
   하나에 해당하는 경우 6개월 이내의 기간을 정
   하여 그 면허의 정지를 명할 수 있다.
   1. 영양사가 그 업무를 행함에 있어서 식중독이
      나 그밖에 위생과 관련한 중대한 사고 발생
      에 직무상의 책임이 있는 경우
   2. 면허를 타인에게 대여하여 이를 사용하게 한
      경우

영양사 실전 모의고사 정답 및 해설

1교시

01 ③	02 ⑤	03 ④	04 ②	05 ②	06 ⑤	07 ③	08 ⑤	09 ④	10 ①
11 ②	12 ②	13 ③	14 ⑤	15 ④	16 ③	17 ②	18 ②	19 ⑤	20 ②
21 ④	22 ⑤	23 ①	24 ③	25 ④	26 ②	27 ⑤	28 ①	29 ①	30 ②
31 ④	32 ①	33 ②	34 ④	35 ④	36 ⑤	37 ②	38 ⑤	39 ①	40 ④
41 ④	42 ④	43 ③	44 ④	45 ④	46 ③	47 ④	48 ③	49 ②	50 ⑤
51 ③	52 ①	53 ②	54 ②	55 ③	56 ⑤	57 ④	58 ④	59 ①	60 ①
61 ④	62 ①	63 ③	64 ④	65 ③	66 ①	67 ③	68 ③	69 ③	70 ⑤
71 ⑤	72 ⑤	73 ③	74 ①	75 ②	76 ①	77 ⑤	78 ⑤	79 ①	80 ①
81 ②	82 ①	83 ②	84 ①	85 ②	86 ②	87 ①	88 ③	89 ①	90 ④
91 ①	92 ①	93 ②	94 ①	95 ①	96 ③	97 ⑤	98 ①	99 ①	100 ⑤
101 ①	102 ④	103 ②	104 ③	105 ④	106 ④	107 ④	108 ①	109 ①	110 ⑤
111 ④	112 ③	113 ②	114 ③	115 ②	116 ④	117 ⑤	118 ①	119 ①	120 ②

1 영양학 및 생화학(60)

01 정답 ③

포도당은 가장 기본적인 에너지 급원이며 체내 당 대사의 중심 물질로 체내 (0.1%) 혈당 유지, 뇌의 유일한 에너지원이다.

02 정답 ⑤

• 식이섬유소의 섭취 효과: 체중 조절, 변비 예방, 대장암 예방, 혈중 콜레스테롤 함량 저하, 당뇨병 개선

03 정답 ④

킬로미크론은 혈액 내 지질 운반에 관여하며, 지방 식이 이후 가장 먼저 생성되는 지단백질이다.

04 정답 ②

촉진 확산은 농도 차에 의해 ATP 사용 없이 운반체가 필요하며, 특히 혈당이 세포 내로 유입될 때 이용된다.

05 　　　　　　　　　　　　　　　　　정답 ②

- 소화 흡수율: 당질(98%) 〉 지질(95%) 〉 단백질
  (92%)

06 　　　　　　　　　　　　　　　　　정답 ⑤

9가지 의무 표시 영양소는 열량, 탄수화물, 당류, 지방, 단백질, 포화지방, 트랜스지방, 나트륨, 콜레스테롤이다.

07 　　　　　　　　　　　　　　　　　정답 ③

- 소화관 호르몬: 소화관에서 분비되어 특정 소화 기관의 운동 촉진 및 소화액 분비를 제어하는 호르몬의 총칭으로 가스트린, 세크레틴, 콜레시스토키닌 등이 있다.
  - 가스트린: 위 점막에서 분비되며 위산 분비를 촉진한다.
  - 세크레틴: 십이지장 점막에서 분비되며 췌장액의 분비를 촉진한다.
  - 콜레시스토키닌: 장 점막에서 분비되며 췌장액과 담즙의 분비를 촉진한다.

08 　　　　　　　　　　　　　　　　　정답 ⑤

다. 체온 1℃가 상승할 때마다 기초 대사량은 12.6% 증가한다.
라. 기초 대사량은 여자가 남자보다 약 10% 낮다.

09 　　　　　　　　　　　　　　　　　정답 ④

포도당 신생은 주로 간과 신장에서 일어난다.

10 　　　　　　　　　　　　　　　　　정답 ①

당질 대사 과정에서 조효소로 작용하는 비타민 B군에는 비타민 B_1(티아민), B_2(리보플라빈), B_3(니아신), B_5(판토텐산) 등이 있다.

11 　　　　　　　　　　　　　　　　　정답 ②

해당 과정은 세포질에서 산소와 무관하게 일어나며, 비가역적 반응은 총 3회이다. 피루브산은 호기

적 조건에서 아세틸 CoA로 전환되어, TCA 회로로 들어간다.

12 　　　　　　　　　　　　　　　　　정답 ②

혈당의 항상성을 유지하기 위해 호르몬 및 자율신경이 중요한 역할을 한다. 자율신경에서 교감신경은 혈당 상승, 부교감신경은 혈당 저하 작용을 한다. 혈당을 저하시키는 호르몬은 인슐린이고, 글루카곤, 아드레날린, 성장 호르몬, 글루코코르티코이드, 갑상샘 호르몬 등은 혈당을 상승시키는 호르몬이다.

13 　　　　　　　　　　　　　　　　　정답 ③

- 글리코겐 분해 대사: 글리코겐 → 포도당 1-인산 → 포도당 6-인산 → 포도당

14 　　　　　　　　　　　　　　　　　정답 ⑤

TCA 회로는 탄수화물, 지질, 단백질을 산화시키는 공통 경로로 아세틸 CoA 형태로 들어간다. 산소를 필요로 하는 호기적 경로이다. CO_2가 생성되는 곳은 이소구연산 → α-케토글루타르산, α-케토글루타르산 → 숙시닐 CoA 두 과정이다.

15 　　　　　　　　　　　　　　　　　정답 ④

올리고당은 단당류가 3개 이상 10개 미만으로 구성되어 있다. 신체 내에 소화 효소가 없어 소화되지 않는다. 충치 예방 효과와 장내 유익한 비피더스균을 증식시켜 정장 작용을 한다.

16 　　　　　　　　　　　　　　　　　정답 ③

VLDL은 간에서 만들어지는 지단백질이며, 간에서 합성되는 지질을 다른 조직으로 운반한다. 많은 중성 지방을 가지고 있다.

17 　　　　　　　　　　　　　　　　　정답 ②

중성 지방 VLDL, HDL은 간에서 합성되며, LDL은 VLDL의 최종 분해 산물로 혈액 내에서 전환되고, 킬로미크론은 소장에서 생성된다.

18 정답 ②

지방산 생합성은 간과 지방 조직의 세포질에서 일어나며, 말로닐 CoA를 통해 지방산 사슬이 2개씩 연장되는 과정이며 환원 반응의 보조 효소는 NADPH이다.

19 정답 ⑤

지방산의 β-산화는 세포질의 지방산을 아실 CoA로 만들고, 카르니틴에 의해 미토콘드리아로 운반되어 2탄소 단위씩 연속적으로 지방산 사슬이 짧아지며 ATP를 생성한다. 불포화지방산의 이중 결합은 시스형이며 β-산화 경로로 들어가기 위해 트랜스형으로 전환되는 이성화 반응이 추가된다.

20 정답 ②

지방산 합성	지방산 분해
• 아세틸 CoA 필요	• 아세틸 CoA 생성
• 비오틴 필요	• 니아신 필요
• NADPH와 ATP 필요	• NADH와 ATP 생성
• 세포질에서 발생	• 미토콘드리아에서 발생
• 효소 복합체가 관여	• 각 효소가 관여

21 정답 ④

2015년 개정된 영양소 섭취 기준에 따르면 19세 이상 성인의 뇌, 심혈관계 질병 예방을 위한 포화지방산과 트랜스지방산의 에너지 적정 비율은 포화지방산 7% 미만, 트랜스지방산 1% 미만으로 설정되어 있다.

22 정답 ⑤

에이코사노이드는 필수 지방산 중 특히 아라키돈산에서 만들어지며 작용 부위에서 가까운 조직에 생성되어 짧은 기간 동안 작용하고 분해되는 물질로 호르몬과 유사한 작용을 한다. 프로스타글란딘 등이 있다.

23 정답 ①

팔미트산($C_{16:0}$) 1분자를 만드는데 1분자의 아세틸 CoA와 7분자의 말로닐 CoA, 7분자의 ATP 그리고

14분자의 NADPH가 필요하다.

24 정답 ③

히스티딘은 탈탄산 되어 히스타민을 생성한다. 히스타민은 혈압을 강하시키며 위액의 분비를 촉진시키고 알레르기 반응을 일으키기도 한다.

25 정답 ④

근육 단백질이 감소될 때 칼륨이 질소와 함께 상실되고 단백질이 저장될 때 칼륨과 함께 저장된다.

26 정답 ②

쌀에는 리신이나 트레오닌, 트립토판이 부족하고, 콩류에는 함황아미노산이 부족하기 쉬우므로 함께 섭취하면 부족한 필수 아미노산을 보완할 수 있다. 젤라틴은 대부분의 필수아미노산이 부족하고, 옥수수는 트립토판과 리신, 밀은 리신과 트레오닌이 부족하다.

27 정답 ⑤

동물성 식품 중 젤라틴은 불완전 단백질이다. 두류는 메티오닌, 곡류는 리신, 트레오닌, 채소는 메티오닌, 옥수수는 트립토판, 리신이 부족하다. 특히 쌀의 단백질은 오리제닌으로 메티오닌과 트립토판, 리신의 함량이 부족한데 가장 부족한 것은 트립토판이다.

28 정답 ①

단백질 실이용률은 흡수된 질소에 대한 보유된 질소의 비율을 나타낸 것에 소화·흡수율을 고려한 것이다. 따라서 생물가를 활용한 방법이다.

29 정답 ①

요소 회로는 미토콘드리아와 세포질에서 일어난다. 미토콘드리아에서 일어나는 반응은 ① NH_3+HCO_3+2ATP → 카르바모일-인산 과정과 ② 오르니틴+카르바모일-인산 → 시트룰린이 되는 과정이다.

30 정답 ②

- 글루탐산 ↔ α-케토글루타르산
- 알라닌 ↔ 피루브산
- 아스파르트산 ↔ 옥살로아세트산으로 전이되는 아미노기 전이 반응은 비타민 B_6를 전구체로 하는 조효소 피리독살인산(PLP)이 전이한다.

31 정답 ④

■ 암모니아의 처리

- 간에서 요소 회로를 통해 요소를 합성하여 소변으로 배설
- α-케토산을 아미노화하여 아미노산 합성
- 해독 작용의 하나로 글루타민 합성
- 크레아틴 생성 등에 이용됨

32 정답 ①

DNA 복제 시 먼저 효소인 헬리카아제가 이중나선 가닥을 풀어준 후 진행된다. 복제는 5′ → 3′ 방향으로 진행, 원형 DNA는 양쪽 방향성의 복제를 한다. 진핵 생물의 DNA에는 수많은 복제 개시점이 존재하며 이것으로부터 동시에 양쪽 방향으로 복제가 진행된다. DNA 복제 시 두 가닥 모두가 주형 가닥이 된다.

33 정답 ②

비타민 K는 간에서 프로트롬빈의 합성에 관여하고 프로트롬빈은 혈액으로 방출되어 혈액응고에 관여한다. 프로트롬빈은 칼슘과 트롬보플라스틴에 의해 트롬빈으로 활성화 되고, 이 트롬빈이 피브리노겐을 피브린으로 분해시켜 혈액이 응고된다.

34 정답 ②

식후 4~24시간 금식 시 주된 에너지 급원은 글리코겐이며, 1~5일 정도의 급성 기아 상태에서는 당신생을 통해 포도당을 제공한다. 장시간 계속되는 기아 상태에서는 근육을 유지하기 위해 케톤체가 에너지원으로 쓰인다.

35 정답 ④

기초 대사량은 신체 내 생명 유지를 위해 무의식중에 일어나는 대사 작용이다. 남성이 여성보다 높고, 생후 1~2년경에 가장 높다가 이후 감소한다. 더운 지역의 사람이 기초 대사량이 낮고, 소화 작용에 필요한 에너지는 식품이용을 위한 에너지 필요량(특이동적 작용 대사)에 포함된다. 그밖에 근육 운동 시 증가하고, 체표면적과는 비례 관계이며 수면 시 10% 가량 감소하고 영양 부족 시에도 감소한다.

36 정답 ⑤

GI(혈당 지수) 지수는 포도당 또는 흰 빵 기준(100)으로 어떤 식품이 혈당을 얼마나 빨리, 많이 올리느냐를 나타내는 수치이다. 혈당 지수 55 이하는 저혈당 지수 식품, 70 이상은 고혈당 지수 식품이다.

37 정답 ②

비타민 A는 레티놀, 레티날, 레티노산 등으로 구성되어 있고 시각 유지(암반응) 상태에서도 분화, 성장 유지 등의 작용을 한다. 흡수된 레티놀은 킬로미크론 형태로 간으로 운반되고 간에서 레티닐에스테르 형태로 저장되며 베타카로틴은 소장과 간에서 레티놀로 전환된다.

38 정답 ⑤

동물 피부에서 콜레스테롤의 유도체인 7-디하이드로콜레스테롤은 자외선을 받으면 비타민 D_3로 전환이 가능하다.

39 정답 ①

비타민 B_{12}는 저장성이 매우 높으며(주로 간) 담즙과 함께 분비된 것의 대부분이 회장에서 능동수송에 의해 재흡수 되므로 소량만 손실된다. 흡수 불량 시 결핍증은 느리게 진행되지만 악성 빈혈이 발생될 수 있다.

40 정답 ②

- 칼슘의 흡수를 촉진시키는 물질: 비타민 D, 유당, 소화관의 산도, 비타민 C 등
- 칼슘의 흡수를 저해시키는 물질: 장내 과한 양의 인, 피틴산, 수산, 섬유소의 과량 섭취 등

41 　　　　　　　　　　　　　　　　　　　정답 ④

부신피질에서 분비되는 알도스테론은 나트륨의 유입과 칼륨의 배출에 관여한다. 신세뇨관에서 나트륨의 재흡수를 증가시키고, 칼륨의 재흡수를 억제해 무기질 이온 농도와 삼투압을 일정하게 유지시킨다.

42 　　　　　　　　　　　　　　　　　　　정답 ④

셀레늄은 글루타티온 과산화 효소의 성분으로 작용한다. 글루타티온 과산화 효소는 환원형의 글루타티온을 이용하여 독성의 과산화물을 알코올 유도체와 물로 전환시켜 과산화물에 의해 세포막이나 세포가 파괴되는 것을 방지한다.

43 　　　　　　　　　　　　　　　　　　　정답 ③

① 크롬: 당내성 인자
② 아연: 금속 효소의 성분
④ 요오드: 티록신
⑤ 셀레늄: 글루타티온퍼옥시다아제의 구성 성분

44 　　　　　　　　　　　　　　　　　　　정답 ⑤

메탈로티오닌(Metallothionein)은 소장 점막세포에 존재하는 함황단백질로 아연 또는 구리와 결합하여 이들의 흡수를 조절한다. 과량의 아연 섭취 시 메탈로티오닌에 구리와 아연이 경쟁적으로 결합하여 구리의 흡수율이 감소된다.

45 　　　　　　　　　　　　　　　　　　　정답 ④

수분 소요량에 영향을 주는 요인은 신체 활동정도, 식사의 종류, 기후 및 기온, 염분의 섭취량 등이다.

46 　　　　　　　　　　　　　　　　　　　정답 ③

호흡성 알칼리증은 고지대에 올라갔을 때와 저산소증, 체온 증가와 같이 호흡 중추가 자극되어 폐를 통한 이산화탄소의 배출이 증가되어 이산화탄소 분압이 부족하여 발생하고, 호흡성 산증은 만성 폐질환이나 신경계 질환으로 폐를 통한 이산화탄소의 배출이 잘 되지 않을 때 발생한다.

47 　　　　　　　　　　　　　　　　　　　정답 ④

모유 수유는 배란을 억제하여 자연 피임 작용을 한다.

48 　　　　　　　　　　　　　　　　　　　정답 ③

체내 단백질량이 증가하면서 근육 조직도 증대되며 남아의 단백질 축적량이 여아에 비해 많다. 지질은 단백질보다 훨씬 많은 양이 축적되는데 여아의 축적량이 남아보다 많으며 무기질 변화는 생후 1년간 비교적 적게 일어난다.

49 　　　　　　　　　　　　　　　　　　　정답 ②

미숙아는 담즙산이 필요 없는 중쇄 지방산(MCT)을 첨가하면 리파아제의 작용 없이도 지질의 흡수가 잘 일어나며, 미숙아에게 단백질의 공급은 매우 중요하여 단위 체중 당 필요량이 많지만 과량으로 투여할 경우 신장에서 용질 부하의 부담을 견디지 못해 해로울 수 있다. 정상아에 비해 비타민 C, E의 필요량이 높고, 미숙아의 철분 농도는 낮지만 철분을 투여해도 큰 효과가 없으며, 과량의 철분 투여 시 비타민 E의 대사를 방해한다.

50 　　　　　　　　　　　　　　　　　　　정답 ⑤

이유 초기에는 점착성 있는 풀의 형태로 시작하며 이유 중기에 이가 나기 시작하면 잇몸이 간지럽기 때문에 아무거나 입에 넣어 씹으려고 하는데 이때 토스트를 구워주거나 비스킷을 주면 좋다. 달걀 흰자, 우유, 복숭아 등은 알레르기를 유발할 수 있으므로 이유 후기(생후 8~9개월)부터 섭취하도록 한다.

51 　　　　　　　　　　　　　　　　　　　정답 ③

청소년기 남성은 여성보다 근육 조직과 골격이 더 많이 증대되므로 이 근육 조직 발달에 필요한 단백질, 철, 아연, 칼슘의 요구량이 많다.

52 　　　　　　　　　　　　　　　　　　　정답 ①

임신 중 태반에서 에스트로겐, 프로게스테론, 태반

락토젠, 융모성선자극 호르몬, 뇌하수체 전엽에서 프로락틴, 뇌하수체 후엽에서 옥시토신이 분비된다.

53 　　　　　　　　　　　　　　　정답 ②

유아의 편식은 이유 시 다양한 식품을 접하지 못할 경우 일어날 수 있다. 유아의 식습관은 부모의 식습관, 식품의 다양성, 이유식의 공급방식, 가정 경제, 사회적 여건, 어머니의 식사 시 태도 등에 영향을 받는다. 이유기에 당분이 많은 음식을 과량 주었을 때 다른 맛을 배울 기회가 없어진다. 또, 어머니의 지나친 강요, 꾸중 등은 그 식품이나 식사에 대한 거부감과 편식을 유도할 수 있어 특히 어머니의 역할이 올바른 식습관 형성에 중요하고, 가족 모두가 편식을 하지 않도록 해야 한다.

54 　　　　　　　　　　　　　　　정답 ②

■ 영양 상태 판정 지표
- 퀘틀렛(Quetelet) 지수: 성인기의 판정 지표이며 체질량 지수라고도 하며 체중(kg)/신장$(m)^2$이다.
- 카우프(Kaup) 지수: 영유아기의 판정 지표이며 체중(g)/신장$(cm)^2 \times 10$이다.
- 뢰러(Rohrer) 지수: 학동기의 판정 지표이며 체중(g)/신장$(cm)^3 \times 10^4$ 또는 체중(kg)/신장$(cm)^3 \times 10^7$이다.

55 　　　　　　　　　　　　　　　정답 ③

임신부의 체중은 태아$(3.1kg)$, 태반$(0.45kg)$, 양수$(0.9kg)$, 유방과 자궁 증대$(1.35kg)$, 혈액양증가$(1.85kg)$, 산모의 지방 조직 축적$(3.5kg)$, 세포 외액의 증가$(1.35kg)$에 따른 $12kg$ 정도의 증가가 바람직하다.

56 　　　　　　　　　　　　　　　정답 ⑤

철분은 임신기에 추가 권장 섭취량이 $10mg$이지만, 수유기에는 추가 권장량이 없다.

57 　　　　　　　　　　　　　　　정답 ④

콩에는 피토에스트로겐(식물성 에스트로겐)인 이

소플라본이 많이 있어 갱년기 증세를 완화시켜 준다. 골다공증, 유방암, 심장 질환 등의 예방 및 치료에도 효과적이다.

58 　　　　　　　　　　　　　　　정답 ④

다음의 5개 기준 중 3개 이상일 때 대사증후군(비만, 고혈압, 당뇨병, 동맥경화증, 심·뇌혈관질환)으로 진단한다.
1. 공복 혈당: 100mg/dl 이상
2. 혈압: 130/85$mmHg$ 이상
3. 허리둘레: 남 90cm 이상, 여 85cm 이상
4. 중성 지방: 150mg/dl 이상
5. HDL 콜레스테롤: 남 40mg/dl 미만, 여 50mg/dl 미만

59 　　　　　　　　　　　　　　　정답 ①

- 노인의 영양 섭취 저하 요인: 체성분 변화와 각종 대사 효율 감소, 뇌와 신경 조절 기능의 변화, 시각·미각·후각의 저하, 치아 탈락, 스트레스 증가, 위산 분비 감소, 위장 기능 약화, 신장·간 기능 저하, 폐 기능 저하 등

60 　　　　　　　　　　　　　　　정답 ①

심한 근육 노동이나 운동을 장시간 하면 혈당 저하, 호흡 계수 저하, 소변 중 칼륨·인·티아민 배설량 증가, 적혈구 수와 헤모글로빈 양 감소, 혈액 비중 감소, 혈중 에피네프린 증가 등의 현상이 나타난다.

2 　영양교육, 식사요법 및 생리학(60)

61 　　　　　　　　　　　　　　　정답 ④

영양교육의 목표는 식생활과 관련된 지식·태도와 행동 개선을 의미하며, 스스로 실천하는 행동의 변화가 가장 중심이다.

62 　　　　　　　　　　　　　　　정답 ①

영양교육의 필요성은 인구, 사회적 변화, 식품 산

업의 발달, 현대인의 특성, 국가 정책 차원과 질병 구조의 변화 등으로 나눌 수 있다.

63　　　　　　　　　　　　　　　　　　정답 ③

국민건강영양조사의 목적은 영양 개선의 기초 자료로서 국민의 건강 상태, 체위 향상 및 식량 정책을 세우는 자료를 얻는 것에 있다.

64　　　　　　　　　　　　　　　　　　정답 ④

모형을 이용한 영양교육은 대상자가 습득할 때까지 직접 반복하여 교육할 수 있어 효과적이다.

65　　　　　　　　　　　　　　　　　　정답 ③

2005년 제3기 조사에서부터 신장, 체중, 허리둘레를 계측하고 있다.

66　　　　　　　　　　　　　　　　　　정답 ①

영양교육이 끝난 후에는 영양 문제의 해결이나 영양 상태의 개선 여부를 평가한다.

67　　　　　　　　　　　　　　　　　　정답 ⑤

유인물은 영양지도용 인쇄 매체로 가장 많이 사용된다. 시선을 끌 수 있도록 간결하고 명확히 설명하여 요점을 기억하기에 좋도록 작성하며 그림이나 사진을 넣어 만든다.

68　　　　　　　　　　　　　　　　　　정답 ③

어린이들에게 영양교육을 할 때는 특별한 방법이 요구된다. 직접 시청하게 하여 흥미를 끌 수 있는 교육 방법으로 인형극을 널리 사용한다.

69　　　　　　　　　　　　　　　　　　정답 ④

융판은 식품의 분류, 식사 구성안, 식품 교환표 등을 지도할 때 대상자들이 직접 만들어보기도 하고 탈·부착판을 이용할 수 있어 주의 집중이 잘 된다.

70　　　　　　　　　　　　　　　　　　정답 ⑤

방법 시범 교수법(시연)은 참가자들의 이해 여부를 확인하면서 정확하게 단계적으로 교육을 실시하는 방법이다.

71　　　　　　　　　　　　　　　　　　정답 ⑤

상담은 개인이나 가족과 같은 소집단을 대상으로 한다.

72　　　　　　　　　　　　　　　　　　정답 ⑤

교육 방법은 대상자의 이해 수준에 맞고 능동적 참여를 유도하는 것으로 선택한다. 초등학생이 대상이므로 인형극, 역할 연기법, 6·6식 토의법, 두뇌 충격법 등은 어린이들이 직접 참여하거나 의견을 내는 등 대상의 참여를 유도하는 좋은 방법이다.

73　　　　　　　　　　　　　　　　　　정답 ③

영양 상담 기록표에는 주관적 정보(S), 객관적 정보(O), 평가(A), 계획(P) 만을 기록하며, 이를 SOAP 기록법이라 한다.

74　　　　　　　　　　　　　　　　　　정답 ①

■ **식품 섭취 빈도 조사법**
· 방법: 100여 종류의 식품을 정하고 일정 기간에 걸쳐 평상적으로 섭취하는 빈도를 조사하는 방법
· 장점: 피조사자의 부담이 거의 없고 빠른 시간 내에 큰 집단에 대해 저렴한 비용으로 전반 적인 식품 섭취 상태를 파악할 수 있다.
· 단점: 조사 대상 집단에서 많이 소비하는 식품에 대한 자료가 있어야 하고 영양소를 전환하는 경우 많은 기초 자료가 필요하다. 정확한 섭취량을 측정하는 것은 어렵다.

75　　　　　　　　　　　　　　　　　　정답 ②

응용 영양 사업은 농촌진흥법에 근거하며 농촌진흥청 지도국 생활개선과에서 1968년부터 농촌의 영양 수준 향상을 위해 사업을 전개하고 있다.

76 　　　　　　　　　　　　　　정답 ①

입원 환자의 영양 스크리닝 시 영양 불량의 위험이 있음으로 분류하는 기준은 ① 현재 체중이 표준 체중의 90% 미만 ② 경관급식 ③ 혈청 알부민 농도 3.5g/dl 미만 ④ 5일 이상의 금식이다.

77 　　　　　　　　　　　　　　정답 ⑤

당뇨병은 혈당, 통풍은 요산의 배설량, 간염은 간 기능 확인을 위해 GOT 또는 GPT 검사, 췌장 기능은 소화 효소 분비량을 측정해야 한다.

78 　　　　　　　　　　　　　　정답 ⑤

포도당 부하 검사는 12시간 공복 후에 포도당을 경구 투여하여 당의 연소 능력을 측정하는 것이다. 정상인의 공복 시 혈당은 70~100mg/dl이며 식후, 120~160mg/dl까지 상승하지만 약 2시간 후면 정상치로 돌아온다.

79 　　　　　　　　　　　　　　정답 ④

연식은 구강 장애, 위장 장애, 소화 흡수 능력이 저하된 급성 장염 환자에게 제공되는 식사이다.

80 　　　　　　　　　　　　　　정답 ①

■ 1교환 단위의 눈대중량
② 두부 : 1/6모
③ 쌀밥 : 1/3공기
④ 오렌지주스 : 1/2컵
⑤ 옥수수기름 : 1티스푼

81 　　　　　　　　　　　　　　정답 ②

경관급식은 수술 또는 기계적 장애(심한 혼수, 구강 인두 수술, 식도 장애, 연하 곤란)등으로 구강으로 음식을 섭취할 수 없는 경우 적용된다. 위장관 기능이 비정상적인 때는 사용하지 않아야 한다.

82 　　　　　　　　　　　　　　정답 ①

단백질은 위산 분비를 촉진하지만 상처 회복을 돕기 때문에 적절하게 공급한다.

83 　　　　　　　　　　　　　　정답 ②

비열대성 스프루는 글루텐 과민 장 질환을 의미한다. 글루텐 함유 식품인 밀, 보리, 귀리 등과 그 함유 식품을 제한한다. 햄버거, 돼지고기 튀김, 어묵, 전유어, 국수, 만두 등의 음식은 금지한다.

84 　　　　　　　　　　　　　　정답 ②

이완성 변비는 운동 부족 등에 의해 장벽의 근육 운동이 느려서 대변을 빨리 배출시키지 못하므로 기계적, 화학적 자극이 있는 식품을 공급한다. 우유의 유당은 연동 운동을 촉진한다.

85 　　　　　　　　　　　　　　정답 ③

유당불내증은 락타아제 부족으로 발생하며 주로 성인과 동양인에게 많이 나타난다. 우유를 단독으로 마시는 것 보다 푸딩, 커스터드, 크림수프 등의 형태로 전분과 함께 섭취하면 증상이 완화된다.

86 　　　　　　　　　　　　　　정답 ②

혼수상태일 때는 단백질을 제한하며 1일 단백질 공급량은 30~40g 정도가 적당하지만 심한 경우에는 20g 이하로 공급한다.

87 　　　　　　　　　　　　　　정답 ①

황달은 빌리루빈의 과잉 생산, 간 세포의 빌리루빈 배설 이상, 담도계의 빌리루빈 통과 장애 등으로 인해 체내 빌리루빈이 증가되어 나타난다.

88 　　　　　　　　　　　　　　정답 ③

담낭염은 담낭 세포의 세균 감염에 의하거나 비만, 임신, 변비, 부적절한 식사, 소화기관 장애 등으로 발생한다. 담낭의 수축과 담도의 심한 발작을 예방하는 당질 위주의 지방이 적은 고기, 생선, 난백, 탈지 우유 등 저지방식을 공급한다. 규칙적으로 식사를 해야 하며 알코올음료, 카페인음료, 탄산음료, 향신료 및 짜고 매운 자극성 식품과 가스를 형성하는 음식의 과량 섭취는 담낭 수축을 촉진하여 발작을 일으킬 수 있으므로 피해야 한다.

89 　정답 ⑤

열량 제한식에서도 질소 균형을 평형 상태로 유지하기 위하여 양질의 단백질을 충분히 섭취해야 한다. 체중 (kg)당 1g 이하가 되지 않도록 하고, 1~1.5g 정도로 권장한다.

90 　정답 ④

단순형 비만은 주로 유년기와 아동기에 걸쳐 발생하는 지방 세포 수가 증가하는 특징을 갖는 증식형 비만과 성인기에 나타나는 지방 세포의 크기가 증가하는 특징의 지방 세포 비대형 비만으로 구별된다. 두 가지 타입의 특징을 모두 나타내는 형태의 비만도 있다.

91 　정답 ①

■ **당뇨병의 합병증**
• 급성: 당뇨병성 케톤증(제1형 당뇨병), 고삼투압성 비케톤성 증후군(제2형 당뇨병)
• 만성: 대혈관 질환(관상동맥 질환, 말초동맥 질환, 뇌혈관 질환), 미세혈관 질환(만성신부전, 당뇨병성 망막증, 백내장), 신경변증, 족부궤양증 등

92 　정답 ①

제2형 당뇨병은 40대 이후 상체 비만자에게 많이 발생한다. 제1형 당뇨병에 비해 유전적 요인이 많다. 치료 시 인슐린이 반드시 필요한 것은 아니며 체중 감소 시 정상으로 돌아오는 경우가 많다. 혈중 인슐린의 양이 정상보다 높은 경우가 많고, 비만, 과식, 운동 부족 등으로 근육의 말초 조직이 인슐린에 대한 감수성이 둔화되어 당 대사에 장애가 나타난다. 주된 증상은 고혈당, 다뇨, 다식, 다갈, 말초신경증, 피부염, 체중 과다 등이 있다.

93 　정답 ⑤

요독증이 발생되면 사구체 여과율이 5~10ml/분 이하로 감소하고, 네프론이 90% 손상되며 혈중 요소 질소 농도가 60mg/dl 이상이므로 체내 암모니아 축적 방지를 위해 단백질을 제한한다.

94 　정답 ③

대부분의 비뇨기계 질환은 수분 섭취를 제한하지만, 결석증의 경우는 결석의 배출을 위해 1일 3L의 수분 섭취를 권장하고 단백질과 칼슘이 많은 식품을 제한한다.

■ **신결석의 식사요법**
• 인산칼슘 결석: 칼슘과 인이 많은 식품(현미, 잡곡, 오트밀, 유제품, 간, 뇌, 난황, 견과류, 초콜릿, 말린 과일 등)을 제한한다.
• 요산 결석: 고수분식 및 알칼리성 식사를 제공하고 육류, 두류, 전곡류와 같은 퓨린이 많은 식품을 제한한다.
• 수산칼슘 결석: 칼슘과 수산이 많은 식품(아스파라거스, 시금치, 자두, 코코아, 무화과, 초콜릿, 커피, 우유, 후추 등)과 비타민 C를 제한 및 금지하고 비타민 B$_6$는 보충한다.
• 시스틴 결석: 저단백식, 알칼리성 식사, 황 함유, 아미노산이 적은 식사를 공급하고 충분 한 수분 섭취를 권장한다.

95 　정답 ③

지속성 주기적 복막 투석 시 식사요법은 열량의 경우 투석액이 포도당 용액이므로 포도당으로부터 얻은 열량을 제외한 나머지를 공급하고 칼륨은 제한할 필요가 없지만 인은 제한하며, 칼슘과 단백질은 충분히 공급한다. 부종, 갈증, 혈압 조절을 위해 나트륨을 제한한다.

96 　정답 ③

고지혈증 중 제4형은 당질의 과잉 섭취에 기인하므로 당질 섭취를 제한하고 제3형과 제5형은 당질과 지방의 과잉섭취가 원인이므로 총열량, 탄수화물, 지방의 섭취를 적절히 제한한다. 당분을 많이 섭취하게 되면 중성 지방이 상승하게 된다.

97 　정답 ⑤

동맥경화의 식사요법은 표준 체중을 유지할 정도의 열량을 섭취하고 지방은 제한하지만 흰 살 생선 등의 다가불포화지방산 섭취를 증가시킨다. 비타민 C, B$_6$, 니아신, 판토텐산, 콜린, 이노시톨 등은

동맥경화 예방 효과가 있어 권장한다.

98 　　　　　　　　　　　　　　　　 정답 ①

위암은 고염식, 젓갈, 장아찌, 염장 어류, 대량의 쌀밥, 뜨겁고 찬 음식, 훈제 식품, 고질산 화합물 등이 위험 요인이고, 우유와 유제품, 신선한 녹황색 채소, 과일 등은 억제 요인이다.

99 　　　　　　　　　　　　　　　　 정답 ④

암 발생 예방을 위해서 표준 체중을 유지하고 과식을 피하며, 균형 잡힌 식사를 해야 한다. 지방 섭취는 1일 20% 이내로 하고 섬유소, 카로틴, 비타민 A, C, E를 충분히 섭취한다. 염장식, 훈연 제품, 질산염 함유 식품을 제한하고 금연한다.

100 　　　　　　　　　　　　　　　 정답 ⑤

폐결핵은 만성 감염성 질환으로 저항력 증진을 위하여 비타민 C의 공급을 증가시키고, 단백질의 손실도 있으므로 단백질 공급을 100~150g 정도 높인다. 칼슘은 결핵 병소를 석화화하여 세균 활동을 억제하므로, 우유와 유제품으로 보충해준다. 또한 열이 심할 경우 열량을 증가시킨다.

101 　　　　　　　　　　　　　　　 정답 ①

환자는 쇼크 상태이고, 상처를 통해 많은 양의 체액과 전해질이 손실되어 수분과 전해질의 공급이 가장 시급하다.

102 　　　　　　　　　　　　　　　 정답 ④

뇌전증(간질)의 경우 체내에서 알칼리성이 높아지며 이것을 자동적으로 조절하기 위해 발작이 일어나므로 케톤체 식사 및 산형성 식사를 공급해야 한다.

103 　　　　　　　　　　　　　　　 정답 ②

제2형 당뇨병은 인슐린에 의한 감수성 저하와 인슐린 저항으로 발생하고 비만, 유전, 운동부족, 스트레스, 과식 등이 원인이 된다.

104 　　　　　　　　　　　　　　　 정답 ③

■ 정맥 영양액의 구성 성분
- 당질: 덱스트로오스
- 단백질: 필수 아미노산과 비필수 아미노산을 적절히 혼합한다.
- 지질: 지방 유화액, MCT oil
- 무기질, 비타민: 소화·흡수를 거치지 않으므로 권장량보다 적게 공급한다.

105 　　　　　　　　　　　　　　　 정답 ④

나트륨과 칼륨은 요산의 침전을 촉진하므로 통풍 환자에게는 식염을 제한한다.

106 　　　　　　　　　　　　　　　 정답 ④

퓨린은 쉽게 용해되므로 콩과 두부 중에서 두부의 퓨린 함량이 더 적다.

107 　　　　　　　　　　　　　　　 정답 ④

중탄산염 분비를 촉진시켜 췌장액을 분비시키는 것은 세크레틴이다.

108 　　　　　　　　　　　　　　　 정답 ①

콜레스테롤은 간에서 합성되는데 담즙의 80%가 콜레스테롤이며 담즙도 간에서 합성된다.

109 　　　　　　　　　　　　　　　 정답 ⑤

- 소화관의 배열 순서: 위 – 십이지장 – 공장 – 회장 – 상행 결장 – 횡행 결장 – 하행 결장 – S자형 결장 – 직장

110 　　　　　　　　　　　　　　　 정답 ⑤

허리/엉덩이 비율은 체지방의 분포를 잘 반영하며, 여자 0.85 이상, 남자 0.95 이상이면 복부 비만이다. 허리둘레가 클수록 성인병의 위험률이 높아지며 남성은 상체 비만이, 여성은 하체 비만이 많다.

111

정답 ④

혈압 상승 요인은 교감신경 흥분과 에피네프린의 증가, 혈중 나트륨 증가에 의한 혈장 부피 증가, 혈관 수축, 혈액의 점성 증가 등이 있다. 레닌은 안지오텐신 전환 효소의 활성을 높여 동맥을 수축시키고 알도스테론 분비를 촉진하여 신세뇨관에서 나트륨 재흡수를 활발하게 하여 혈압을 높인다.

112

정답 ③

림프절은 림프관의 곳곳에 있는 작은 알갱이 모양의 구조이다. 많은 림프구가 모여 있어 림프 속으로 들어온 세균이 이 속에서 제거되어 몸 전체로 퍼지는 것을 막을 수 있고, 새로운 림프구를 만들기도 한다.

113

정답 ②

당 대사 장애로 체지방 분해가 촉진되어 혈중지질 농도가 상승하며 특히 지방산의 산화촉진으로 다량의 아세틸 CoA로부터 케톤체가 다량으로 상승되어 케톤증으로 인한 산혈증이 발생된다.

114

정답 ③

① 적혈구는 무핵 세포다.
② 백혈구 중 가장 수가 많은 것은 호중성 백혈구로 40~70% 정도이다.
④ 혈소판은 혈액 응고에 관여하고 물질 운반과 삼투압, pH 조절은 혈장에 관련된 설명이다.
⑤ 황달은 혈중 빌리루빈 농도가 높아져 나타난다.

115

정답 ②

• 갑상샘 기능 항진: 그레이브스병, 바제도병, 안구돌출성 갑상샘종, 감정 불안, 심박동 증가, 식욕이 왕성하나 이화 작용 촉진으로 체중 감소, 혈당 상승, 체온 상승 등
• 갑상샘 기능 저하: 심장박동 저하, 피부 건조, 점액수종(성인), 크레틴병 등

116

정답 ④

■ **폐용량(두 가지 이상의 폐용적을 합친 것)**

• 폐활량 = 일호흡 용적 + 흡식 예비 용적 + 호식 예비 용적
• 흡식 용량 = 일호흡 용적 + 흡식 예비 용적
• 기능적 잔기 용량 = 호식 예비 용적 + 잔기 용적
• 총폐활량 = 폐활량 + 잔기 용적

117

정답 ⑤

신장에서 레닌이 분비되면 안지오텐신이 활성화되고 소동맥 수축 및 알도스테론 분비가 촉진되어 나트륨 이온 재흡수 촉진으로 신혈압이 정상 유지된다.

118

정답 ①

혈청 내 페리틴 농도로 체내 저장철의 양을 측정할 수 있고, 트랜스페린은 혈청 중 철분을 운반하는 단백질이다.

119

정답 ①

에리스로포이에틴은 신장에서 생성되는 당단백 호르몬으로 골수에서 적혈구를 생성하는 세포의 분리를 촉진하고, 적혈구를 늘려주어 빈혈 예방 및 개선의 효과가 있다.

120

정답 ②

바소프레신(항이뇨 호르몬)은 모세혈관을 수축시켜 혈압을 높이고, 세뇨관에서 수분이 재흡수 되도록 한다. 결핍 시 소변량이 증가하는 요붕증이 나타난다.

01 ④	02 ⑤	03 ④	04 ③	05 ①	06 ①	07 ⑤	08 ①	09 ①	10 ⑤
11 ②	12 ③	13 ④	14 ③	15 ②	16 ③	17 ⑤	18 ②	19 ①	20 ②
21 ⑤	22 ③	23 ④	24 ④	25 ⑤	26 ④	27 ①	28 ⑤	29 ①	30 ⑤
31 ③	32 ①	33 ⑤	34 ①	35 ②	36 ①	37 ⑤	38 ⑤	39 ①	40 ⑤
41 ②	42 ④	43 ④	44 ⑤	45 ①	46 ⑤	47 ⑤	48 ⑤	49 ⑤	50 ①
51 ④	52 ③	53 ②	54 ①	55 ③	56 ⑤	57 ②	58 ④	59 ④	60 ②
61 ⑤	62 ①	63 ⑤	64 ⑤	65 ④	66 ④	67 ①	68 ②	69 ③	70 ③
71 ①	72 ⑤	73 ①	74 ③	75 ⑤	76 ③	77 ③	78 ⑤	79 ①	80 ②
81 ②	82 ③	83 ②	84 ⑤	85 ④	86 ④	87 ②	88 ③	89 ①	90 ⑤
91 ③	92 ③	93 ①	94 ①	95 ④	96 ②	97 ①	98 ①	99 ⑤	100 ①

2교시

1 식품학 및 조리원리(40)

01 정답 ④

비타민 C는 열에 쉽게 파괴되고, 튀김은 영양소 손실이 가장 적은 조리법이다. 탄닌이 많은 과일이 변색되기 쉽다. 식품의 갈변은 효소적인 것과 비효소적인 것이 있다.

02 정답 ⑤

미생물 생장에 필요한 수분활성도는 세균 0.90 이상, 효모 0.88 이상, 곰팡이 0.80 이상 그 외에 내건성 곰팡이 0.65 이상, 내삼투압성 효모 0.60 이상이다.

03 정답 ④

아밀로펙틴은 α-1.4 결합의 아밀로오스 사슬에 α-1.6 결합이 가지를 친 구조이다. 아밀로오스보다 분자가 크고 복잡하며 포접화합물을 만들지 않는다. 요오드 정색 반응에서 적갈색을 띤다.

04 정답 ③

호화 전분의 특징은 미셀 구조의 파괴, 팽윤, 콜로이드 용액 형성, 용해도 및 점도 증가, 복굴절성과 방향 부동성의 소실, 소화 작용 용이, 불명료한 V형의 X선 회절도가 있다.

05 정답 ①

■ **노화 억제 방법**
• 60℃ 이상의 온도 유지
• 10% 이하의 수분 함량
• 냉동 건조
• 설탕, 계면활성제, 유화제 사용 등

■ **노화가 잘 일어나는 조건**
• 수분 함량 30~60%

- 저장 온도 0~4℃
- 높은 아밀로오스 함량
- 산성
- 황산염 등

03   정답 ①

식용 유지는 산가 1.0 이하, 발연점 170℃ 이상, 요오드가 100~130(반건성유), 산화로 인한 중합체가 적어 점도가 낮은 유지가 적당하다.

07   정답 ⑤

불포화 지방산이 수소 첨가(경화)로 포화지방산이 되면 융점이 상승, cis형 이중 결합이 trans형으로 변화, 불포화도 감소로 요오드가가 저하되어 가소성 부여, 산화에 대한 안정성 향상이 일어난다.

08   정답 ①

유지를 가열하면 점도 증가, 착색, 유리지방산 생성으로 산가 증가, 과산화물 증가, 소화 흡수율 감소, 불포화지방산의 이중 결합 부분에서 중합 현상이 일어나 평균 분자량의 증가로 검화가 감소, 이중 결합 감소로 요오드가가 감소한다.

09   정답 ①

펩티드 결합은 서로 다른 아미노산에 있는 아미노기와 카르복시기가 물 1분자가 빠지면서 형성된다. 아미노산의 수에 따라 2개면 디펩티드, 3개면 트리펩티드, 여러 개이면 폴리펩티드(단백질)라 한다.

10   정답 ⑤

단백질과 탄수화물은 같이 가열하면 마이야르 반응(아미노-카보닐 반응)이 일어나 갈변된다. 이때 리신과 아르기닌 같은 염기성 아미노산의 손실이 많다.

11   정답 ②

미각은 10~40℃에서 가장 잘 느껴진다. 온도가 올라가면 단맛은 증가하고, 짠맛은 감소, 신 맛과 매운맛은 영향이 없고, 온도가 낮아지면 쓴맛의 반응이 가장 커진다.

12   정답 ③

호박산(숙신산)은 청주, 조개의 감칠맛을 타우린은 오징어, 문어의 감칠맛을 낸다.

13   정답 ④

단백질이 변성돼도 1차 구조는 변하지 않는다. 대부분의 변성은 비가역적이다. 효소 작용을 받기 쉬워 소화율이 증가된다.

14   정답 ②

맛의 변조는 맛이 변하는 현상으로 한 가지 맛을 느끼고, 바로 다른 맛을 보면 정상적인 맛이 아닌 다른 맛이 느껴지는 것이다.

15   정답 ②

- 난백의 기포성: 스펀지케익, 엔젤케이크, 머랭
- 난황의 유화성: 마요네즈
- 달걀의 응고성: 콘소메(청정제), 전, 만두 속(결합제)

16   정답 ③

- 호화: 밥, 죽
- 당화: 물엿, 식혜, 조청, 고추장
- 젤화: 묵
- 호정화: 미숫가루

17   정답 ⑤

감자의 껍질을 벗기거나 자르면 티로신이 티로시나제(모노페놀 옥시다아제)와 결합하여 갈색의 멜라닌을 만든다. 티로시나제는 수용성이므로 물에 담가두면 갈변 방지에 효과가 있다.

18   정답 ②

- 사후경직 시 근육의 글리코겐이 젖산으로 됨

- pH 저하, ATP 감소, 액틴과 미오신이 액토미오신 생성, 보수성 감소

19 　　　　　　　　　　　　　　　정답 ①

토란의 점성 물질은 갈락탄, 아린 맛은 호모겐티스산 때문이다.

20 　　　　　　　　　　　　　　　정답 ②

고기를 먹는 편육은 끓을 때 고기를 넣고, 탕은 찬물에 고기를 넣어 끓여야 국물에 맛 성분이 우러난다.

21 　　　　　　　　　　　　　　　정답 ⑤

게, 새우 등의 아스타크산틴이 가열되면 붉은색의 아스타신이 되기 때문이다.

22 　　　　　　　　　　　　　　　정답 ③

이력현상(hysteresis): 등온 흡습 곡선과 등온 탈습 곡선이 일치하지 않는 현상으로 전분, 단백질 함량이 클수록 이력현상이 커진다. 이력현상이 큰 식품은 밀착 포장해야 이력현상을 줄일 수 있다.

23 　　　　　　　　　　　　　　　정답 ④

엘라스틴은 가열 시 변화가 없고, 고온 단시간 조리해야 육즙의 용출이 적다. 콜라겐의 습열 조리 시 sol에서 gel로 변하며, 습열 조리 시 중량은 감소된다.

24 　　　　　　　　　　　　　　　정답 ④

비타민 B_2(리보플라빈)는 빛에 의해 파괴되기 쉽다.

25 　　　　　　　　　　　　　　　정답 ⑤

콩의 흡습성 촉진 요인은 1%의 소금, 0.3%의 중조, 온수 침지, 압력솥 사용 등이 있다.

26 　　　　　　　　　　　　　　　정답 ④

우유의 균질화는 지방구를 파쇄 시켜 지방 크기를 줄여 안정성과 질을 높여 소화, 맛, 텍스처를 향상시킨다. 지방구의 파쇄로 표면적이 넓어져 지방의 산화로 변패가 일어나기 쉽다.

27 　　　　　　　　　　　　　　　정답 ①

우유 단백질인 카제인의 아미노기와 유당의 카르보닐기 사이에서 마이야르 반응이 일어나 갈변이 된다.

28 　　　　　　　　　　　　　　　정답 ⑤

식물성 유지에는 토코페롤(종자유), 세사몰(참기름), 고시폴(면실유), 비타민 C 등의 천연 항산화제를 포함하고 있어 동물성 유지에 비해 산패가 덜 일어난다.

29 　　　　　　　　　　　　　　　정답 ①

유지의 탄소 사슬이 길수록, 평균 분자량이 클수록, 유지의 불포화도가 클수록 굴절률이 커진다.

30 　　　　　　　　　　　　　　　정답 ⑤

- 솔라닌: 싹튼 감자
- 둘린: 생 수수
- 리친(리신): 피마자
- 아미그달린: 살구, 매실
- 무스카린: 독버섯
- 고시폴: 면실유

31 　　　　　　　　　　　　　　　정답 ③

김치 숙성에 관련된 미생물은 젖산에 의해 산미가 생성되고 스트렙토코커스 패칼리스(*Streptococcus faecalis*), 락토바실러스 브레비스(*Lactobacillus brevis*), 락토바실러스 플랜타룸(*Lactobacillus plantarum*) 등이 있다.

32 　　　　　　　　　　　　　　　정답 ①

케르세틴, 쿠쿠르비타신, 후물론, 나린진은 쓴맛 성분이고, 탄닌은 떫은 맛 성분이다.

33 　정답 ⑤

백합과 채소(파, 양파, 부추, 무)는 무취의 S-알릴 시스테인 황화합물을 가지고 있고, 이것이 효소 작용에 의해 매운 향을 내는 물질로 분해된다.

34 　정답 ①

- 만니톨: 다시마의 흰 가루
- 알긴산: 다시마의 식이섬유
- 구아닐산, 글루탐산: 다시마의 감칠맛
- 피코에리트린: 김의 홍색 색소

35 　정답 ②

후코이단은 미역, 다시마, 톳 등의 갈조류의 성분으로 혈중 콜레스테롤 수치를 낮추고, 비만 예방, 혈관 질환 예방, 항균 작용, 면역 세포 조절 등의 작용을 한다.

36 　정답 ①

소주는 증류수에 속한다. 효모 증식의 최적 조건은 25~30℃, pH 4.0~6.0이다.

37 　정답 ⑤

박테리오는 '세균'이란 뜻이고, 파지는 '먹는다'는 뜻으로 박테리오파지는 세균을 용균하여 잡아먹는 바이러스를 말한다.

38 　정답 ③

세라티아 균종은 붉은 색소를 생산하는 그람음성 간균이며, 식품 속에서 증식하여 식품을 적변시키는 부패 현상을 일으킨다.
- 프로테우스 모르가니(*Proteus morganii*): 식품 부패로 인한 알레르기 식중독
- 락토바실러스 카제이(*Lactobacillus casei*): 주로 치즈 생산에 이용
- 슈도모나스 신사이아네아(*Pseudomonas syncyanea*): 우유의 청변
- 락토바실러스 플랜타룸(*Lactobacillus plantarum*): 김치 숙성에 관련된 미생물

39 　정답 ③

*Aspergillus oryzae*는 대표적인 코지 곰팡이로 흰색 또는 분생자가 생기면 황록색, 오래되면 갈색으로 변한다. 전분 당화력과 단백질 분해력이 강하고 청주, 탁주, 된장, 간장 제조에 쓰인다.

40 　정답 ⑤

대장균은 그람음성의 통성 혐기성, 무포자 간균이다. 편모가 있어 활발히 운동을 하며 젖당을 발효시켜 가스를 생성한다. 식품의 분변 오염의 지표로 활용된다.

2 　급식, 위생 및 관계법규(60)

41 　정답 ②

전통식 급식 체계의 장점이다. 생산에서 소비까지 가장 시간이 빠른 급식 체계이다.

42 　정답 ④

①은 중앙 공급식 급식 체계, ②는 조리 저장식 급식 체계, ③과 ⑤는 전통적 급식 체계에 대한 설명이다.

43 　정답 ⑤

경영관리는 계획 → 조직 → 지휘 → 조정 → 통제의 순으로 이루어진다.

44 　정답 ⑤

■ 학교 급식법 시행 규칙
- 제5조(학교 급식의 영양관리 기준 등) 제1항 관련 별표 3
1. 학교 급식의 영양관리 기준은 한 끼의 기준량을 제시한 것으로 학생 집단의 성장 및 건강 상태, 활동 정도, 지역적 상황 등을 고려하여 탄력적으로 적용할 수 있다.

2. 영양관리 기준은 계절별로 연속 5일씩 1인당 평균 영양공급량을 평가하되, 준수 범위는 다음과 같다.

　가. 에너지는 학교 급식의 영양관리 기준 에너지의 ±10%로 하되, '탄수화물 : 단백질 : 지방'의 에너지 비율이 각각 '55~70% : 7~20% : 15~30%'가 되도록 한다.

　나. 단백질은 학교 급식 영양관리 기준의 단백질량 이상으로 공급하되, 총공급 에너지 중 단백질 에너지가 차지하는 비율이 20%를 넘지 않도록 한다.

　다. 비타민 A, 티아민, 리보플라빈, 비타민 C, 칼슘, 철은 학교 급식 영양관리 기준의 권장 섭취량 이상으로 공급하는 것을 원칙으로 하되, 최소한 평균 필요량 이상이어야 한다.

45　　　　　　　　　　　　　　　　정답 ①

삼면 등가의 원칙: 권한, 책임, 의무가 동등하게 부여되어야 한다는 뜻이다.

46　　　　　　　　　　　　　　　　정답 ⑤

■ **성인 영양 목표 설정**
• 칼슘 섭취 권장
• 포화지방산 4.5~7% 권장
• 트랜스지방 1% 미만 권장
• 탄수화물 55~65% 권장

47　　　　　　　　　　　　　　　　정답 ②

송장은 납품서나 거래명세서라고 한다. 물품명, 수량, 단가, 공급가액, 총액, 공급자명 등이 기재된다. 검수한 물건의 품질이 구매명세서와 달라 반품할 경우에는 반품사유서를 쓰고 검수원이 작성하는 검수일지에 기록을 남긴다. 급식 부서장과 회계부서의 결제를 받는다.

48　　　　　　　　　　　　　　　　정답 ③

순환 메뉴를 사용하면 식단 작성자는 시간적 여유가 생기며, 조리사는 계획적이고 능률적으로 작업할 수 있다. 조리 과정을 표준화하여 작업의 고른 분배가 가능하고 구매 절차가 단순화되어 재고 통

제가 쉽다. 식단 주기가 너무 짧을 경우 단조로움을 느낄 수 있다.

49　　　　　　　　　　　　　　　　정답 ①

우리나라 식생활은 주식인 당질 식품에 의존하고 있으므로 전분의 양이 너무 많아지지 않게 주식의 양에 대한 섭취 비율을 먼저 결정한다.

50　　　　　　　　　　　　　　　　정답 ③

■ **발주량 계산 방법**
순사용량 ÷ (100 − 폐기율) × 100 × 급식예정인원
= (순사용량 ÷ 가식부율 × 100) × 급식예정인원
= 120 ÷ (100 − 40) × 100 × 1,000
= 120 ÷ 60 × 100 × 1,000 = 200,000(g) = 200kg
※ 100 − 폐기율 = 가식부율

51　　　　　　　　　　　　　　　　정답 ④

구매 기록은 '계약, 구매 자재, 발주 내역, 납품업자' 등의 기록이 필요하다.

52　　　　　　　　　　　　　　　　정답 ③

호박은 껍질이 연하고 육질은 치밀한 것이 좋고, 당근은 둥글고 살찐 것으로 마디가 없고 잘랐을 때 심이 없는 것이 좋다. 감자는 싹이 나지 않고 단단해야 좋다.

53　　　　　　　　　　　　　　　　정답 ②

작업자의 업무 수행 능력을 평가하는 인사고과는 작업 관리의 주목적이 아니다. 작업 관리의 목적은 작업 개선을 위한 합리적 계획 수립, 적정 인원 배치와 직무 배분, 표준 시간 설정, 표준 작업 방법 개발이 있다.

54　　　　　　　　　　　　　　　　정답 ①

일정량의 식재료를 항시 보관하는 것은 표준 재고량 또는 기본 재고량이라고 한다.

55 정답 ③

작업 표준화에 대한 설명이다.

56 정답 ⑤

재고 회전율이 표준보다 높으면 재고가 빨리 고갈되어 고가로 긴급히 물품을 구매해야 하는 경우가 생긴다.

57 정답 ②

급식의 만족도를 높이기 위해 메뉴 계획에 앞서 기호도 조사를 해야 한다.

58 정답 ⑤

• 일반 작업 구역: 검수 구역, 저장 구역, 전처리 구역, 세정 구역, 식품 절단 구역(가열, 소독 전)
• 청결 작업 구역: 식품 절단 구역(가열, 소독 후), 조리 구역, 정량 및 배선 구역, 식기 보관 구역

59 정답 ④

급식소의 냉동·냉장 보관 방법
• 공기 순환을 위해 저장 용량은 70% 이하 유지
• 냉장 온도: 0~5℃
• 냉동 온도: -18℃ 이하
• 조리된 음식은 충분히 식혀 덮개를 덮어 저장
• 날음식은 하단, 익힌 음식은 상단 저장
• 생선과 육류는 하단, 채소와 가공식품은 상단 저장

60 정답 ②

• 유통 기한: 음식이 만들어지고 나서 유통될 수 있는 기간으로 식품의 신선도를 나타내기도 함
• 소비 기한: 섭취해도 이상이 없을 것으로 인정되는 소비의 최종 시한
• 품질 유지 기한: 식품의 특성에 맞는 적절한 보존법이나 기준에 따라 보관할 경우 식품 고유의 품질이 유지될 수 있는 기한

61 정답 ⑤

아일랜드형은 조리 기기를 한 곳에 모아서 환풍기와 후드의 수를 최소화할 수 있다.

62 정답 ①

■ 급식시설의 바닥 재료조건
• 물청소 가능한 내수재 사용
• 기름, 오물 등이 스미지 않을 것
• 미끄럽지 않고 산, 염, 유기용액에 강할 것
• 영구적으로 색상을 유지할 수 있을 것
• 바닥용 타일 등이 좋고 피로하지 않을 것

63 정답 ⑤

• 전표의 분리성: 1장에 대하여 항목을 1회만 기입하고 용지는 1회마다 새롭게 작성
• 전표의 이동성: 일정 장소에 머무르지 않고 관계 부분으로 이동

64 정답 ⑤

장부와 전표의 기능을 모두 가지는 장표는 식단표와 식품 사용 일계표이다.

65 정답 ④

관계 마케팅은 우수한 품질, 최상의 서비스, 적절한 가격, 고객과의 우호적 관계 구축을 통해 고객 만족을 극대화한다. (생일·기념일 카드 전송, 백화점 DM 전송 등)

66 정답 ④

교육 훈련의 목적은 적절한 능력의 인재 양성, 기술 개발, 인력 부족 해소, 사기 앙양, 동기유발, 잠재 능력 개발, 업무 변동에 따른 지식, 기술, 태도를 신장시키기 위함이다.

67 정답 ①

직무 평가의 요소는 기술(지적 기술, 신체 사용 기술), 노력(정신적 노력, 육체적 노력), 책임(대인적 책임, 대물적 책임), 작업 조건(위험도, 불쾌도) 등이 있다.

68　정답 ⑤

식품 수불부는 단체 급식 시설의 합리적 운영을 위해서 식품의 수불 관계를 명확하게 기록하여 급식 원재료의 관리를 하는 장부이다.

69　정답 ②

리더의 자질로 객관적 사고력을 가져야 한다.

70　정답 ③

마케팅 믹스는 통제 가능한 마케팅 변수의 집합을 의미하며 마케팅의 4요소로 제품, 촉진, 유통, 가격이 있다.

71　정답 ①

리스테리아 식중독은 노약자나 임산부, 면역이 약한 사람에게 많이 발생하고, 특히 임산부는 태아에게 감염이 되어 유산, 사산 등을 일으킬 수 있다. 치사율은 30~40%로 높고 가축을 취급하는 사람에게는 감염된 동물로부터 직접 전파가 가능하다.

72　정답 ⑤

법랑 코팅이 벗겨지면서 안티몬이 노출되어 식중독을 일으킨다. 설사, 호흡 곤란, 구토, 복통 등의 증상이 나타난다.

73　정답 ①

클로스트리듐 퍼프린젠스균은 혐기성 균으로 웰치균 식중독을 유발하는데, A~F 여섯 가지 형에서 그 원인균은 A형이다. 가열 조리한 후 동일 용기에 대량으로 담아 방치한 식품이 원인 식품이 된다. 증상은 설사와 복통이고 레스토랑, 뷔페식당 등 대규모로 음식을 준비하는 곳에서 많이 발생한다.

74　정답 ⑤

■ **장염 비브리오 식중독**
• 원인균: 호염성 해수세균인 비브리오 파라헤몰리터쿠스이다.

• 원인 식품: 어패류
• 하절기인 7~9월에 주로 발생
• 잠복기: 평균 12시간
• 증상: 복통, 설사, 구토가 주 증상인 급성위장염과 미열

75　정답 ⑤

복어 독은 테트로도톡신으로 열과 산에 강하고 강알칼리에서 파괴된다. 복어의 혈액은 거의 무독이며 주로 난소 및 간, 장기에 많은 독이 함유되어 있다.

76　정답 ③

도금이 불완전한 통조림관에서 산에 의해 주석이 용출되어 다량 섭취하게 되면 구토, 설사, 복통 등을 일으킨다.

77　정답 ③

인디고카민은 식용 색소 청색 2호다.
■ **금지 착색제**
• 아우라민: 강한 독성
• 메틸바이올렛: 장기 섭취 시 발암 유발
• 로다민: 전신 착색, 색소뇨 유발
• 파라니트로아닐린: 혈액 독, 신경 독 증세

78　정답 ②

① 이 – 발진티푸스, 재귀열
② 쥐 – 렙토스피라증, 유행성출혈열, 페스트
③ 바퀴 – 장티푸스, 결핵
④ 진드기 – 재귀열, 홍반열
⑤ 벼룩 – 페스트, 발진열

79　정답 ①

요네병은 소, 양, 산양에게 만성 장염을 일으킨다.
■ **지정 감염병 등의 종류**
5. 감염병의 예방 및 관리에 관한 법률 제2조 제11호에 따른 인수공통감염병의 종류는 다음 각 목과 같다.
　가. 장출혈성대장균감염증

나. 일본뇌염

다. 브루셀라증

라. 탄저

마. 공수병

바. 동물인플루엔자 인체감염증

사. 중증급성호흡기증후군(SARS)

아. 변종크로이츠펠트-야콥병(vCJD)

자. 큐열

차. 결핵

80 　　　　　　　　　　　정답 ②

식기세척기 최종 헹굼수 온도는 살균에 적합하도록 식판 온도가 71℃ 이상 유지하도록 조정해야 한다.

81 　　　　　　　　　　　정답 ②

■ **식품위생법 시행 규칙**

• 제62조(식품안전관리인증기준 대상 식품)

① 법 제48조 제2항에서 "총리령으로 정하는 식품"이란 다음 각 호의 어느 하나에 해당하는 식품을 말한다.

　1. 수산가공식품류의 어육가공품류 중 어묵·어육소시지

　2. 기타수산물가공품 중 냉동 어류·연체류·조미가공품

　3. 냉동식품 중 피자류·만두류·면류

　4. 과자류, 빵류 또는 떡류 중 과자·캔디류·빵류·떡류

　5. 빙과류 중 빙과

　6. 음료류(다류 및 커피류는 제외한다)

　7. 레토르트식품

　8. 절임류 또는 조림류의 김치류 중 김치(배추를 주원료로 하여 절임, 양념혼합과정 등을 거쳐 이를 발효시킨 것이거나 발효시키지 아니한 것 또는 이를 가공한 것에 한한다)

　9. 코코아가공품 또는 초콜릿류 중 초콜릿류

　10. 면류 중 유탕면 또는 곡분, 전분, 전분질원료 등을 주원료로 반죽하여 손이나 기계 따위로 면을 뽑아내거나 자른 국수로서 생면·숙면·건면

　11. 특수용도식품

---

12. 즉석섭취·편의식품류 중 즉석섭취식품

12의2. 즉석섭취·편의식품류의 즉석조리식품 중 순대

13. 식품제조·가공업의 영업소 중 전년도 총매출액이 100억 원 이상인 영업소에서 제조·가공하는 식품

82 　　　　　　　　　　　정답 ③

• HACCP: 식품의 제조, 가공, 공정의 모든 단계에서 위해 요소를 분석하고, 각 과정에서 위해물질이 혼입되거나 오염되는 것을 사전에 방지하기 위하여 각 과정의 위해 요소를 확인, 평가하여 중점적으로 관리하는 위생 체계

83 　　　　　　　　　　　정답 ②

요충은 소장 하부에 기생하며 항문 근처를 기어 다닌다. 성인보다는 공동생활을 하는 어린이에게 많이 감염된다. 예방을 위해 식전에 손을 깨끗이 씻는다.

84 　　　　　　　　　　　정답 ⑤

• 세균에 의한 감염병: 세균성 이질, 장티푸스, 파라티푸스, 콜레라, 성홍열, 디프테리아, 천열

• 바이러스에 의한 감염병: 전염성 설사증, 간염, 폴리오

• 리케차에 의한 감염병: 발진열, 발진티푸스, Q열, 쯔쯔가무시증

• 원생동물에 의한 감염병: 아메바성 이질

85 　　　　　　　　　　　정답 ④

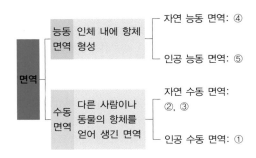

86 　　　　　　　　　　　　　　　정답 ④

화학적 합성품인 식품첨가물은 기준과 규격이 고시된 것에 한하여 제조가 허용되고, 정해진 기준과 규격에 맞게 제조해야 한다. 식품에 사용할 때도 사용기준에 맞게 사용해야 한다.

87 　　　　　　　　　　　　　　　정답 ②

식품 및 식품첨가물의 규격은 성분에 관한 것이다.

88 　　　　　　　　　　　　　　　정답 ③

■ 국민영양관리법
· 제28조(벌칙)
① 제18조 제2항을 위반하여 다른 사람에게 영양사 면허증을 대여한 사람은 1년 이하의 징역 또는 1천만 원 이하의 벌금에 처한다.

89 　　　　　　　　　　　　　　　정답 ②

■ 식품표시광고법
· 제2조(정의)
이 법에서 사용하는 용어의 뜻은 다음과 같다.
1. "식품"이란 「식품위생법」 제2조 제1호에 따른 식품(해외에서 국내로 수입되는 식품을 포함한다)을 말한다.

90 　　　　　　　　　　　　　　　정답 ⑤

■ 식품위생법 시행 규칙
· 제50조(영업에 종사하지 못하는 질병의 종류)
법 제40조 제4항에 따라 영업에 종사하지 못하는 사람은 다음의 질병에 걸린 사람으로 한다.
1. 「감염병의 예방 및 관리에 관한 법률」 제2조 제2호에 따른 제1군 감염병
2. 「감염병의 예방 및 관리에 관한 법률」 제2조 제4호 나목에 따른 결핵(비감염성인 경우는 제외한다)
3. 피부병 또는 그 밖의 화농성 질환
4. 후천성 면역 결핍증(「감염병의 예방 및 관리에 관한 법률」 제19조에 따라 성병에 관한 건강 진단을 받아야 하는 영업에 종사하는 사람만 해당한다)

■ 성매개 감염병 및 후천성 면역 결핍증 건강 진단 규칙
· 제3조(정기 건강진단) 관련 별표

성매개 감염병 및 후천성 면역 결핍증 건강 진단 대상자 및 건강 진단 항목 및 횟수

성매개감염병 및 후천성면역결핍증 건강진단 대상자	건강진단 항목 및 횟수		
	매독 검사	HIV 검사	그 밖의 성매개 감염병 검사
1. 「청소년보호법 시행령」 제6조 제2항 제1호에 따른 영업소의 여성 종업원	1회/6개월	1회/6개월	1회/6개월
2. 「식품위생법 시행령」 제22조 제1항에 따른 유흥 접객원	1회/3개월	1회/6개월	1회/3개월
3. 「안마사에 관한 규칙」 제6조에 따른 안마시술소의 여성 종업원	1회/3개월	1회/6개월	1회/3개월
4. 특별자치도지사·시장·군수·구청장이 불특정 다수를 대상으로 성매개 감염병 및 후천성 면역 결핍증을 감염시킬 우려가 있는 행위를 한다고 인정하는 영업장에 종사하는 사람	1회/3개월	1회/6개월	1회/3개월

91 　　　　　　　　　　　　　　　정답 ③

■ 조리사 및 영양사 교육에 관한 규정
· 제4조(교육 대상 및 시간)
① 교육 대상자는 식품위생법 제2조 및 같은 법 시행령 제2조의 규정에 의한 집단 급식소에 근무하는 조리사 및 영양사로 한다.
② 교육 시간은 법 제56조 및 동법 시행 규칙 제84조 제3항에 따라 6시간으로 한다.
· 제5조(교육 실시 기간)
교육은 2008년을 기준으로 2년 마다 실시한다.

92 　　　　　　　　　　　　　　　정답 ②

■ 국민영양관리법
· 제13조(영양관리를 위한 영양 및 식생활 조사)
② 보건복지부장관은 국민의 식품 섭취·식생활 등에 관한 국민 영양 및 식생활 조사를 매년 실시하고 그 결과를 공표하여야 한다.

93 　　　　　　　　　　　　　　　정답 ①

■ 국민영양관리법)

• 제16조(결격 사유)

다음 각 호의 어느 하나에 해당하는 사람은 영양사의 면허를 받을 수 없다.

1. 「정신건강증진 및 정신질환자 복지서비스 지원에 관한 법률」 제3조 제1호에 따른 정신질환자. 다만, 전문의가 영양사로서 적합하다고 인정하는 사람은 그러하지 아니하다.
2. 「감염병의 예방 및 관리에 관한 법률」 제2조 제13호에 따른 감염병 환자 중 보건복지부령으로 정하는 사람
3. 마약·대마 또는 향정신성 의약품 중독자
4. 영양사 면허의 취소처분을 받고 그 취소된 날부터 1년이 지나지 아니한 사람

94　　　　　　　　　　　　　　　　　　　정답 ①

■ 식품위생법

• 제86조(식중독에 관한 조사 보고)

① 다음 각 호의 어느 하나에 해당하는 자는 지체 없이 관할 특별자치시장·시장(「제주특별자치도 설치 및 국제자유도시 조성을 위한 특별법」에 따른 행정시장을 포함한다. 이하 이 조에서 같다)·군수·구청장에게 보고하여야 한다. 이 경우 의사나 한의사는 대통령령으로 정하는 바에 따라 식중독 환자나 식중독이 의심되는 자의 혈액 또는 배설물을 보관하는 데에 필요한 조치를 하여야 한다.

1. 식중독 환자나 식중독이 의심되는 자를 진단하였거나 그 사체를 검안한 의사 또는 한의사
2. 집단 급식소에서 제공한 식품 등으로 인하여 식중독 환자나 식중독으로 의심되는 증세를 보이는 자를 발견한 집단 급식소의 설치·운영자

② 특별자치시장·시장·군수·구청장은 제1항에 따른 보고를 받은 때에는 지체 없이 그 사실을 식품의약품안전처장 및 시·도지사(특별자치시장은 제외한다)에게 보고하고, 대통령령으로 정하는 바에 따라 원인을 조사하여 그 결과를 보고하여야 한다.

95　　　　　　　　　　　　　　　　　　　정답 ④

■ 식품위생법

• 제88조(집단 급식소)

---

① 집단 급식소를 설치·운영하려는 자는 총리령으로 정하는 바에 따라 특별자치시장·특별자치도지사·시장·군수·구청장에게 신고하여야 한다. 신고한 사항 중 총리령으로 정하는 사항을 변경하려는 경우에도 또한 같다.

96　　　　　　　　　　　　　　　　　　　정답 ②

■ 학교 급식법 시행 규칙

• 제8조(출입·검사 등)

① 영 제14조 제1호의 시설에 대한 출입·검사 등은 다음 각 호와 같이 실시하되, 학교 급식 운영상 필요한 경우에는 수시로 실시할 수 있다.

1. 제4조 제1항에 따른 식재료 품질관리 기준, 제5조 제1항에 따른 영양관리 기준 및 제7조에 따른 준수 사항 이행 여부의 확인·지도: 연 1회 이상 실시하되, 제2호의 확인·지도 시 함께 실시할 수 있음
2. 제6조 제1항에 따른 위생·안전관리 기준 이행 여부의 확인·지도: 연 2회 이상

97　　　　　　　　　　　　　　　　　　　정답 ①

■ 국민영양관리법

• 제28조(벌칙)

② 제19조를 위반하여 영양사라는 명칭을 사용한 사람은 300만 원 이하의 벌금에 처한다.

98　　　　　　　　　　　　　　　　　　　정답 ①

■ 국민영양관리법 시행령

• 제10조(업무의 위탁)

① 보건복지부장관은 법 제25조 제2항에 따라 법 제20조에 따른 보수교육 업무를 협회에 위탁한다.

99　　　　　　　　　　　　　　　　　　　정답 ⑤

■ 원산지표시법

• 제1조(목적)

이 법은 농산물·수산물이나 그 가공품 등에 대하여 적정하고 합리적인 원산지 표시를 하도록 하여 소비자의 알권리를 보장하고, 공정한 거래를 유도함으로써 생산자와 소비자를 보호하는 것을 목적으로 한다.

■ 원산지표시법 시행령

• 제5조(원산지의 표시 기준) 제1항 관련 별표 1

[원산지의 표시 기준(제5조 제1항 관련)]

1. 농수산물

　가. 국산 농수산물

　　1) 국산 농산물: "국산"이나 "국내산" 또는 그 농산물을 생산·채취·사육한 지역의 시·도명이나 시·군·구명을 표시한다.

　　2) 국산 수산물: "국산"이나 "국내산" 또는 "연근해산"으로 표시한다. 다만, 양식 수산물이나 연안 정착성 수산물 또는 내수면 수산물의 경우에는 해당 수산물을 생산·채취·양식·포획한 지역의 시·도명이나 시·군·구명을 표시할 수 있다.

　나. 원양산 수산물

　　1) 「원양산업발전법」 제6조 제1항에 따라 원양어업의 허가를 받은 어선이 해외 수역에서 어획하여 국내에 반입한 수산물은 "원양산"으로 표시하거나 "원양산" 표시와 함께 "태평양", "대서양", "인도양", "남빙양", "북빙양"의 해역명을 표시한다.

　　2) 1)에 따른 표시 외에 연안국 법령에 따라 별도로 표시하여야 하는 사항이 있는 경우에는 1)에 따른 표시와 함께 표시할 수 있다.

　다. 원산지가 다른 동일 품목을 혼합한 농수산물

　　1) 국산 농수산물로서 그 생산 등을 한 지역이 각각 다른 동일 품목의 농수산물을 혼합한 경우에는 혼합 비율이 높은 순서로 3개 지역까지의 시·도명 또는 시·군·구명과 그 혼합 비율을 표시하거나 "국산", "국내산" 또는 "연근해산"으로 표시한다.

　　2) 동일 품목의 국산 농수산물과 국산 외의 농수산물을 혼합한 경우에는 혼합 비율이 높은 순서로 3개 국가(지역, 해역 등)까지의 원산지와 그 혼합 비율을 표시한다.

　라. 2개 이상의 품목을 포장한 수산물: 서로 다른 2개 이상의 품목을 용기에 담아 포장한 경우에는 혼합 비율이 높은 2개까지의 품목을 대상으로 가목 2), 나목 및 제2호의 기준에 따라 표시한다.

2. 수입 농수산물과 그 가공품 및 반입 농수산물과 그 가공품

　가. 수입 농수산물과 그 가공품(이하 "수입 농수산물 등"이라 한다)은 「대외무역법」에 따른 원산지를 표시한다.

　나. 「남북교류협력에 관한 법률」에 따라 반입한 농수산물과 그 가공품(이하 "반입 농수산물 등"이라 한다)은 같은 법에 따른 원산지를 표시한다.

3. 농수산물 가공품(수입 농수산물 등 또는 반입 농수산물 등을 국내에서 가공한 것을 포함한다)

　가. 사용된 원료의 원산지를 제1호 및 제2호의 기준에 따라 표시한다.

　나. 원산지가 다른 동일 원료를 혼합하여 사용한 경우에는 혼합 비율이 높은 순서로 2개 국가(지역, 해역 등)까지의 원료 원산지와 그 혼합 비율을 각각 표시한다.

　다. 원산지가 다른 동일 원료의 원산지별 혼합 비율이 변경된 경우로서 그 어느 하나의 변경의 폭이 최대 15퍼센트 이하이면 종전의 원산지별 혼합 비율이 표시된 포장재를 혼합 비율이 변경된 날부터 1년의 범위에서 사용할 수 있다.

　라. 사용된 원료(물, 식품첨가물, 주정 및 당류는 제외한다)의 원산지가 모두 국산일 경우에는 원산지를 일괄하여 "국산"이나 "국내산" 또는 "연근해산"으로 표시할 수 있다.

　마. 원료의 수급 사정으로 인하여 원료의 원산지 또는 혼합 비율이 자주 변경되는 경우로서 다음의 어느 하나에 해당하는 경우에는 농림축산식품부장관과 해양수산부장관이 공동으로 정하여 고시하는 바에 따라 원료의 원산지와 혼합 비율을 표시할 수 있다.

　　1) 특정 원료의 원산지나 혼합 비율이 최근 3년 이내에 연평균 3개국(회) 이상 변경되거나 최근 1년 동안에 3개국(회) 이상 변경된 경우와 최초 생산일부터 1년 이내에 3개국 이상 원산지 변경이 예상되는 신제품인 경우

　　2) 원산지가 다른 동일 원료를 사용하는 경우

　　3) 정부가 농수산물 가공품의 원료로 공급하는 수입쌀을 사용하는 경우

　　4) 그밖에 농림축산식품부장관과 해양수산부장관이 공동으로 필요하다고 인정하여 고시하는 경우

1교시

01 ①	02 ①	03 ④	04 ②	05 ⑤	06 ②	07 ③	08 ③	09 ①	10 ⑤
11 ②	12 ⑤	13 ③	14 ①	15 ①	16 ③	17 ④	18 ②	19 ②	20 ③
21 ①	22 ③	23 ④	24 ③	25 ④	26 ④	27 ③	28 ⑤	29 ③	30 ②
31 ⑤	32 ③	33 ③	34 ④	35 ⑤	36 ②	37 ③	38 ④	39 ③	40 ①
41 ②	42 ⑤	43 ③	44 ⑤	45 ⑤	46 ③	47 ⑤	48 ⑤	49 ②	50 ⑤
51 ⑤	52 ②	53 ④	54 ⑤	55 ⑤	56 ②	57 ④	58 ⑤	59 ⑤	60 ③
61 ③	62 ⑤	63 ①	64 ④	65 ③	66 ⑤	67 ③	68 ①	69 ⑤	70 ⑤
71 ③	72 ⑤	73 ③	74 ⑤	75 ③	76 ②	77 ③	78 ⑤	79 ③	80 ①
81 ③	82 ⑤	83 ③	84 ⑤	85 ③	86 ④	87 ③	88 ⑤	89 ①	90 ⑤
91 ⑤	92 ③	93 ③	94 ④	95 ②	96 ③	97 ①	98 ④	99 ⑤	100 ①
101 ②	102 ③	103 ②	104 ⑤	105 ④	106 ⑤	107 ②	108 ③	109 ③	110 ④
111 ⑤	112 ①	113 ③	114 ④	115 ④	116 ①	117 ②	118 ③	119 ⑤	120 ①

1 영양학 및 생화학(60)

01
정답 ①

탄수화물의 주된 기능은 에너지 공급이고, 체 조직을 구성하는 것은 단백질, 체작용 조절 및 화학 반응 촉진은 단백질, 비타민, 무기질의 주된 기능이다.

02
정답 ①

동량의 식품인 경우 비타민, 무기질, 단백질 등의 영양소가 골고루 포함된 저열량, 고영양소 식품이 영양 밀도가 높은 식품이다. 대표적으로 녹색 채소, 콩, 과일 등이 있다.

03
정답 ④

세포막은 이중막 구조로 세포 내·외 구분, 물질의 이동, 항상성 유지, 세포 간의 인식이나 신호 전달 등의 역할을 한다.

04
정답 ②

핵 속 염색체는 주로 DNA이고, 유사 분열시 중심체가 가장 먼저 분열되어 양극으로 이동 후, 방추사를 형성한다.

05

정답 ⑤

■ 탄수화물 섭취가 부족하면 나타나는 현상
- 저혈당이 되어 간과 근육에 저장된 글리코겐을 분해하여 포도당을 공급받는다.
- 근육에는 glucose-6-phosphatase가 존재하지 않아, 근육 내의 글리코겐은 코리 회로를 거쳐 혈중 포도당 급원이 될 수 있다.
- 탄수화물 섭취가 지속적으로 부족하면, 포도당만을 에너지원으로 사용하는 뇌, 신경 조직, 망막, 적혈구, 부신피질 등의 기관(조직)을 위하여 글루코스-알라닌 회로 등을 통해 당신생이 일어난다.
- 탄수화물 부족으로, 정상 혈당 유지를 위해 뇌조직은 케톤체 합성으로 생성된 케톤체를 에너지원으로 사용한다.

06

정답 ②

팩틴과 검 같은 수용성 식이섬유소는 혈중 콜레스테롤 저하를 유도하고 소장에서 당의 흡수를 지연한다. 셀룰로오스, 헤미셀룰로스 같은 불용성 식이섬유소는 분변량 증가와 장 통과 시간을 단축한다.

07

정답 ③

유당은 포도당과 갈락토오스의 β-글리코시드 결합으로 구성된 이당류로 락타아제가 부족하여 유당이 포도당과 갈락토오스로 분해되지 못하면 가스 생성, 복부 경련, 설사 등을 유발한다. (유당불내증)
우유를 제한하되 우유의 영양가를 생각해 따뜻하게 해서 다른 식품과 같이 섭취하도록 하며, 유제품은 유당이 많이 제거되었으므로 우유를 대체해서 섭취한다.

08

정답 ③

- 2015 한국인 영양소 섭취 기준: 탄수화물과 지질의 비율이 달라졌다.
탄수화물은 55~70%에서 5% 하향된 55~65%로, 지질은 15~25%에서 5% 상향된 15~30%이다. 단백질은 7~20%로 유지됐다. (19세 이상)

09

정답 ①

해당 과정을 통해 포도당 1분자가 2개의 피루브산이 된다. 그 중간 과정에서 '포도당 → 포도당 6-인산'과 '과당 6-인산 → 과당 1.6-이인산'이 될 때 각각 1개의 ATP를 소모하며 소모량이 총 2개가 되고, 2개의 피루브산이 될 때 각각의 피루브산 전환 과정 중 2개의 ATP가 생성되므로 총 4개의 ATP가 생성된다.

10

정답 ⑤

해당 과정에서 비가역적으로 일어나 당신생 시 우회해야 하는 반응은 세 곳이 있다.
- 포도당 → 포도당 6-인산
- 과당 6-인산 → 과당 1, 6-이인산
- 포스포엔올피루브산 → 피루브산

11

정답 ②

헥소키나아제가 해당 과정에 들어가기 위한 최초 단계에서 인산화에 관여하고, 포스포프락토키나아제는 과당 6-인산의 인산화에 관여하며, 해당 과정의 속도 조절 단계이다.

12

정답 ⑤

필수 지방산이 부족 되면 생식 기능 장애, 호흡기관 감염, 성장 지연, 피부병 발생, 지방간 등이 될 수 있으며, 반드시 식사로부터 매일 일정량을 섭취해야 신체의 성장과 유지 및 여러 생리적 기능을 정상적으로 유지할 수 있다. 필수 지방산에는 리놀레산, 리놀렌산, 아라키돈산이 있다.

13

정답 ③

간과 근육의 세포질에서 글리코겐이 합성될 때, '포도당 6-인산 → UDP 포도당 → 글리코겐' 순으로 진행되는데, UDP 포도당 생성 시 UTP(유리딘 트리포스페이트)가 필요하다. UTP는 뉴클레오티드의 하나로 에너지로 쓰인다.

14

정답 ①

근육에 저장된 글리코겐은 분해가 되어도 포도당

6-포스파타아제가 없어 포도당을 공급하지 못하고 해당 과정을 통해 근육 수축을 위한 ATP를 공급한다.

15 정답 ①

오탄당 인산 경로는 포도당 6-인산에서 시작되는 호기적 분해이다. 간, 지방 조직 등에서 활발히 일어나고 핵산 합성에 필요한 리보오스와 지방산과 스테로이드 합성에 필요한 NADPH를 생성하지만, ATP의 생산은 일어나지 않는다.

16 정답 ③

중성 지방의 기능에는 주요 에너지원, 필수 지방산의 공급, 세포막의 유동성·유연성·투과성을 정상적으로 유지, 두뇌 발달과 시각 기능 유지, 효율적인 에너지 저장, 지용성 비타민의 흡수 촉진과 이동, 장기보호 및 체온 조절의 역할을 한다.

17 정답 ④

지방 섭취의 적정 비율은 15~30%이다.
한국인 영양소 섭취 기준에 의하면 ω-6계 지방산은 총 에너지의 4~10%, ω-3계 지방산은 1% 내외로 섭취할 것을 권하고 있다. 또한 콜레스테롤의 하루 섭취량은 300mg 미만으로 섭취할 것을 제안하고 있다. 한국인 영양소 섭취 기준에서는 지방과 필수 지방산에 대하여 에너지 적정 비율을 제시하였고, 상한 섭취량은 충분한 자료가 없는 실정이라 설정하지 못하였다.

18 정답 ③

리놀레산과 아라키돈산은 ω-6계 필수 지방산이며 리놀렌산은 ω-3계 필수 지방산으로 식물성 식품에 많이 들어있다. 리놀렌산에서 합성되는 DHA와 EPA는 ω-3계 지방산이며 동물성 식품, 특히 생선에 많이 들어있다.

19 정답 ②

LDL은 콜레스테롤과 지방 성분이 많고 혈중 활성산소로 쉽게 산화되어 혈전을 형성하며 혈류의 흐름을 차단해 동맥경화, 심근경색 등 심혈관 질환을 일으킨다.
VLDL로부터 IDL을 거쳐 생성되며, 콜레스테롤을 간에서 조직으로 운반한다.

20 정답 ③

β-산화의 횟수는 (탄소 수÷2)-1회이다.

21 정답 ①

지방산의 β-산화 1회전 할 때마다 두 개의 탄소 수가 적은 아세틸 CoA가 된다. 아세틸 CoA의 분자 수는 '탄소 수÷2'이다.

22 정답 ③

당질이나 아미노산이 분해될 때, 미토콘드리아 내에서 생산된 아세틸 CoA는 미토콘드리아 막을 빠져나갈 수 없기 때문에 시트르산으로 전환되어 세포질로 운반되고 다시 분해되어 아세틸 CoA를 생성하며 지방산 합성에 이용된다.

23 정답 ④

지방산의 β-산화에서 아실 탈수소화 효소의 조효소는 FAD이고, β-하이드록시아실 CoA 탈수소화 효소는 NAD이다.

24 정답 ③

한국인의 영양 섭취 기준(2015) 19~29세 성인의 단백질 권장 섭취량은 남자 65g, 여자 55g이고, 30~49세 성인은 남자 60g, 여자 50g이다.

25 정답 ④

단백질 1g에는 16%의 질소가 함유되어있다. 단백질의 양을 x라 하면 16/100 × x = 8이므로 x=50.0이다.

26 정답 ④

콰시오커는 이유기 이후 아동이 에너지는 겨우 섭

취하고 단백질이 상당히 부족할 때의 결핍증이다. 성장 정지, 피부와 머리털의 색 변화, 간의 지방 침윤, 간경변, 영양적 피부염, 부종의 증상이 있다.

27 〔정답〕③

- 양(+)의 질소 평형: 섭취된 질소량 〉배설된 질소량 → 성장기 어린이, 임산부, 회복기 환자, 근육의 증가를 위해 힘쓰는 성인
- 음(-)의 질소 평형: 섭취된 질소량 〈 배설된 질소량 → 질병, 기아, 외상, 소모성 질환
- 섭취된 질소량 = 배설된 질소량 → 조직의 유지와 보수(성인)

28 〔정답〕⑤

요소 회로에서 1분자의 요소를 생성하기 위해, 카르바모일-인산의 생성과 아르기니노 숙신산을 생성할 때, 각각 2개의 ATP가 사용되어 총 4개가 필요하다.

29 〔정답〕③

분해 단백질(제2유도단백질)은 제1유도단백질이 가수분해 되어 아미노산이 되기까지의 중간 산화로 '프로테오스 → 펩톤 → 펩티드'를 의미한다.

30 〔정답〕②

단백질 함유된 인(P)과 황(S)은 음이온을 형성하고 양이온인 칼슘과 결합하여 배설된다.

31 〔정답〕⑤

엽산은 DNA와 RNA 합성에 필요한 퓨린과 피리미딘 합성 과정에 필요하다. 엽산이 부족하면 DNA의 합성 저하로 적혈구의 분화가 제대로 일어나지 못해 비정상적으로 크고 미숙한 거대적아구성 빈혈이 생긴다.

32 〔정답〕③

수면 시 기초 대사량은 10~15% 낮아지고, 체온이 1℃ 상승하면 13% 증가된다. 티록신 분비가 감소하는 갑상선 기능저하일 때 30~50% 감소되고, 생후 1~2년 때 가장 높고, 그 후 감소한다. 근육량과 체표면적에 비례하여 기초 대사량은 증가한다.

33 〔정답〕③

- 1일 필요 에너지 = 기초 대사량 + 활동 대사량 + 식품 이용을 위한 에너지 소모량

식품 이용을 위한 에너지 소모량은 1일 필요 에너지의 약 10%이므로 (기초 대사량 + 활동 대사량) × 1.1로 계산한다.

34 〔정답〕④

니아신은 유일하게 전구체가 있는 수용성 비타민으로 트립토판 60mg은 니아신 1mg으로 전환된다.

35 〔정답〕⑤

비타민 D는 골격의 석회화 및 칼슘의 항상성 유지 역할을 한다. 비타민 D는 칼슘과 인의 소장 흡수, 신장에서의 재흡수, 뼈로부터의 용출을 촉진하여 혈장 칼슘 농도를 높인다. 상피 세포의 분화에는 비타민 A가 관여한다.

36 〔정답〕②

임신부의 요오드 결핍은 태어난 유아의 갑상선 호르몬 분비를 저하시켜 지적, 신체적 성장과 성숙 장애를 가져오고, 심하면 크레틴병을 가져온다. 성인의 경우엔 갑상선 비대, 갑상선암 등을 유발시킨다. 요오드의 급원은 다시마 등의 해조류이다.

37 〔정답〕③

수용성 비타민의 조효소 형태는 티아민(TPP), 리보플라빈(FMN, FAD), 니아신(NAD, NADP), 비타민 B$_6$(PLP), 엽산(THFA), 판토텐산(CoA) 등이다.

38 〔정답〕④

지용성 비타민 A, D, E와 수용성 비타민 C, B$_6$, 니아신, 엽산은 상한 섭취량이 정해져 있어 섭취에 주의해야 한다.

39 정답 ③

칼륨은 세포 내액의 주된 양이온이며, 나트륨은 세포 외액의 주된 양이온이다. 칼륨은 나트륨과 함께 정상적인 삼투압과 수분의 평형을 유지한다.

40 정답 ①

셀레늄은 글루타티온 과산화 효소의 구성 성분으로 과산화 물질의 생성을 억제하는 항산화제로 작용하여 비타민 E의 절약 작용을 한다.

41 정답 ②

생난백의 아비딘은 비오틴과 결합하여 비오틴의 흡수를 방해한다. 아비딘은 열에 약하므로 가열하면 활성을 잃어 방해 효과가 사라진다.

42 정답 ⑤

체내에서 구리는 세룰로플라스민의 형태로 혈액을 통해 해당 조직으로 이동한다. 세룰로플라스민은 총 혈청 구리의 약 90% 정도를 이동시킨다. 2가철과 3가철을 산화시킴으로써 철의 이동도 돕는다.

43 정답 ③

크롬은 내당 인자로 인슐린과 세포막 사이의 교량 역할을 하여 세포막에 인슐린이 쉽게 결합하도록 한다.

44 정답 ④

체수분은 성인의 체중 60~65%를 구성하며, 그 중 70~75%가 주로 근육에 분포되어 있다. 12세 까지는 남녀가 비슷한 양상을 보이지만 나이가 들면서 여성과 노인의 체수분 비율이 감소한다. 체수분은 세포 내액에 65% 가량 주로 분포한다.

45 정답 ⑤

임신 기간 중 필요한 추가 열량은 전반기 0kcal/일, 중반기 340kcal/일, 후반기 450kcal/일이다.

46 정답 ③

모유 중 탄수화물, 단백질, 에너지, 무기질, 엽산 등의 함량을 수유부의 식사 섭취량에 관계 없이 일정한 농도가 유지된다. 그러나 모유 지방의 총량은 일정하지만 수유부의 식사구성으로 지방의 구성은 바뀔 수 있다. 다불포화지방산이 많은 식사를 하면 모유의 지방함량이 같아도 모유의 다불포화지방산이 증가한다. 비타민은 수유부의 섭취가 적당하면 모유의 비타민 함량은 비교적 안정되며 섭취에 둔감하지만 수유부의 섭취가 부적절하면 수용성 비타민 특히 비타민 B군은 수유부의 섭취에 따라 반응한다.

47 정답 ⑤

초유는 분비량이 적고 점성이 있다. 당질(유당)과 지방 함유량이 적어 성숙유보다 에너지 함량이 적다. 단백질과 무기질, 면역체가 많이 들어 있다.

48 정답 ⑤

영아의 흡인력에 의해 호르몬 분비가 촉진되며 유즙 생성과 방출 촉진 호르몬으로는 뇌하수체 전엽의 프로락틴과 뇌하수체 후엽에서 분비되는 옥시토신이 있다.

49 정답 ②

이유식은 유즙에서 반고형식, 고형식으로 이행해 간다.

50 정답 ④

퍼센타일은 소아(1~9세)의 발육 상태 평가 방법이고, 브로카 지수, 체질량 지수, 허리둘레/엉덩이둘레비는 성인의 영양 상태 평가 방법이다.

■ **영양 상태 평가법**
- 퍼센타일: 아동이 100중 몇 번째 해당하는지를 계측치를 작은 쪽에서 나타내는 지수이다. 예를 들어 80퍼센타일이라면 아동 100명을 작은 순서로 세웠을 때 80번째에 해당한다는 의미이다.
- 카우프 지수: 3개월~3세까지 소아의 체격 지수이며 체중(g)/신장$(cm)^2$ × 10이다.

- 브로카 지수: 성인의 체격 지수이며 [신장(*cm*)-100] × 0.9이다.
- 허리둘레/엉덩이둘레비: 성인의 체격 지수
- 체질량 지수(BMI): 성인의 체격 지수이며 체중(*kg*)/신장(m)²이다.

51 정답 ⑤

페닐케톤뇨증은 페닐알라닌 대사 효소 결함이다.

52 정답 ②

신경성 식욕 부진인 경우에는 체중이 적정 체중보다 20~40%나 감소하지만, 신경성 폭식증의 경우에는 체중은 정상 체중 범위에 머물며 크게 감소되지 않는다.

53 정답 ③

부신에서 분비되는 호르몬인 안드로겐은 단백질 합성을 촉진하고 질소와 칼륨, 인, 칼슘 등의 체내 보유를 증가시켜 성장에 관여한다. 또, 테스토스테론과 결합하여 남성 생식기 발육을 촉진하고 2차 성징을 발현시켜 성숙에도 관여한다.

54 정답 ④

노인은 비타민 D의 합성 능력 저하로 칼슘 흡수율이 낮아져서 골다공증이 증가하게 된다. 따라서 비타민 D의 섭취를 증가시키며 체중을 실어서 하는 운동을 적절히 해야 한다.

55 정답 ③

노인들은 위 점막 위축으로 내인성 인자(내적 인자) 분비가 감소되어 비타민 B_{12}의 흡수에 문제가 생기며 위산 분비 감소로 철 흡수율이 줄어든다. 그러므로 비타민 B_{12}가 다량 함유된 육류, 어류, 가금류, 우유 등을 충분히 섭취해야 한다.

56 정답 ②

아연은 생체 내 금속 효소의 구성분이며 생체막의 구조와 기능에 관여한다. 상처의 회복과 성장이나

면역 기능을 원활히 하는데도 기여한다.

57 정답 ④

글리코겐은 3~4배의 물과 함께 저장되며, 글리코겐 부하의 장점은 저혈당 증세 지연, 탈수 방지 등이 있고 단점은 과체중 초래, 고 당질 식사 시 음식량이 많고 위와 장이 불편, 졸림 등이 있다.

58 정답 ⑤

신경성 식욕부진증은 신체에 대한 왜곡된 태도로 음식 섭취를 거부하고, 체중 감량을 일종의 즐거움으로 생각하며 극도의 마른 몸매유지를 추구하는 심리적, 신체적 질환이다. 적정 체중보다 25% 이상의 체중 감소와 식욕 저하가 나타나고, 심하면 월경 중지, 서맥, 저혈압, 무기력증, 탈모 등의 증상이 나타난다.

59 정답 ③

혼합식을 했을 때, 안정 시 RQ는 0.85이다.
RQ=1.0은 당질의 산화, RQ=0.7은 지방이 산화되는 것이다.

60 정답 ③

세포 내로 들어간 포도당은 헥소키나아제의 촉매 작용으로 ATP에 의해 인산기를 받아 포도당-6-인산이 된다.

---

2 영양교육, 식사요법 및 생리학(60)

61 정답 ③

영양교육이 어려운 이유는 대상의 구성이 단일·획일적이 아니고 식습관과 기호가 다양하다. 식습관이 보수적이고 경제와 식생활이 직결되어 있어 어려움이 따른다. 영양교육의 효과가 장기적이며 비가시적이라는 특징도 있다.

62 정답 ⑤

한국인의 영양 섭취 기준의 설정 목표는 인간의 건강을 최적의 상태로 유지하는 것이다.

63 정답 ①

국민건강영양조사는 보건복지부가 총괄·수행하여 2007년부터 매년 건강 면접, 보건의식 행태, 검진 및 신체 계측, 식품 섭취에 대해 조사하고 있다.

64 정답 ①

영양 플러스 사업은 2009년부터 전국 보건소에서 실시하는 국민의 건강을 태아의 단계부터 관리하고 위험 인자의 감소 및 제거를 통해 전 생애에 걸쳐 건강할 원리를 보장해 주기 위한 평생 건강 관리형 영양 지원 제도이다.

65 정답 ②

영양교육의 효과 판정은 목표 및 목적 달성 예후를 확인하는 것으로 영양교육 실시 전과 후 그리고 교육 후 일정 시간이 흐른 뒤에 대상자의 지식, 태도, 행동 및 건강 상태 수준을 조사 비교한다.

66 정답 ⑤

영양교육의 과정평가는 영양교육이 실행되는 과정에 대한 평가로 교육 내용이 목적·목표에 적합한지 교육 매체나 방법이 대상자의 수준에 적절한지 확인하는 것이다.

67 정답 ③

녹음 자료, 텔레비전, 라디오, 비디오테이프, CD-ROM, 컴퓨터 등은 전자 매체이고, 슬라이드, OHP, 실물 환등기, 영화 등은 영사 매체이다.

68 정답 ①

한 번의 교육에 여러 가지 보조 자료가 활용되는 경우는 활용 목적에 따라 단계적으로 제시되어야 하며 동시에 많은 교재를 사용하면 주의가 산만해

져 효과가 줄어든다.

69 정답 ①

■ 좌담회에서 좌장이 유념할 점
• 즐거운 분위기가 되도록 한다.
• 참가자 전원이 발언할 수 있도록 한다.
• 회의 진행 방향을 제시해준다.
• 편중된 발언이 되지 않도록 유도한다.
• 처음부터 결론적인 해설을 하지 않도록 한다.

70 정답 ⑤

심포지엄(강단식 토의법)은 공개 토론의 한 방법으로 한 가지 주제에 대해 여러 각도에서 전문 경험이 많은 강사의 의견을 듣고 일반 청중과 질의 응답하는 방법이다. 강사 간에는 토의하지 않는 것을 원칙으로 하고 발언 내용이 중복되지 않도록 한다. 의사는 당뇨병의 병리 측면, 영양사는 당뇨병의 영양관리 측면, 간호사와 환자 가족 대표는 인슐린 주사 방법과 가정에서의 환자 관리에 대한 각자의 경험과 의견을 발표하며 알찬 내용의 심포지엄이 될 것이다.

71 정답 ③

주부 스스로 조리 실습에 참여함으로써 식습관의 변화, 영양의 개념을 획득할 수 있는 기회가 되어 영양교육의 효과를 높일 수 있다.

72 정답 ⑤

비교적 수준 높은 특정 직종의 사람들이 공통의 문제를 가지고 전문가의 협조 하에 서로 경험이나 연구하고 있는 것을 의논하고 진행하는 것이다. 영양사, 보건 간호사, 단체 급식 관계자 등의 연구회로 적합하다.

73 정답 ③

반영은 내담자의 느낌이나 진술을 다른 동일한 의미로 바꾸어 기술하는 상담 기법으로
  1. 당신은 ~을 느끼는 것처럼 보입니다.
  2. 당신은 ~때문에 ~을 느끼는 것 같군요.

3. 내가 듣기에는 당신은 ~을 표현하는 것 같습니다.
4. 그 상황이라면 당신은 ~을 느꼈을 것 같습니다.
5. 당신은 ~한 것 같습니다.

와 같은 형태를 취한다. 내담자가 이야기하는 정보나 생각을 올바르게 해석하여 그것을 내담자에게 확인하고 수정하면서 고민 속으로 들어가는 방법이다.

74 정답 ⑤

국민건강증진법은 1995년에 제정되었고, 국민건강 및 보건의식행태조사와 국민영양조사를 통합하며 국민건강영양조사를 시행하도록 명시하고 있다.

75 정답 ③

WHO는 전 인류의 보건 향상에 이바지, FAO는 세계의 영양 개선, UNICEF는 개발도상국의 영양 문제 조사, 원조 사업을 한다.

76 정답 ②

고혈압 판정 기준치는 최고 혈압 140mmHg 이상 또는 최저 혈압 90mmHg 이상이다.

77 정답 ③

MCT oil은 탄소 수가 8~10개인 중쇄지방산으로 구성된 기름이다. 소화나 흡수를 위해 담즙의 도움 없이 문맥을 거쳐 흡수된다. 다량 복용 시 설사 등이 생길 수 있다.

78 정답 ⑤

저잔사식은 섬유질, 우유와 육류의 결체 조직을 제한하여 대변량을 줄이는 방법이다. 섬유소가 매우 적은 식품으로 구성되며 식이섬유는 1일 8g 이하로 공급한다. 장관 내 자극과 운동을 감소시키기 위해 지방도 제한한다.

79 정답 ③

■ **급성 설사의 영양관리**
• 24~48시간 절식

• 정맥 주사로 손실된 수분과 전해질 보충
• 저섬유소 유동식으로 수분, 염분 공급
• 고열량식, 고단백식, 비타민 보충

80 정답 ①

연하 곤란 환자는 흡인의 위험이 있어 묽은 액체, 질기고 끈적이거나 바삭한 음식은 제외한다.

81 정답 ③

식도 역류의 식사요법은 과식이나 취침 전 식사나 간식을 피한다. 하부 식도 괄약근을 약화시킬 수 있는 술, 고지방식품, 초콜릿, 식도 점막을 자극할 수 있는 신 음식, 뜨거운 음식을 금하고, 저지방 단백질 식품이나 저지방 당질 식품 위주로 섭취하도록 한다.

82 정답 ⑤

저산성 만성 위염은 위액 분비 감소로 식욕 부진이 되므로 위산 분비를 촉진하는 멸치 국물, 진한 고기 국물, 우동 등을 공급하고 섬유소가 많은 식품은 제한한다.

83 정답 ③

열대성 스프루는 지방변증, 엽산과 비타민B_{12} 결핍으로 거대적아구성 빈혈과 영양소의 흡수 장애가 생긴다. 설사로 인한 탈수를 방지하기 위해 수분과 전해질을 공급하고 저지방식이 원칙이며 고에너지식, 고단백식을 공급한다. 철과 엽산, 등 비타민과 무기질을 충분히 섭취하도록 한다.

84 정답 ⑤

항지방간 인자는 메티오닌, 콜린, 레시틴, 셀레늄, 비타민 E이다.

85 정답 ③

■ **급성 췌장염 환자의 식사요법**
• 췌장액의 분비를 억제하고, 췌장의 안정을 꾀하기 위해서 3~5일간 절식, 절음
• 당질 함유 맑은 유동식 → 연식 → 일반식

- 단백질은 초기에만 제한한 후 소화가 잘 되는 식품 공급
- 지방 제한(MCT oil 공급), 비타민 A, B$_{12}$, C, K 공급

86 　　　　　　　　　　　　　　　　정답 ④

협심증 환자에게는 포화지방과 콜레스테롤이 많은 동물성 지방은 제한하고 생선과 저지방 육류로 단백질을 보충한다. 커피와 홍차의 카페인은 제한한다.

87 　　　　　　　　　　　　　　　　정답 ③

당뇨병 환자의 당질 섭취는 단순당은 제외하고, 콜레스테롤은 1일 300mg 이하, 섬유소 공급은 1일 30g 이상, 불포화지방산과 포화지방산의 비율은 2:1로 하는 것이 좋다.

88 　　　　　　　　　　　　　　　　정답 ⑤

당질을 극도로 제한할 때 생기는 증상은 산독증이다.

89 　　　　　　　　　　　　　　　　정답 ①

당뇨병 환자가 과다운동, 장기 여행, 공복 시 저혈당이 되어 인슐린 쇼크가 일어나게 되면 즉시 흡수하기 쉬운 단순당(포도당, 꿀, 설탕, 사탕, 등)을 공급해야 한다.

90 　　　　　　　　　　　　　　　　정답 ⑤

당질을 중심으로 한 저열량식, 고단백질, 저지방식사로 하며 과량의 식사는 위를 팽창시켜 호흡 곤란을 일으키거나 식 후 대사율을 증가시켜 심장에 부담을 주므로 식사량은 소량씩 자주 공급하여 전신의 영양 상태를 높여 주어야 한다. 식이섬유소의 섭취를 늘리며 특히 나트륨(2,000mg 이하)과 콜레스테롤 함량이 낮은 식사를 제공하고 카페인이 함유된 커피나 홍차는 금하며 복부 팽만을 가져오는 식품도 피한다.

91 　　　　　　　　　　　　　　　　정답 ⑤

울혈성 심부전은 심장판막증, 심근질환, 심내막염, 부정맥, 관상동맥질환 등 심장 혈관계의 장애로 인

해 온몸으로 혈액이 충분히 운반되지 못해 발생하는 심장 기능 장애이다. 심장근육 약화, 심박출량 감소로 신장 혈류량이 감소되고, 물과 나트륨 배설이 감소되어 정맥압이 상승하고 부종이 생긴다. 과량의 식사는 호흡 곤란을 유발하므로 매끼 식사량을 감소시키고 식사 횟수를 늘리고 양질의 단백질을 공급한다. 지방의 공급은 종류 및 양에 따라 결정하고 불포화지방산의 섭취를 늘리고 총 지방의 섭취량은 제한한다.

92 　　　　　　　　　　　　　　　　정답 ③

사구체 기능에 장애가 생기면 혈류량이 감소하고 여과 기능의 저하로 혈장 단백질이 새어 나오므로 부종과 혈압 상승이 생기고 혈뇨와 단백뇨도 나타난다. 신장 기능을 보호하기 위해 염분과 단백질을 제한한다.

93 　　　　　　　　　　　　　　　　정답 ③

구토 방지법은 항구토제는 식전에 복용, 소량으로 자주 먹는다. 다른 사람이 조리하고 싫은 냄새는 피하도록하며, 음료는 식후에 마신다. 조미가 강한 음식과 고지방 식품을 제한한다.

94 　　　　　　　　　　　　　　　　정답 ④

감염 질환은 발열 시 대사 속도가 증가하여 단백질 및 당질 대사가 항진되고 배설물과 발한량의 증가로 수분이 손실되며, 염분과 칼륨 배설이 증가하고 체내 글리코겐 저장량이 감소된다. 식사요법은 농축된 형태로 열량을 공급하고 단백질과 수분, 전해질을 보충해준다.

95 　　　　　　　　　　　　　　　　정답 ②

피부 재생과 합병증 발생 등이 많은 에너지를 요구하므로 고칼로리, 고단백 식사를 제공하면서 비타민과 전해질 등의 보충이 필요하고 특히 피부 재생을 위하여 고단백식을 제공해야 한다.

96 　　　　　　　　　　　　　　　　정답 ③

수술 후에는 에너지 대사가 항진되므로 에너지를

낼 수 있는 영양소를 충분히 섭취해야 한다. 부종 방지, 조직 재생, 저항력 향상 및 출혈로 인한 손실을 보충하기 위해 단백질을 충분히 공급해야 한다.

97 정답 ①

만성 폐쇄성 폐질환은 기도가 폐쇄되어 호흡이 곤란한 질환이다. 탄수화물은 체내에서 대사된 후 탄산가스가 많이 생성되므로 적게 섭취해야 하고, 지방 섭취를 늘리고, 단백질은 적정량 섭취한다. 호흡 부전 시 폐에 다량의 수분이 보유되어 있는 경우가 많아 수분 및 염분 섭취를 제한하는 것이 좋다. 경관급식 시에는 흡인의 위험이 있어 위보다는 장으로 관을 연결한다.

98 정답 ④

빈혈에 관여하는 영양소는 철, 단백질, 엽산, 구리, 아연, 비타민 C, 비타민 B_6, 비타민 B_{12}, 비타민 E 등이 있다.

99 정답 ⑤

철 결핍성 빈혈은 적혈구 크기가 작고, 헤모글로빈 양이 적은 소혈구성 저색소성 빈혈이다. 철 함량이 많은 식품으로는 간, 콩팥, 소고기, 내장, 난황, 말린 과일(살구, 복숭아, 건포도, 자두), 완두콩, 강낭콩, 땅콩, 녹색 채소류, 당밀 등이 있다.

100 정답 ①

재생 불량성 빈혈은 적혈구 뿐 아니라 백혈구 및 혈소판도 감소된다. 혈청 철이 높으므로 식품으로 철을 섭취하려고 노력하지 않아도 되고, 오히려 철 함량이 적은 식품을 선택한다. 단백질은 체중 kg 당 1.5~2g, 비타민 C는 200~250mg, 비타민 B_{12}는 40~50mg, 엽산은 400~455mg까지 공급한다.

101 정답 ②

비타민 B_{12}는 회장에서 흡수 시 위의 내인자가 필요하다.

102 정답 ③

장티푸스의 식사요법은 고열량, 저잔사식을 실시해야 하는 점이 다른 감염 질환과는 다르다.

103 정답 ②

관절염 식사요법은 영양 개선에 의해 회복이 빨라지므로 양질의 단백질을 충분히 공급한다. 과체중이나 비만일 경우 잘 발생하며, 빈혈의 경우 철분 대사의 손상에 의한 것으로 병세의 호전에 따라 자연적으로 좋아지므로 철분제의 복용은 불필요하다.

104 정답 ⑤

골다공증은 골아 세포가 감소하고, 피골 세포가 활성화되어 발생하며, 폐경 후 여성에게 에스트로겐 분비 부족으로 칼슘 흡수 저하로 나타난다. 적절한 운동은 골아 세포를 자극하여 골 생성을 촉진시키지만, 수영은 골 형성 촉진에는 효과가 적다. 지방 조직은 폐경 후 에스트로겐 생산의 주요 장소가 되므로 비만 여성의 경우 골다공증이 적다.

105 정답 ④

위액 분비를 촉진하는 호르몬인 가스트린은 위장 내에 분비되지 않고, 혈류를 통해 작용을 나타낸다. 위액이 분비되는 시기는 뇌상, 구강, 위상, 장상, 배변 시기가 있는데, 음식물을 먹기 전 음식물을 생각하거나, 보거나, 냄새를 맡을 때 가장 많이 분비되는데 이때를 뇌상 시기라고 한다. 1시간에 500ml 정도 분비되며 펩신의 함유량이 많은 것이 특징이다. 위상 시기는 위내에 음식물이 들어온 후에도 계속 위액이 분비되는 상태이며 1시간에 80ml정도이다. 위상을 통해 위액 분비를 촉진하는 물질은 히스타민이다. 장상 시기에는 1시간 당 50ml 정도의 위액이 분비된다.

106 정답 ⑤

지방의 유화는 담즙의 작용이다.

107 정답 ②

인슐린은 포도당 사용과 지방산 합성을 촉진한다.

108　정답 ③

- 고퓨린 식품: 멸치, 고기 국물, 간, 콩팥, 소고기, 청어, 조개 등
- 저퓨린 식품: 곡류, 달걀, 우유, 치즈, 아이스크림 등

109　정답 ③

내분비 장애에 의한 비만은 부신피질 자극 호르몬이나, 부신피질 호르몬의 과잉 분비에 의한 쿠싱증후군, 갑상샘 기능 저하로 인한 기초 대사율 감소, 에스트로겐 감소로 인한 피하지방 합성 촉진과 관련이 있다.

110　정답 ④

당뇨병 환자는 간에서 글리코겐 합성이 저하되고, 분해가 증가되며 혈액으로서의 포도당 방출은 증가된다. 인슐린 부족으로 말초 조직의 포도당 이동과 이용이 낮아져 고혈당과 포도당 내성이 저하되고 요중으로 포도당이 배설된다. 해당계의 효소 활성이 낮아져 TCA 회로가 장애를 받아 에너지 생성이 저하되고, 혈중 피루브산과 젖산이 많아지고, 장의 당신생이 증가한다.

111　정답 ⑤

당질 대사 장애로 체 조직의 단백질 분해가 증가되어 간에서 요소 합성이 촉진된다. 체단백은 에너지원으로도 이용되며 체단백 감소로 질병에 대한 저항력이 덜어진다.

112　정답 ①

심장은 횡문근으로 되어있고, 심장박동의 자동성은 동방 결절에서 시작되어 방실 결절, 방실속, 푸르킨예 섬유로 이어져 전달된다.

113　정답 ③

사구체 여과액은 1일에 약 160L이다. 혈장 유통량은 550ml/분이며 이 중 20%인 110ml/분 만이 사구체로 여과된다. 그래서 1일 사구체 여과액은 110ml/분×60분×24시간≒160L 정도로 요배설량의 약 150배에 해당한다.

114　정답 ④

헤마토크리트 정상값은 40~45%이며 혈액량에 대한 적혈구의 배분 비율로 성인 남자 44~52%, 여자 38~48%이다.

115　정답 ④

적혈구의 수명은 120일이며 간이나 비장에서 파괴된다. 헤모글로빈은 헴과 글로빈으로 분해되어 혈철소와 담즙 색소인 빌리루빈 등을 만든다. 철은 비장에 저장되고, 빌리루빈은 담즙 성분으로 간에서 담낭을 거쳐 소장 내로 배설된다.

116　정답 ①

혈액의 이산화탄소 농도와 H$^+$ 이온의 양이 증가하여 산과 염기의 평형이 깨져 산성이 된 상태이다. 과소 환기, 폐결핵, 폐렴, 천식 등이 발생할 경우 일어난다.

117　정답 ②

교감 신경계가 자극되면 심장박동수 증가, 골격근 혈관 수축, 관상동맥확장, 동공확대, 심근수축력 증가, 기관지 확장, 위·소장 평활근 이완, 장액 분비 억제 등이 일어난다.

118　정답 ③

시상하부에 있는 중추로는 포만 중추, 공복 중추, 혈당 조절 중추, 체온과 삼투압 조절 중추가 있다.

119　정답 ⑤

경관급식 환자의 설사 원인: 영양액의 높은 삼투 농도, 빠른 주입 속도, 영양액의 변질, 유당불내증, 환자의 위장관 미생물군의 변경 등이 있다.

120　정답 ①

펩신은 단백질 분해 효소이고 글리코겐은 포도당만으로 된 단순 다당류이다.

01 ③	**02** ②	**03** ③	**04** ④	**05** ①	**06** ⑤	**07** ⑤	**08** ④	**09** ⑤	**10** ③
11 ④	**12** ⑤	**13** ④	**14** ②	**15** ④	**16** ⑤	**17** ②	**18** ④	**19** ②	**20** ③
21 ④	**22** ②	**23** ③	**24** ④	**25** ②	**26** ①	**27** ③	**28** ④	**29** ②	**30**
31 ⑤	**32** ②	**33** ①	**34** ④	**35**	**36** ③	**37** ④	**38** ②	**39**	**40**
41 ②	**42** ③	**43** ④	**44** ⑤	**45** ①	**46** ②	**47** ③	**48** ⑤	**49** ②	**50**
51 ①	**52** ③	**53** ④	**54** ⑤	**55** ①	**56** ⑤	**57** ④	**58** ②	**59** ⑤	**60** ③
61 ③	**62** ⑤	**63** ③	**64** ④	**65** ⑤	**66** ②	**67** ④	**68** ⑤	**69** ②	**70** ⑤
71 ③	**72** ④	**73** ⑤	**74** ①	**75** ②	**76** ③	**77** ④	**78** ⑤	**79** ①	**80**
81 ③	**82** ④	**83** ④	**84** ⑤	**85** ⑤	**86** ④	**87** ⑤	**88** ④	**89** ⑤	**90** ①
91 ③	**92** ④	**93** ④	**94** ③	**95** ④	**96** ③	**97** ⑤	**98** ④	**99** ②	**100** ③

1 식품학 및 조리원리(40)

01 　　　　　　　　　　　　　　　　정답 ③

밀가루 계량 시 체로 친 후 계량컵에 수북하게 담고 윗부분을 깎아 측정하고, 쇼트닝, 마가린 같은 가소성 지방은 실온에 방치하여 부드럽게 한 후 계량컵에 꾹꾹 눌러 담은 후 컵 위를 깎아 계량한다. 설탕의 경우, 백설탕은 스푼으로 떠서 담은 후 스패튤라로 깎아 계량하고 황(흑)설탕은 쏟았을 때 담은 모양이 남을 정도로 꼭꼭 눌러 담아 수평으로 깎아 계량한다.

02 　　　　　　　　　　　　　　　　정답 ②

에피머(epimer)란, 부제 탄소에 의해 생기는 입체 이성질체 중 1개의 탄소 원자에만 원자단이 다르게 배치되어있는 두 개의 당이다. 포도당과 갈락토스, 포도당과 마노스가 에피머 관계이다.

03 　　　　　　　　　　　　　　　　정답 ③

셀룰로스는 포도당이 β-1,4 결합하여 직쇄 구조를 이루는 단순다당류이다. 인체 내에는 소화 효소가 없어 에너지원으로 쓰이지 못하고 변비 예방, 콜레스테롤 저하 효과가 있다.

04 　　　　　　　　　　　　　　　　정답 ④

글리코젠은 D-포도당의 α-1,4 및 α-1,6 결합의 중합체인 동물성 다당류로 아밀로펙틴보다 사슬 길이가 짧고 가지가 많은 형태이다. 냉수에 용해되어 교질 용액이 되며 요오드 정색 반응에서 적갈색이 되고 동물의 간이나 근육에 많이 들어있다.

05 　　　　　　　　　　　　　　　　정답 ①

굴비는 조기를 소금에 절인 후 말린 것으로 염장과 건조로 수분 활성도가 낮아져 미생물 증식이 억제된다.

06　　　　　　　　　　　　　　정답 ⑤

전분에 물을 가하지 않고 160~170℃ 이상 가열하여 다양한 길이의 텍스트린이 생성되는 현상을 호정화라고 하며, 호정화 된 전분은 노화가 일어나지 않는다. 호화전분보다 물에 잘 녹고, 효소작용은 받기 쉽다. 호정화가 진행될수록 환원력이 커지고 포도당 중합도는 작아진다. 뻥튀기, 미숫가루, 토스트, 누룽지, 쿠키 등이 해당된다.

07　　　　　　　　　　　　　　정답 ⑤

지방산의 융점은 포화도가 높을수록, 분자량이 클수록 높으며 불포화지방산이 많을수록 융점이 낮아 상온에서 액체 상태이며 산패되기 쉽다. 유지의 불포화도가 높을수록 비중이 커지고 점도는 감소한다.

08　　　　　　　　　　　　　　정답 ④

인지질은 친수성기와 소수성기가 있어 지질의 유화제 역할을 하고, 세포막에서 물질 수송의 기능을 한다.

09　　　　　　　　　　　　　　정답 ⑤

항산화제는 과산화물의 생성속도를 억제해주어 자동 산화의 유도 기간을 연장시키지만, 일단 형성된 과산화물이 분해되어 카르보닐 화합물이 생성되는 단계에서는 별 효과가 없다.

10　　　　　　　　　　　　　　정답 ③

- 산가: 유지 중 유리 지방산 함량을 측정하며 생성한 유지는 산가가 낮고, 산패한 것은 산가가 높다. 식용 유지의 산가는 1.0 이하이다.
- 비누화가: 지방산의 분자량에 반비례하고 저급 지방산 함량이 많을수록 비누화가는 커진 다.
- 아세틸가: 유지 중 유리수산기의 함량을 나타낸다.
- 과산화물가: 유지 중에 함유된 과산화물의 함량을 측정하는 것으로 유지의 산패 검출이나 유도 기간 측정에 사용된다.

11　　　　　　　　　　　　　　정답 ④

변성 단백질의 특성은 생물학적 활성의 상실, 반응성 증가, 효소 작용의 감수성 증가, 응고, 점도 증가, 용해도 감소, 침전, 등전점의 변화 등이 있다.

12　　　　　　　　　　　　　　정답 ⑤

글루텔린계 단백질은 곡류 종자에 많으므로 식물성 단백질 또는 곡류 단백질이라 부른다. 오리제닌(쌀), 글루테닌(밀), 호르데닌(보리) 등이 있다.

13　　　　　　　　　　　　　　정답 ④

대두 단백질에는 메티오닌과 트립토판 등의 함량이 낮다.

14　　　　　　　　　　　　　　정답 ②

사람의 몸속에서 합성할 수 없는 필수 아미노산의 표준량에 있어서 가장 부족하여 영양가를 제한하는 아미노산, 식품 단백질 중에서는 트립토판이 대표적이다.

15　　　　　　　　　　　　　　정답 ④

살아있는 생선의 체표면 점액에 많은 트리메틸아민옥사이드(TMAO)는 감칠맛 성분이다. 담수어보다 해수연골어에 많으며 사후 세균에 의해 환원되어 비린내 성분인 트리메틸아민(TMA)으로 바뀐다.

16　　　　　　　　　　　　　　정답 ⑤

식물성 식품에는 카로티노이드가 녹황색 채소, 수박, 토마토 등에 있고, 동물성 식품에는 난황에 든 색소이다.

17　　　　　　　　　　　　　　정답 ②

녹색 채소의 갈변은 초산, 젖산, 오랜 가열 등에 의해 일어나며, 중조 등의 알칼리는 조직을 무르게 하지만 녹색을 보존한다. 구리나 철은 녹색을 고정시킨다.

18　　　　　　　　　　　　　　정답 ④

생강의 매운 맛 성분은 진저론, 쇼가올, 진저롤이

고 후추는 차비신, 고추는 캡사이신, 산초는 산쇼올, 흑겨자나 고추냉이의 매운맛은 시니그린이다.

19 [정답] ②

무기질이 적은 밀가루가 1등급이다.

20 [정답] ③

설탕의 흡습성이 밀단백질의 수화를 감소시켜 글루텐 형성을 억제한다.

21 [정답] ④

달걀은 기포를 형성하는 성질로 팽창제 역할을 하고 가열에 의해 응고됨으로써 구조를 형성하는 글루텐을 돕는 작용, 지방을 유화시켜 골고루 분산시키고 맛과 색을 향상시킨다. 단, 너무 많이 넣으면 질겨진다.

22 [정답] ②

냉·해동 과정에서 골수의 적혈구 파괴로 나타나는 현상이다. 냉동된 닭을 해동하지 않고 직접 조리하면 이 현상을 줄일 수 있다.

23 [정답] ③

유지의 쇼트닝성은 글루텐의 성질을 약화시켜 연화되는 성질을 이용한다. 케이크나 쿠키 제조 시에 쓰이며 이중 결합이 많을수록 친수성 부분에 닿는 면이 커지므로 유리하다.

24 [정답] ④

필수 지방산 중 리놀레산, 리놀렌산은 식물성 기름에 많이 들어 있고, 아라키돈산은 동물성 기름에 많이 들어있다.

25 [정답] ②

어패류는 수조육류에 비해 결체 조직이 적어 조직이 연하고 빨리 부패된다.

26 [정답] ①

달걀의 신선도가 떨어지면 수양 난백이 증가하고, 껍질은 매끈해지고, 난황, 난백 계수가 감소하고 비중이 낮아진다.

27 [정답] ③

끓는 물에서 15분 이상 달걀을 가열하면 난백에서 생성된 황화수소가 난황의 철분과 결합하여 황화제1철을 형성하며 녹변이 발생한다. 신선한 달걀일수록 녹변현상은 잘 일어나지 않고, 15분 이내로 삶아주고 바로 찬 물에 넣는 것이 좋다.

28 [정답] ④

낮은 온도에서 서서히 가열하면 부드러운 gel의 상태로 응고된다. 난황의 응고 온도는 65℃ 응고 시작 70℃에서 완전 응고되고, 난백은 60℃ 응고 시작, 65℃에서 완전히 응고된다.

29 [정답] ②

우유 가열 시 발생하는 익은 냄새는 β-락토글로불린이나 지방구 피막 단백질의 열변성에 의해 활성화 된 SH기에 생겨난 것이다. 휘발성 황화물이나 황화수소로 되어있다.

30 [정답] ③

우유 단백질인 카제인은 가열에 의해 응고되지 않고 안정하다. 산이나 레닌에 의해 응고된다.

31 [정답] ⑤

된장 발효 과정에서의 변화는 '1. 단맛 생성 - 탄수화물이 분해되어 당 생성, 2. 향미 생성 - 당분의 알코올 생성, 3. 신맛 생성- 유기산 생성, 4. 구수한 맛 - 단백질의 아미노산 분해'가 있다.

32 [정답] ②

잼은 미숙하거나 성숙한 과일이 좋고, 1% 펙틴, 65%의 당, 0.3%의 산(pH 3.0~3.3)이 필요하고 다

졸여지면 103~104℃가 된다.

맛 성분인 monosodium-L-glutamate(MSG)는 조미료로 널리 쓰인다.

33 　　　　　　　　　　　　　정답 ①

콩류 중 단백질과 지방 함량이 높은 것은 대두, 땅콩이고, 단백질과 당질 함량이 높은 것은 녹두, 팥, 완두, 동부, 강낭콩이다.

40 　　　　　　　　　　　　　정답 ⑤

자외선은 주로 물, 공기 멸균에 이용된다.

34 　　　　　　　　　　　　　정답 ②

버터를 보존하면 지방이 분해되면서 저급 지방산이 유리되어 불쾌취를 유발한다.

2 급식, 위생 및 관계법규(60)

35 　　　　　　　　　　　　　정답 ①

유지의 변향은 산패 전 산소, 빛, 온도, 효소, 미생물 등에 의해 이취가 발생하는 것으로 리놀렌산이 많이 포함된 콩기름의 변향이 대표적이다.

41 　　　　　　　　　　　　　정답 ②

직계 참모 조직은 직계 조직에 이를 지원하는 전문가(참모)를 결합시킨 형태다. 전문화의 원리와 명령 일원화의 원리를 함께 이용한 형태이다. 전문적인 기술이나 지식을 가진 사람들이 참모(스태프)가 되어 효과적으로 경영 활동을 할 수 있도록 협력한다.

36 　　　　　　　　　　　　　정답 ③

여러 번 사용해 산패된 기름은 튀김 재료를 넣으면 기름 윗면에 잔잔하고 작은 거품이 생기고 기름의 사용 횟수가 많을수록 발연점이 낮아지고, 중합체가 형성되어 점성이 커진다.

42 　　　　　　　　　　　　　정답 ③

사업부제 조직은 각 사업부별로 독자적인 제품 단위나 지역, 고객에 따라 부문화된 조직으로 운영되는 분권 관리 방식이다. 시장 요구에 대한 빠른 대처, 사업 성패에 대한 책임 소재가 분명해 대기업에서 보편적으로 택하는 방식이다.

37 　　　　　　　　　　　　　정답 ④

연근에 함유된 플라보노이드계 색소는 산에서 백색, 알칼리에서 황색이 된다. 가지의 색소 나스닌은 안토시아닌의 일종으로 백반 중에 있는 알루미늄과 안정되어 좋은 색을 만든다. 완두콩 엽록소의 마그네슘이 황산구리의 구리와 치환되면, 엽록소의 푸른색이 안정된다.

43 　　　　　　　　　　　　　정답 ④

비공식 조직은 자연발생적 조직으로 혈연, 학연, 지연, 취미 등 감정과 관습을 기초로 한다. 감정의 논리에 의해 움직이는 내면적 조직으로 온정적, 인간관계 중심적이다.

38 　　　　　　　　　　　　　정답 ②

수산은 주로 칼슘과 결합하여 불용성인 수산석회를 형성하므로 시금치 내의 칼슘은 잘 흡수되지 않는다.

44 　　　　　　　　　　　　　정답 ⑤

직영으로 운영할 경우 고용이 안정되어 서비스 결여가 있을 수 있고, 수 년 후에는 인건비 상승으로 경비 절감이 어려울 수 있다.

39 　　　　　　　　　　　　　정답 ③

일본이 1908년 다시마 열 추출액에서 분리한 맛난

45 　　　　　　　　　　　　　정답 ①

②~⑤는 급식 종사자의 업무 내용이고, 식재료 구

입과 조달은 급식 관리자의 업무이다. 급식 종사자들에게 조리 작업에 필요한 식품위생, 업무에 관한 책임, 조리 과정에서의 영양관리 등을 교육한다.

46 정답 ②

①, ③, ④, ⑤는 메뉴 작성 시의 고려 사항이다.

47 정답 ③

식단 작성 시 최우선으로 고려해야 할 사항은 성별, 연령, 신장, 체중, 신체 활동, 건강 상태 등의 대상 집단의 특성을 파악해야 한다.

48 정답 ⑤

우리나라 식생활은 주식인 당질 식품에 의존하고 있으므로 전분의 양이 너무 많아지지 않게 주식의 양에 대한 섭취 비율을 먼저 결정한다.

49 정답 ②

식품 검수 시에는 발주서대로 납품되었는지 품목과 중량 및 개수를 확인하고 품질 및 신선도를 판정해야 한다.

50 정답 ⑤

식품 감별법은 감별자의 풍부한 경험이 중요하다.

51 정답 ①

식재료 검수 시 필요한 서식으로는 발주서와 납품서, 식품 구매 명세서가 있다. 검수 시 발주서, 식품 구매 명세서에 적힌 대로 필요한 품목과 수량이 납품되었는지 검사하고 납품서와 대조해야 한다.

52 정답 ③

재고 회전율은 표준보다 높거나 낮은 경우 모두 문제가 발생하므로 적정 수준을 유지하도록 관리해야 한다.

53 정답 ④

식재료 보관 창고는 온도, 습도, 통풍 등을 관리해야 한다.

54 정답 ⑤

식품 보관 시에는 식품의 품명, 수량, 구입 일자 등을 기록하거나 표시하여 선입 선출이 가능하도록 한다.

55 정답 ①

• 분산 조리: 배식 시간에 맞게 일정량씩 나누어 조리하는 방식. 시차를 두고 나누어 조리함으로써 품질을 유지할 수 있는 방법이다.

56 정답 ⑤

표준 레시피에는 재료의 정확한 양, 폐기량, 조리 중 증가하는 양, 조미료 분량 비율, 조리 온도와 시간, 급식량의 적정 분배 등이 기입되어 있어 음식의 품질을 통제할 수 있다.

57 정답 ④

• 작업 일정표: 조리원별 출퇴근 시간과 근무 시간 대별로 주요 담당 업무의 절차와 방법 포함. 그날 해야 할 작업 업무를 분량과 순서에 따라 계획적으로 조정한 일의 순서도
• 작업 공정도: 작업을 진행하는 절차 및 과정을 도식화한 것

58 정답 ②

급식소의 식중독 원인으로는 부적절한 냉각, 조리에서 배식까지의 장시간 경과, 개인위생 불량, 감염자의 식품 취급, 부적절한 온도에서 조리, 부적절한 저장과 부적절한 재가열, 교차오염, 안전하지 않은 식재료의 사용 등이 있다.

59 정답 ③

교차 오염이란 식품의 접촉면(손, 기구, 용기 등)을 통해 유해한 미생물이 한 식품에서 다른 조리된 식

품으로 전이되거나 조리되지 않은 식품에서 조리된 식품으로 직접 전이되는 것을 말한다.

60 정답 ③

주방의 면적은 이용 고객 수, 종업원의 수와 동선, 메뉴(단일 메뉴, 복수 메뉴 등), 음식의 생산량, 조리 방법, 기기의 수와 형태, 식재료 가공 정도 등에 의해 결정된다.

61 정답 ③

• 조리 기기의 선정 조건: 안정성, 내구성, 경제성, 조리 방법, 성능, 유지와 관리면, 제조회사와 판매상의 신뢰도와 활용도

62 정답 ⑤

식중독 및 소화기 감염병의 전염 경로는 분변을 통해 이뤄지므로 외부에서 유입될 수 있는 전염경로의 차단 방법으로 조리원의 전용 화장실 설치가 중요하다. 조리실은 반입과 저장 공간, 전처리 공간, 주 조리 공간, 배식 공간, 식기 세정·소독 공간 등의 구분이 필요하다.

63 정답 ③

손익분기점은 판매액과 총비용이 일치하여 이익 또는 손실이 0이 되는 지점이다. 총비용은 생산량과 관계없이 발생하는 고정비(임대료, 세금, 고정임금 등)와 생산량에 따라 달라지는 변동비(재료비 등)를 동시에 고려해야 한다.

64 정답 ④

직무 명세서는 직무 수행에 필요한 능력, 기술, 교육 여건, 경험 및 숙련 요건 등 직무에 요구되는 인적 요건 중심으로 기술한 것이다.

65 정답 ⑤

직무 기술서는 직무 수행을 위한 직무 내용과 직무 요건을 기술한 것이다. ①~③은 직무 명세서의 설명이다.

66 정답 ②

사기의 앙양 방법에는 훌륭한 리더십, 원활한 의사소통, 비공식 조직, 적재적소 배치, 합당한 경제적 보수, 인정 등이 있다. 장기적으로 사기를 높일 수 있는 것은 내면적인 심리적 만족이다.

67 정답 ④

노동조합은 노동자의 경제적 권리와 이익신장을 위한 경제적 기능과 조합원 간의 상부상조를 위한 공제적 기능이 있다. 또, 국가와 사회에 대하여 노동조합이 영향력을 행사하는 정치적 기능도 가지고 있다.

68 정답 ⑤

• 1970년 고객주의 환경보호 운동 확산: 기업이 소비자 욕구를 우선시 함(공해, 환경오염 유발) → 환경 보존의 중요성을 소비자가 인식 → 친환경적인 마케팅 도입(분리수거용 백, 썩는 비닐)

69 정답 ①

마케팅이란 개인 조직의 목표를 충족시키기 위해 아이디어 제공, 서비스 개발, 가격 책정, 촉진, 유통을 계획하고 실행하는 과정이다.

70 정답 ⑤

롱가리트(rongalite)는 공업 약품인데 식품 표백에 사용되어 문제가 됐었다. 유해 표백제로 포름알데히드를 생성하여 심장을 자극하는 독성을 나타내어 금지되었다.

71 정답 ③

고사리의 독소는 프닥킬로사이드이다.

72 정답 ④

• 폴리염화비페닐
 – 미강유 탈취 공정에서 사용된 후 심각한 중독을 일으킨 화합물

- 오랜 시간 물, 토양 등에 잔류, 지용성으로 인체 지방 조직에 축적
- 화학적으로 매우 안정
- 피부 발진, 착색, 손톱 착색, 관절통, 위장 장애, 근육 마비 등의 증세
- 음료수 캔 내부 코팅제는 비스페놀A가 쓰임

73 　　　　　　　　　　　　　　　정답 ⑤

■ 다이옥신
- 자연계에는 존재하지 않는, 유기염소 화합물을 연소시키는 과정에서 발생
- 소각로의 온도가 낮을수록 많이 발생되므로 젖은 쓰레기는 말린 후 소각
- 발암성과 기형아를 유발함

74 　　　　　　　　　　　　　　　정답 ①

베네루핀의 치사율은 40~44% 정도이다.

75 　　　　　　　　　　　　　　　정답 ②

살모넬라 식중독의 원인 식품은 육류 및 그 가공품이다.

76 　　　　　　　　　　　　　　　정답 ③

광절열두조충의 제1중간숙주는 물벼룩, 제2중간숙주는 담수어이고, 비타민B_{12}의 흡수를 방해하여 빈혈을 일으키며 영양 장애, 장 폐색, 복통, 설사를 유발한다.

77 　　　　　　　　　　　　　　　정답 ④

감염된 고양이(과)에 의해 배설된 충란이 직접 경피 감염 되며 근육통, 열, 두통의 증상이 있고 임신부는 유산, 사산, 톡소포자충아의 분만 등이 있다.

78 　　　　　　　　　　　　　　　정답 ⑤

■ 탄저
- 소, 돼지, 양 등에서 발병
- 피부 탄저: 목축업자, 도살업자, 피혁업자 피부 → 악성 농포 → 부종, 궤양, 침윤

- 호흡기 탄저: 포자 흡입 → 폐렴, 감기와 유사 증상
- 소화기 탄저: 감염된 수육 섭취 → 구토, 설사

79 　　　　　　　　　　　　　　　정답 ①

②~⑤는 세균성 병원체에 의한 것이다.

80 　　　　　　　　　　　　　　　정답 ②

둘신은 사용 금지 감미료로 감미는 설탕의 250배이다. 주 증상은 소화 효소 억제, 중추신경 자극, 간 종양, 혈액 독 등이다.

81 　　　　　　　　　　　　　　　정답 ③

- 무스카린 중독 증상은 교감신경에 작용하여 발한, 눈물 흘림, 타액 분비, 구토, 설사 등을 유발한다. 다량 섭취 시 심장마비로 죽음에 이른다.
- PLS 증후군: 발한, 타액 분비, 눈물 흘림 등의 복합 증상이 나타난다.

82 　　　　　　　　　　　　　　　정답 ④

유기염소제는 잔류성이 가장 큰 농약으로 지방과의 친화력이 커서 체내에서 분해되지 않고 지방층에 축적된다. 중추신경계 이상, 복통, 설사, 구토, 전신권태, 시력 감퇴 등의 증상을 일으킨다. (예 DDT)

83 　　　　　　　　　　　　　　　정답 ④

■ 자외선 살균법
- 조사취가 생기지 않는다.
- 미생물 균체 내의 감수성이 민감한 DNA에 타격을 주어 미생물 세포를 사멸시킨다.
- 공기, 물, 식기류 등의 표면 살균에 이용된다.

84 　　　　　　　　　　　　　　　정답 ⑤

단백질 식품의 부패에 의해서 생성되는 히스타민은 알레르기 증세를 나타낸다.

85 　　　　　　　　　　　　　　　　　　　　　　정답 ⑤

- ■ **식품위생법**
- 제2조(정의)
11. "식품위생"이란 식품, 식품첨가물, 기구 또는 용기·포장을 대상으로 하는 음식에 관한 위생을 말한다.

86 　　　　　　　　　　　　　　　　　　　　　　정답 ④

- ■ **식품위생법 시행령**
- 제21조(영업의 종류)
6. 식품보존업
　가. 식품 조사 처리업: 방사선을 쬐어 식품의 보존성을 물리적으로 높이는 것을 업으로 하는 영업
　나. 식품 냉동·냉장업: 식품을 얼리거나 차게 하여 보존하는 영업. 다만, 수산물의 냉동·냉장은 제외한다.

87 　　　　　　　　　　　　　　　　　　　　　　정답 ⑤

- ■ **식품 등의 표시·광고에 관한 법률**
- 제26조(벌칙)
　① 제8조 제1항 제1호부터 제3호까지의 규정을 위반하여 표시 또는 광고를 한 자는 10년 이하의 징역 또는 1억 원 이하의 벌금에 처하거나 이를 병과(竝科)할 수 있다.

- ■ **식품 등의 표시·광고에 관한 법률**
- 제8조(부당한 표시 또는 광고 행위의 금지)
　① 누구든지 식품 등의 명칭·제조방법·성분 등 대통령령으로 정하는 사항에 관하여 다음 각 호의 어느 하나에 해당하는 표시 또는 광고를 하여서는 아니 된다.
　　1. 질병의 예방·치료에 효능이 있는 것으로 인식할 우려가 있는 표시 또는 광고
　　2. 식품 등을 의약품으로 인식할 우려가 있는 표시 또는 광고
　　3. 건강 기능식품이 아닌 것을 건강 기능식품으로 인식할 우려가 있는 표시 또는 광고

88 　　　　　　　　　　　　　　　　　　　　　　정답 ④

- ■ **식품위생법 시행 규칙**
- 제62조(식품 안전관리 인증 기준 대상 식품)

　① 법 제48조 제2항에서 "총리령으로 정하는 식품"이란 다음 각 호의 어느 하나에 해당하는 식품을 말한다.
　　1. 수산 가공 식품류의 어육 가공품류 중 어묵·어육소시지
　　2. 기타 수산물 가공품 중 냉동 어류·연체류·조미 가공품
　　3. 냉동식품 중 피자류·만두류·면류
　　4. 과자류, 빵류 또는 떡류 중 과자·캔디류·빵류·떡류
　　5. 빙과류 중 빙과
　　6. 음료류(다류 및 커피류는 제외한다)
　　7. 레토르트 식품
　　8. 절임류 또는 조림류의 김치류 중 김치(배추를 주원료로 하여 절임, 양념 혼합 과정 등을 거쳐 이를 발효시킨 것이거나 발효시키지 아니한 것 또는 이를 가공한 것에 한한다)
　　9. 코코아가공품 또는 초콜릿류 중 초콜릿류
　　10. 면류 중 유탕면 또는 곡분, 전분, 전분질 원료 등을 주원료로 반죽하여 손이나 기계 따위로 면을 뽑아내거나 자른 국수로서 생면·숙면·건면
　　11. 특수 용도 식품
　　12. 즉석 섭취·편의 식품류 중 즉석 섭취 식품
　　12의 2. 즉석 섭취·편의 식품류의 즉석 조리 식품 중 순대
　　13. 식품 제조·가공업의 영업소 중 전년도 총 매출액이 100억 원 이상인 영업소에서 제조·가공하는 식품

89 　　　　　　　　　　　　　　　　　　　　　　정답 ⑤

- ■ **식품위생법 시행 규칙**
- 제49조(건강진단 대상자)
　② 제1항에 따라 건강진단을 받아야 하는 영업자 및 그 종업원은 영업 시작 전 또는 영업에 종사하기 전에 미리 건강진단을 받아야 한다.

90 　　　　　　　　　　　　　　　　　　　　　　정답 ①

- ■ **식품위생법**
- 제36조(시설 기준)
　① 다음의 영업을 하려는 자는 총리령으로 정하는

시설 기준에 맞는 시설을 갖추어야 한다.

1. 식품 또는 식품첨가물의 제조업, 가공업, 운반업, 판매업 및 보존업
2. 기구 또는 용기·포장의 제조업
3. 식품 접객업

■ 식품위생법

• 제41조(식품위생교육)

① 대통령령으로 정하는 영업자 및 유흥 종사자를 둘 수 있는 식품 접객업 영업자의 종업원은 매년 식품위생에 관한 교육(이하 "식품위생교육"이라 한다)을 받아야 한다.

② 제36조 제1항 각 호에 따른 영업을 하려는 자는 미리 식품위생교육을 받아야 한다. 다만, 부득이한 사유로 미리 식품위생교육을 받을 수 없는 경우에는 영업을 시작한 뒤에 식품의 약품 안전처장이 정하는 바에 따라 식품위생교육을 받을 수 있다.

③ 제1항 및 제2항에 따라 교육을 받아야 하는 자가 영업에 직접 종사하지 아니하거나 두 곳 이상의 장소에서 영업을 하는 경우에는 종업원 중에서 식품위생에 관한 책임자를 지정하여 영업자 대신 교육을 받게 할 수 있다. 다만, 집단 급식소에 종사하는 조리사 및 영양사(「국민영양관리법」 제15조에 따라 영양사 면허를 받은 사람을 말한다. 이하 같다)가 식품위생에 관한 책임자로 지정되어 제56조 제1항 단서에 따라 교육을 받은 경우에는 제1항 및 제2항에 따른 해당 연도의 식품위생교육을 받은 것으로 본다.

④ 제2항에도 불구하고 다음 각 호의 어느 하나에 해당하는 면허를 받은 자가 제36조 제1항 제3호에 따른 식품 접객업을 하려는 경우에는 식품위생교육을 받지 아니하여도 된다.

1. 제53조에 따른 조리사 면허
2. 「국민영양관리법」 제15조에 따른 영양사 면허
3. 「공중위생관리법」 제6조의 2에 따른 위생사 면허

91 　　　　　　　　　　　　　　　　　정답 ③

■ 국민영양관리법

• 제16조(결격 사유)

다음 각 호의 어느 하나에 해당하는 사람은 영양사

의 면허를 받을 수 없다.

1. 「정신건강증진 및 정신질환자 복지 서비스 지원에 관한 법률」 제3조 제1호에 따른 정신질환자. 다만, 전문의가 영양사로서 적합하다고 인정하는 사람은 그러하지 아니하다.
2. 「감염병의 예방 및 관리에 관한 법률」 제2조 제13호에 따른 감염병 환자 중 보건복지부령으로 정하는 사람
3. 마약·대마 또는 향정신성 의약품 중독자
4. 영양사 면허의 취소 처분을 받고 그 취소된 날부터 1년이 지나지 아니한 사람

■ 국민영양관리법 시행 규칙

• 제14조(감염병 환자)

법 제16조 제2호에서 "감염병 환자"란 「감염병의 예방 및 관리에 관한 법률」 제2조 제3호 아목에 따른 B형 간염 환자를 제외한 감염병 환자를 말한다.

92 　　　　　　　　　　　　　　　　　정답 ④

■ 식품위생법 시행 규칙

• 제89조(행정 처분의 기준) 관련 별표 23

Ⅰ. 일반 기준

1. 둘 이상의 위반 행위가 적발된 경우로서 위반 행위가 다음 각 목의 어느 하나에 해당하는 경우에는 가장 중한 정지 처분 기간에 나머지 각각의 정지 처분 기간의 2분의 1을 더하여 처분한다.

   가. 영업정지에만 해당하는 경우
   나. 한 품목 또는 품목류(식품 등의 기준 및 규격 중 같은 기준 및 규격을 적용받아 제조·가공되는 모든 품목을 말한다. 이하 같다)에 대하여 품목 또는 품목류 제조 정지에만 해당하는 경우

93 　　　　　　　　　　　　　　　　　정답 ④

■ 학교 급식법

• 제16조(품질 및 안전을 위한 준수 사항)

① 학교의 장과 그 학교의 학교 급식 관련 업무를 담당하는 관계 교직원(이하 "학교 급식관계교직원"이라 한다) 및 학교 급식공급업자는 학교 급식의 품질 및 안전을 위하여 다음 각 호의 어

느 하나에 해당하는 식재료를 사용하여서는 아니 된다.

1. 「농수산물의 원산지 표시에 관한 법률」 제5조 제1항에 따른 원산지 표시를 거짓으로 적은 식재료
2. 「농수산물 품질관리법」 제56조에 따른 유전자 변형 농수산물의 표시를 거짓으로 적은 식재료
3. 「축산법」 제40조의 규정에 따른 축산물의 등급을 거짓으로 기재한 식재료
4. 「농수산물 품질관리법」 제5조 제2항에 따른 표준 규격품의 표시, 같은 법 제14조 제3항에 따른 품질인증의 표시 및 같은 법 제34조 제3항에 따른 지리적 표시를 거짓으로 적은 식재료

- 제23조(벌칙)

① 제16조 제1항 제1호 또는 제2호의 규정을 위반한 학교 급식 공급업자는 7년 이하의 징역 또는 1억 원 이하의 벌금에 처한다.

■ **원산지표시법**

- 제5조(원산지 표시)

① 대통령령으로 정하는 농수산물 또는 그 가공품을 수입하는 자, 생산·가공하여 출하하거나 판매(통신판매를 포함한다. 이하 같다)하는 자 또는 판매할 목적으로 보관·진열하는 자는 다음 각 호에 대하여 원산지를 표시하여야 한다.

1. 농수산물
2. 농수산물 가공품(국내에서 가공한 가공품은 제외한다)
3. 농수산물 가공품(국내에서 가공한 가공품에 한정한다)의 원료

94 정답 ③

정답 ③

■ **국민영양관리법**

- 제3조(국가 및 지방자치단체의 의무)

① 국가 및 지방자치단체는 올바른 식생활 및 영양관리에 관한 정보를 국민에게 제공하여야 한다.
② 국가 및 지방자치단체는 국민의 영양관리를 위하여 필요한 대책을 수립하고 시행하여야 한다.
③ 지방자치단체는 영양관리 사업을 시행하기 위한 공무원을 둘 수 있다.

95 정답 ④

■ **국민영양관리법**

- 제7조(국민영양관리 기본 계획)

① 보건복지부장관은 관계 중앙 행정기관의 장과 협의하고 「국민건강증진법」 제5조에 따른 국민건강증진정책심의위원회(이하 "위원회"라 한다)의 심의를 거쳐 국민영양관리기본계획(이하 "기본계획"이라 한다)을 5년마다 수립하여야 한다.

96 정답 ③

■ **국민영양관리법 시행령**

- 제5조(행정 처분의 세부 기준) 관련 별표

Ⅱ. 개별 기준

위반행위	근거 법령	행정처분 기준		
		1차 위반	2차 위반	3차 이상 위반
1. 법 제16조 제1호부터 제3호까지의 어느 하나에 해당하는 경우	법 제21조 제1항 제1호	면허 취소	–	–
2. 법 제21조 제1항에 따른 면허 정지 처분 기간 중에 영양사의 업무를 하는 경우	법 제21조 제1항 제2호	면허 취소	–	–
3. 영양사가 그 업무를 행함에 있어서 식중독이나 그밖에 위생과 관련한 중대한 사고 발생에 직무상의 책임이 있는 경우	법 제21조 제2항 제1호	면허 정지 1개월	면허 정지 2개월	면허 취소
4. 면허를 타인에게 대여하여 사용하게 한 경우	법 제21조 제2항 제2호	면허 정지 2개월	면허 정지 3개월	면허 취소

97 정답 ⑤

■ **국민건강증진법 시행령**

- 제22조(영양조사원 및 영양지도원)

① 영양 조사를 담당하는 자(이하 "영양조사원"이라 한다)는 보건복지부장관 또는 시·도지사가 다음 각 호의 어느 하나에 해당하는 사람 중에서 임명 또는 위촉한다.

제3회 2교시 정답 및 해설 375

1. 의사·치과의사(구강 상태에 대한 조사만 해당한다)·영양사 또는 간호사의 자격을 가진 사람
2. 전문대학 이상의 학교에서 식품학 또는 영양학의 과정을 이수한 사람

② 특별자치시장·특별자치도지사·시장·군수·구청장은 법 제15조 및 법 제16조의 영양 개선 사업을 수행하기 위한 국민영양지도를 담당하는 사람(이하 "영양지도원"이라 한다)을 두어야 하며 그 영양지도원은 영양사의 자격을 가진 사람으로 임명한다. 다만, 영양사의 자격을 가진 사람이 없는 경우에는 의사 또는 간호사의 자격을 가진 사람 중에서 임명할 수 있다.

---

98 〔정답〕 ④

■ **국민영양관리법 시행 규칙**

• 제8조(영양사 국가시험의 시행과 공고)

① 보건복지부장관은 매년 1회 이상 영양사 국가시험을 시행하여야 한다.

② 보건복지부장관은 영양사 국가시험의 관리를 시험 관리 능력이 있다고 인정하여 지정·고시하는 다음 각 호의 요건을 갖춘 관계 전문기관(이하 "영양사 국가시험 관리기관"이라 한다)으로 하여금 하도록 한다.
1. 정부가 설립·운영비용의 일부를 출연한 비영리법인
2. 국가시험에 관한 조사·연구 등을 통하여 국가시험에 관한 전문적인 능력을 갖춘 비영리법인

③ 영양사 국가시험 관리기관의 장이 영양사 국가시험을 실시하려면 미리 보건복지부장관의 승인을 받아 시험 일시, 시험 장소, 응시원서 제출 기간, 응시 수수료의 금액 및 납부 방법, 그밖에 영양사 국가시험의 실시에 관하여 필요한 사항을 시험 실시 30일 전까지 공고하여야 한다.

• 제9조(영양사 국가시험 과목 등)

① 영양사 국가시험의 과목은 다음 각 호와 같다.
1. 영양학 및 생화학(기초 영양학·고급 영양학·생애주기 영양학 등을 포함한다)
2. 영양교육, 식사요법 및 생리학(임상 영양학·영양 상담·영양 판정 및 지역사회 영양학을 포함한다)
3. 식품학 및 조리원리(식품화학·식품 미생물학·실험 조리·식품 가공 및 저장학을 포함한다)
4. 급식, 위생 및 관계 법규(단체 급식 관리·급식 경영학·식생활 관리·식품위생학·공중보건학과 영양·보건의료·식품위생 관계 법규를 포함한다)

② 영양사 국가시험은 필기시험으로 한다.

③ 영양사 국가시험의 합격자는 전 과목 총점의 60퍼센트 이상, 매 과목 만점의 40퍼센트 이상을 득점하여야 한다.

④ 영양사 국가시험의 출제 방법, 배점 비율, 그밖에 시험 시행에 필요한 사항은 영양사 국가시험 관리기관의 장이 정한다.

---

99 〔정답〕 ②

■ **원산지표시법 시행 규칙**

• 제3조(원산지의 표시 방법) 제2호 관련 별표 4

영업소 및 집단 급식소의 원산지 표시 방법(제3조 제2호 관련)

3. 원산지 표시 대상별 표시 방법

마. 넙치, 조피볼락, 참돔, 미꾸라지, 뱀장어, 낙지, 명태, 고등어, 갈치, 오징어, 꽃게 및 참조기의 원산지 표시 방법: 원산지는 국내산(국산), 원양산 및 외국산으로 구분하고, 다음의 구분에 따라 표시한다.
1) 국내산(국산)의 경우 "국산"이나 "국내산" 또는 "연근해산"으로 표시한다. [예시] 넙치회(넙치: 국내산), 참돔회(참돔: 연근해산)
2) 원양산의 경우 "원양산" 또는 "원양산, 해역명"으로 한다. [예시] 참돔구이(참돔: 원양산), 넙치매운탕(넙치: 원양산, 태평양산)
3) 외국산의 경우 해당 국가명을 표시한다. [예시] 참돔회(참돔: 일본산), 뱀장어구이(뱀장어: 영국산)

---

100 〔정답〕 ③

■ **원산지표시법 시행령**

• 제3조(원산지의 표시 대상)

② 법 제5조 제1항 제3호에 따른 농수산물 가공품의 원료에 대한 원산지 표시 대상은 다음 각 호와 같다. 다만, 물, 식품첨가물, 주정 및 당류(당

류를 주원료로 하여 가공한 당류 가공품 을 포함한다)는 배합 비율의 순위와 표시 대상에서 제외한다.

1. 원료 배합 비율에 따른 표시 대상

　가. 사용된 원료의 배합 비율에서 한 가지 원료의 배합 비율이 98퍼센트 이상인 경우에는 그 원료

　나. 사용된 원료의 배합 비율에서 두 가지 원료의 배합 비율의 합이 98퍼센트 이상인 원료가 있는 경우에는 배합 비율이 높은 순서의 2순위까지의 원료

　다. 가목 및 나목 외의 경우에는 배합 비율이 높은 순서의 3순위까지의 원료

　라. 가목부터 다목까지의 규정에도 불구하고 김치류 중 고춧가루(고춧가루가 포함된 가공품을 사용하는 경우에는 그 가공품에 사용된 고춧가루를 포함한다. 이하 같다)를 사용하는 품목은 고춧가루를 제외한 원료 중 배합 비율이 가장 높은 순서의 2순위까지의 원료와 고춧가루

1교시

01 ④	02 ③	03 ④	04 ③	05 ④	06 ⑤	07 ①	08 ③	09 ⑤	10 ④
11 ⑤	12 ①	13 ④	14 ③	15 ④	16 ⑤	17 ⑤	18 ①	19 ②	20 ③
21 ③	22 ②	23 ④	24 ⑤	25 ②	26 ①	27 ②	28 ③	29 ③	30 ①
31 ④	32 ③	33 ①	34 ④	35 ③	36 ①	37 ⑤	38 ⑤	39 ③	40 ④
41 ④	42 ③	43 ④	44 ④	45 ③	46 ⑤	47 ⑤	48 ①	49 ③	50 ③
51 ②	52 ③	53 ④	54 ③	55 ⑤	56 ⑤	57 ③	58 ④	59 ③	60 ④
61 ④	62 ①	63 ②	64 ③	65 ①	66 ②	67 ①	68 ③	69 ⑤	70 ③
71 ②	72 ①	73 ③	74 ④	75 ④	76 ①	77 ⑤	78 ④	79 ③	80 ①
81 ①	82 ③	83 ①	84 ③	85 ③	86 ④	87 ④	88 ②	89 ②	90 ①
91 ①	92 ②	93 ①	94 ⑤	95 ③	96 ②	97 ③	98 ③	99 ①	100 ④
101 ⑤	102 ⑤	103 ①	104 ②	105 ③	106 ③	107 ①	108 ②	109 ④	110 ⑤
111 ③	112 ⑤	113 ①	114 ③	115 ⑤	116 ④	117 ⑤	118 ①	119 ②	120 ③

1 영양학 및 생화학(60)

01 정답 ④

영양소 중 탄소 비율이 높고 산소 비율이 낮은 지방이 열량가가 높고 탄수화물의 열량가는 낮다. 지방이 많으면 열량가가 높고, 수분이 많으면 열량가가 낮다.

02 정답 ③

■ 불포화지방산

- 생선 기름에 많은 EPA나 DHA 같은 ω-3계 고급 불포화 지방산은 혈관 이완 작용, 항혈전 작용이 있다.
- 뇌 조직을 구성하는 지방에는 인지질, 당지질, 콜레스테롤이 있으며, 세포막 구성 인지질에는 필수 지방산이 에스테르화 되어 있다. 필수 지방산 부족 시 세포막의 구조와 기능이 상실될 수 있다.

03 정답 ④

필수 지방산은 체내에서 호르몬처럼 작용하는 물질로 전환되어 체내 기능을 조절한다. 이런 필수 지방산을 에이코사노이드라 한다.

04

단백질이 부족하면 저단백혈증의 상태에서 혈장 알부민도 감소하여 혈중 수분이 조직으로 빠져나가 부종이 된다. 알부민은 간에서 생성되어 신체 내 삼투압을 유지한다.

05 정답 ④

식사 시 철분의 흡수율은 약 15%이다.

06 정답 ⑤

• 티아민: 당질 대사의 보조 효소로 사용 결핍 시 식욕 저하, 구토, 부종, 각기병 등이 나타난다. 돼지고기, 소간, 콩류 등이 주요급원이다. 알리신과 결합하여 알리티아민이 되며, 체내 중금속제거 효과와 항산화 효과가 있다.

07 정답 ①

저체중인 사람, 폐경기가 빨리 온 여성, 활동량이 적을 경우 골격으로부터 보다 많은 양의 칼슘이 유리되기 쉽다. 임신, 출산을 많이 한 여성의 칼슘 결핍증은 골연화증이 있다.

08 정답 ③

보통 정도의 활동에 종사하는 성인의 에너지 권장 섭취량은 38 $kcal/kg$ 이고, 격심한 활동에 종사하는 성인은 45 $kcal/kg$ 이다.

09 정답 ⑤

초유에는 항체인 면역글로불린 A(IgA)가 함유되어 있어 신생아의 감염을 방지한다. IgD, IgE, IgG, IgM은 성숙 모유의 면역글로불린으로 장 점막의 바이러스와 세균의 침입을 막는다.

10 정답 ④

뇌를 비롯하여 체내의 신경세포에서 반출되어 인접해 있는 신경세포 등에 정보를 전달하는 일련의 물질이다. 아세틸콜린, 아드레날린, 도파민, 세로토닌 등이 대표적이다.

11 정답 ⑤

효소는 특정의 기질하고만 작용하는 기질 특이성을 갖는다.

12 정답 ①

• 마그네슘 결핍증: 심부전, 허약, 발작, 근육통, 심장마비

13 정답 ③

신경전달물질인 세로토닌의 전구체는 트립토판이다.

14 정답 ⑤

해당 과정에서 만들어진 피루브산에서 옥살아세트산이 생성되는데, 당질 섭취가 부족하면 해당 과정에서 피루브산도 적게 생성되고, TCA 회로의 옥살아세트산 생성이 거의 일어나지 않는다.

15 정답 ④

근육에서 생성되는 암모니아는 피루브산으로 넘겨져 알라닌이 되고, 알라닌은 혈류를 통해 간으로 운반되어 암모니아를 유리하여 피루브산이 된다. 피루브산은 당신생 경로를 거쳐 포도당이 된다.

16 정답 ⑤

TCA 회로는 미토콘드리아에서 일어나는 호기적인 반응이다. 피루브산의 산화로 시작하며 탄수화물, 지질, 단백질과 같은 연료분자는 아세틸 CoA 형태로 들어간다. 아세틸 CoA의 완전 산화는 TCA 회로를 따라 이루어진다. 최초 생성물은 시트르산이다.

17 정답 ⑤

헤모글로빈은 혈색소로 산소를 운반하고, 이산화

탄소는 중탄산이온으로 60~65%가 이동되고 혈색소와 결합은 약 30%이다.

18 정답 ①

아미노산의 아미노기가 다른 α-케토산에 이행되어 새로운 α-케토산이 생기는 반응에 관여하는 효소는 PALP이다.

19 정답 ②

단백질 실이용률은 흡수된 질소에 대한 보유된 질소의 비율을 나타낸 것에 소화 흡수율을 고려한 것으로 생물가를 활용한 방법이다.

20 정답 ③

- Na의 작용: 혈액의 알칼리성 유지, 수분 대사와 삼투압 유지, 신경 흥분성 억제, 근육 수축 작용 조절 등이 있다.

21 정답 ③

$60mg$의 트립토판은 니아신 $1mg$으로 전환된다. 따라서 12 + (180 ÷ 60) = 15이다.

22 정답 ②

한국인의 영양소 섭취 기준에서는 WHO의 권고량을 유지하며 나트륨의 목표 섭취량은 2,000mg/일, 충분 섭취량은 성인 기준 1,500mg/일이다.

23 정답 ④

카로틴은 소장 벽에 흡수되면서 비타민 A로 전환된다.

24 정답 ⑤

비타민 B_1의 필요량은 에너지 소비 증가에 따라 비례하여 증가하며 고온 노동이나 운동은 땀의 손실 증가와 대사를 증진시키므로 겨울보다 여름에 체내 소비가 크다. 그러므로 비타민 B_1을 함유한 우유나 유제품, 녹황색 채소, 전곡, 두류 등을 충분히 섭취해야 한다.

25 정답 ②

엽산의 조효소 형태인 THF는 단일 탄소와 결합하여, THFA(tetrahydrofolic acid) 등의 형태가 되며 단일 탄소들이 새로운 물질의 합성에 쓰이도록 단일 탄소 운반체로 작용한다.

26 정답 ①

- 칼륨의 역할: 삼투압 조절, 신경 자극의 전달, 근육의 수축·이완 조절, 산·알칼리 평형 유지

27 정답 ②

식사는 소량으로 자주 섭취하여 속이 비지 않도록 하고 자극적인 음식이나 구토를 유발할 수 있는 음식도 피한다. 기름진 음식도 피하고 카페인 등 위산을 자극하는 음식도 피해야 한다.

28 정답 ①

자연 유산과 저체중은 임신 초기와 중기에 카페인 복용에 의한 사항이다.

29 정답 ②

모체가 섭취한 약물, 알코올, 약물 등도 태반을 거쳐 태아로 이동하므로 임신부는 카페인, 알코올, 약물 등의 섭취를 제한해야 한다.

30 정답 ①

가. 임신 말기에 글리코겐과 지방 분해가 촉진된다.
다. 임신 말기 모체 내 인슐린 저항성이 증가한다.

31 정답 ④

전분도 박테리아가 사용할 수 있는 형태로 분해되어 충치가 유발된다.

32 정답 ③

이유가 늦어지면 면역체의 저하가 생기고, 체중 증

가 정지, 빈혈증, 신경증 등의 영양 장애가 생긴다.

33 정답 ①

■ **근육 성장에 영향 주는 호르몬**
- 사춘기 이전: 성장 호르몬, 갑상샘 호르몬
- 사춘기: 에스트로겐, 테스토스테론, 안드로겐, 프로게스테론 등

34 정답 ⑤

2차 성징이 나타나는 순서는 정해져 있고, 사춘기 변화의 시작은 '시상하부-뇌하수체-생식선' 축을 따라 일어난다.

35 정답 ④

■ **골다공증**
- 칼슘 부족으로 폐경기 이후 여성에 많다.
- 칼슘 흡수를 촉진시키는 영양소엔 비타민 D, 유당이 있다.

36 정답 ①

철분 결핍 초기 단계에서 혈청 페리틴 농도가 감소하고, 마지막 단계에서 헤모글로빈과 헤마토크리트치가 감소한다.

37 정답 ⑤

칼륨은 골격근과 심근의 활동에 중요한 역할을 한다. 신장 기능이 약한 경우 혈중 칼륨 농도가 상승하여 고칼륨혈증이 되면서 심장박동을 느리게 하여 심장마비를 초래할 수 있다.

38 정답 ⑤

- 비타민 A는 지용성이므로 체내 저장되며, 수동적 확산 방식으로 태반을 통과하며 태아에게로 쉽게 운반되므로 과다 섭취 시 문제가 된다.
- 비타민 D도 주의해야 한다.

39 정답 ③

신체 크기와 활동량 차이로 인해 유아의 에너지 필

요량을 일률적으로 정하기 힘들다. 유아기에는 연령과 성별보다는 신체 크기와 발육 상태에 따라 필요량을 결정한다.

40 정답 ④

- 청소년기에 혈액량이 급격하게 증가된다. 이는 적혈구 생성량이 많아진다는 것이고, 철분 필요량이 증가하는 것을 의미한다.
- 성장하는 근육에 미오글로빈이 증가해 많은 양의 철분이 요구된다.

41 정답 ④

지방 과다 섭취로 인한 암은 유방암, 직장암, 대장암이 발병될 수 있다. 열량 섭취가 증가하면 지방으로 전환되어 발암의 위험성이 높아진다.

42 정답 ③

근육의 글리코겐이 교감되면 경기 직후 글리코겐 합성 효소의 활성이 증가되므로 장시간 운동 후에는 당질을 섭취하는 것이 좋다.

43 정답 ④

담낭 질환 시 소화·흡수가 잘 되는 당질 위주의 식사를 하고, 단백질, 지방 순으로 개선한다.

44 정답 ④

혐기적 대사인 해당 과정이 먼저 일어나고 그 후에 호기적 대사인 TCA 회로에 의한 완전 연소가 일어난다. 포도당, 글리코겐이 먼저 쓰이고, 그 후에 지방의 연소가 일어난다.

45 정답 ③

■ **노인 건강을 위해 고려할 점**
- 후각, 미각, 시각의 감퇴
- 치아 탈락
- 대사 효율의 감소
- 질병과 약의 복용
- 노인의 기호나 식습관 등이다.

46 정답 ⑤

노년기에는 지방 조직, 근육 조직 등의 인슐린 저항성 증가에 따른 당내성의 감소가 있고, 동맥벽에 칼슘과 콜레스테롤이 침착하여 점차 경화된다. 적혈구량이 감소하고 약해져서 용혈성이 증가된다.

47 정답 ⑤

유아와 영아는 소장 내 이당류 분해 효소인 말타아제, 수크라아제, 락타아제가 발달되어 있다. 이것은 모유의 유당을 분해하기 위한 것으로, 성인은 락타아제 부족으로 유당불내증이 발생하기도 한다.

48 정답 ①

사람의 최종 질소 배설 형태는 요소이다. 어류는 암모니아, 양서류와 조류는 요산이다.

49 정답 ②

mRNA는 전령 RNA로 단백질 합성 시 주형 역할을 하고, 아미노산의 배열 순서를 결정한다.

50 정답 ③

진핵 세포에서 유전 정보는 DNA에서부터 전사 과정을 거쳐 RNA로 전달되고, mRNA는 번역 과정을 거쳐 단백질로 이전된다.

51 정답 ②

비타민 E(α-토코페롤)는 생체막에서 지방질 산화를 방지하고 적혈구 보호, 헴 합성 및 혈소판 응집에 관여한다. 신생아나 미숙아가 결핍될 경우 용혈성 빈혈을 일으킬 수 있다.

52 정답 ③

③의 내용은 포도당의 설명이다. 과당은 간세포 안으로 이동 시 인슐린의 도움이 필요 없다.

53 정답 ④

• 라피노스 = 갈락토오스 + 포도당 + 과당(삼당류)

• 스타키오스 = 갈락토오스 2 + 포도당 + 과당(사당류)

54 정답 ③

완전 단백질은 생물가가 높은 양질의 단백질로 필수 아미노산은 충분한 양과 비율로 함유하고 있다. 카제인, 알부민, 글리신, 락트알부민 등이 있다.

55 정답 ④

사용 후 남은 포도당은 간이나 근육에 저장되는데, 근육에 저장된 포도당은 근육이 수축될 때 글리코겐이 젖산으로 전환되면서 에너지가 발생된다.

56 정답 ⑤

콰시오커의 설명이다. 단백질 결핍증으로 이유기 이후의 아동에게 나타난다. 탈지분유를 먹이는 것은 콰시오커 증상에 효과적인 치료법이다.

57 정답 ⑤

콜레스테롤은 D_3의 전구체다. 비타민 D_2와 D_3는 비타민 D의 전구물질로 비타민 D는 칼슘 흡수와 칼슘 대사를 도와준다.

58 정답 ④

Acyl Carrier Protein(ACP)은 판토텐산을 포함하는 단백질로 지방산 사슬 연장에 중요한 역할을 한다.

59 정답 ①

니아신 결핍으로 생기는 펠라그라는 피부염, 설사, 우울증, 사망 순서로 진행된다.

60 정답 ④

비타민 E의 필요량은 다중불포화지방산 섭취량에 따라 달라지며 다중불포화지방산은 이중 결합이 많아 쉽게 과산화물을 형성하는 경향이 있으며 비타민 E는 과산화물 형성을 저지하는 항산화작용을 한다. 따라서 다중불포화지방산을 많이 섭취하는 경우 비타민 E의 필요량은 높아진다.

영양교육, 식사요법 및 생리학(60)

61 정답 ④

영양교육의 목표를 달성하려면 교육 대상자를 목표 수립 과정에 참여시켜 실천 가능한 목표를 세워야 한다.

62 정답 ①

현대사회의 인구, 사회적 변화, 질병 구조의 변화, 현대인의 인성 변화, 식품 산업의 발달, 국가 정책적 차원 등이 영양교육이 필요한 배경이 된다.

63 정답 ②

식빵 1쪽은 1교환 단위로 열량 100*kcal*, 우유 1컵은 우유군의 1교환 단위로 열량 125*kcal*, 치즈 는 어육류군 고지방으로 1.5장이 1교환 단위로 열량은 100*kcal* 이다.

∴ 100 + 125 + 100 = 325*kcal*

■ **어육류군**
- 저지방: 에너지 50*kcal*, 단백질 8g, 지방 2g
- 중지방: 에너지 75*kcal*, 단백질 8g, 지방 5g
- 고지방: 에너지 100*kcal*, 단백질 8g, 지방 8g

64 정답 ③

우리나라는 보건 문제에 대해 질병의 치료에 의존하기보다는 질병 발생 이전에 건강 증진과 질병 예방을 도모하는 적극적인 정책을 추진하기 위해 1995년 국민건강증진법을 제정하여 노력해오고 있다.

65 정답 ①

영양 섭취 기준은 대다수의 건강한 사람들의 필요량을 충족시키는 단일 값으로 제시된다.

66 정답 ②

- U-health(Ubiquitous healthcare): 의료 서비스의 접근성 및 편리성을 향상하기 위해 생체 정보 측정 센서, 동작 감지 센서, 무선통신 기술 등 최근 기술을 활용하여 의료 취약 계층 해소, 의료 서비스 수준 향상, 사회적 안전망 확충 등 사용자 중심의 공공의료 서비스를 중점적으로 추진·확대하고 있다.

67 정답 ①

노인이나 환자인 경우는 주부 또는 식생활 관리자에게 교육하도록 해야 한다.

68 정답 ④

■ **영양 판정법**
- 간접 평가: 식생태 조사
- 직접 조사: 신체 계측법, 생화학적 검사, 임상 증상 조사, 식사 조사

69 정답 ⑤

- 영양교육 사업 분야: 소비자와 생산자, 행정당국의 세 입장 모두에게 식생활 교육의 중요성을 인식시키고 이를 실천하도록 해야 한다.

70 정답 ⑤

- 6·6식 토의법: 6·6식 토의법은 6명이 한 그룹에 되어 1명이 1분씩 6분간 토의하여 종합하는 방식이다. 주로 2가지 의견에 대해 찬·반에 대한 의견을 물을 때 많이 사용한다.

71 정답 ②

■ **영양 상담의 질문 방법**
- 개방형 질문: 내담자의 관점, 의견, 사고, 감정까지 끌어내 친밀감을 형성할 수 있고, 대화에 참여를 유도함으로써 심리적인 부담 없이 자신의 문제점을 드러내도록 한다.
- 폐쇄형 질문: 신속히 질문한 사항에 대해 정확한 답변을 얻을 수 있지만 명백한 사실만을 요구하여 진행이 정지되기 쉽다.

72 　　　　　　　　　　　　　　　　정답 ①

대중매체인 영화, 라디오, TV, 신문 등은 신속성, 대량 정보 전달성을 가지고 있어 일시에 많은 대중에게 전달되지만 대상이 고르지 못해 교육 효과를 확인, 판정할 수 없다.

73 　　　　　　　　　　　　　　　　정답 ③

■ 보건소의 영양교육 내용
- 개인의 영양 권장량
- 비만을 비롯한 만성 퇴행성 질환의 원인과 예방, 식사요법
- 노인의 생리적 변화, 노화 현상, 노화 예방 및 식사요법
- 임신과 출산에 의한 신체 변화, 영양 요구량 변화, 모유 수유, 이유식 등
- 어린이 편식 교정법, 어린이 영양 관리, 치아 관리
- 음주와 흡연, 좋은 식습관 등

74 　　　　　　　　　　　　　　　　정답 ④

유아와 아동의 식습관에 가장 큰 영향을 미치는 것은 가정에서의 식사 환경이며, 부모의 식습관이 주원인이 된다.

75 　　　　　　　　　　　　　　　　정답 ④

식품 섭취에 대한 정보를 제공하여 노인 스스로 작성하므로 많은 조사원이 필요 없다.

76 　　　　　　　　　　　　　　　　정답 ①

연식은 조직과 촉감이 부드럽고 수분이 많아 소화가 잘되는 식사이다. 기름에 지지거나 튀긴 음식, 굽거나 졸여서 조직이 단단하고 조미료 맛이 진한 것은 적당하지 않다.

77 　　　　　　　　　　　　　　　　정답 ⑤

경관급식은 위장관의 소화·흡수 능력은 있으나 구강으로 음식을 섭취할 수 없는 환자(구강 수술, 연하 곤란, 의식 불명, 식도 장애 등)와 구강 섭취만으로 불충분한 환자에게 적용된다.

78 　　　　　　　　　　　　　　　　정답 ④

단식 초기는 수분과 나트륨의 손실이 크게 일어나 급격한 체중감소가 나타난다. 이때 체중 감소의 주된 원인은 수분 손실로 인한 것이며, 신체는 초기에 체액 손실이 컸던 것을 다시 복원시키는 경향이 있어 이후의 체중 감소는 완만하다.

79 　　　　　　　　　　　　　　　　정답 ①

전유동식은 수분 공급을 주목적으로 한 미음식으로 반액체 상태의 식품이다. 푸딩. 아이스크림, 채소 주스 등이 전유동식에 포함된다.

80 　　　　　　　　　　　　　　　　정답 ③

■ 맑은 유동식(clear liquid diet)
- 상온에서 맑은 액체 상태인 음식물로 구성되어 있다.
- 최소한의 잔사와 가스를 발생시키지 않는 식품으로 구성되며 섬유소가 많은 식품, 우유류, 지방류는 제외시킨다.
- 식사 원칙
  1. 대부분 당질과 물로 되어 있다.
  2. 위장의 자극을 적게 하며 최소한의 잔사를 남기는 맑은 액상으로 구성된다.
  3. 체온과 동일한 온도로 공급한다.
  4. 열량 및 필수 영양소가 부족하므로 가능한 3일 이상 사용하지 않는 것이 좋다.
- 종류: 끓여서 식힌 물, 보리차, 옥수수차, 연한 홍차, 기름기 없고 맑은 장국, 맑은 과일 주스, 소량의 설탕, 소금 등이 있다.

81 　　　　　　　　　　　　　　　　정답 ①

비열대성 스프루 환자는 글루텐(gluten) 성분이 있는 음식을 제한하고, 쌀, 옥수수, 감자 등으로 보충을 해야 한다. 글루텐은 밀, 보리, 호밀 및 그 가공 제품에 함유되어 있다.
- 글루텐 함유 식품: 햄버거, 돈까스, 어묵, 전유어, 빵, 크래커, 쿠키, 피자, 국수, 오트밀, 호밀, 보리, 마요네즈, 크림스프, 푸딩, 파이, 케이크, 아이스크림 등이 있다.

82　　　　　　　　　　　　　　정답 ③

- 고지방 음식, 초콜릿, 알코올 등은 하부식도 괄약근의 기능을 저하시키므로 섭취를 금한다.
- 콜라, 오렌지주스, 레드 와인 등 산도가 있는 음료는 피하는 것이 좋다.

83　　　　　　　　　　　　　　정답 ①

■ **간염 환자의 식사요법**
- 고열량식: 1일 3,000kcal 이상을 섭취한다.
- 고단백식: 1일 100g 이상을 섭취한다. 간세포의 재생과 지단백질 합성 및 촉진을 위한 것이며, 지방간을 예방한다.
- 고당질식: 간에 글리코겐을 충분히 저장하여 간을 보호한다.
- 중등지방: 황달과 위장 장애가 있는 급성 초기에만 제한하고, 회복됨에 따라 적당량으로 증가시킨다.
- 비타민을 충분히 섭취하고 알코올을 금지한다.

84　　　　　　　　　　　　　　정답 ⑤

- 간경변증 증상: 간세포 기능 부진(저알부민혈증, 복수, 부종, 황달, 고암모니아혈증), 문맥압항진(정맥류, 식도 출혈, 비장의 기능 항진, 복수) 등이며 단백질 이화 작용이 일어나 알부민과 글로불린의 비가 감소한다.

85　　　　　　　　　　　　　　정답 ⑤

소량의 우유, 지방 함량이 적은 어육류, 두부, 간, 닭고기, 소고기, 달걀 등은 기름을 사용하지 않아야 한다.

86　　　　　　　　　　　　　　정답 ④

감식이나 결식을 하게 되면 같은 양이라도 여러 번 나누어 식사할 때보다 나머지 식사에서 한꺼번에 많이 먹는 경향을 나타내므로 좋지 않다.

87　　　　　　　　　　　　　　정답 ④

채소류 중 엽채류, 오이, 무 등과 대부분의 해조류

는 열량도 많지 않고 섬유질 또는 수분이 많아서 저열량식에 이용된다. 버섯류도 섬유질을 많이 함유하고 있어서 비만의 식사요법에 이용하기에 좋다 자반, 젓갈 같은 염장 식품은 짠맛으로 인해 오히려 식욕을 촉진시킬 수 있다. 또 현미밥, 보리밥, 콩나물국, 더덕구이 등도 바람직하다.

88　　　　　　　　　　　　　　정답 ②

- 체지방률: 피하지방의 두께를 캘리퍼(caliper)로 측정한 후 체성분 중 지방의 양이 전체 체중의 몇 %인가로 비만의 정도를 나타낸다.

89　　　　　　　　　　　　　　정답 ②

정제된 당은 소화·흡수가 용이하므로 많은 양의 당을 섭취하면 인슐린의 분비가 촉진되고 그 결과 지방의 합성과 저장이 증가된다.

90　　　　　　　　　　　　　　정답 ①

심장병 환자에게 비타민류는 충분히 공급해야 한다.

91　　　　　　　　　　　　　　정답 ①

- 급성 신부전: 저단백식, 저나트륨식, 고칼슘식을 해야 하며, 사구체 여과율 감소로 칼륨 배설이 저하되어 고칼륨혈증을 유발하므로 칼륨을 1일에 60mEq 이하로 제한한다. 체중 유지를 위해 충분한 에너지를 공급하고 열량 보충으로 지방과 당질을 이용하며 수분 섭취량은 1일 소변 배설량에 500ml를 추가한다.

92　　　　　　　　　　　　　　정답 ②

급성 사구체 신염의 원인은 항원, 항체 반응의 증세로 인후염, 폐렴, 편도선염, 감기, 중이염 등을 앓고 난 후에 발생되는 경우가 많다. 증상은 부종, 결뇨, 단백뇨, 혈뇨, 고혈압 등이 나타난다.

93　　　　　　　　　　　　　　정답 ①

요독증은 신장 기능 장애로 질소 함유 물질인 크레아티닌, 요소, 질소, 구아니딘 유도체 등이 배설되지 않고 혈중에 증가된다.

94　　　　　　　　　　　　　　정답 ⑤

■ 네프로제(신증후군)의 증상
- 단백뇨, 부종
- 저단백혈증(5g/dl 이하), 저알부민혈증(1g/dl 이하)
- 혈청 지질의 증가(혈청 콜레스테롤과 지질의 상승)
- 기초 대사율 저하

95　　　　　　　　　　　　　　정답 ⑤

- 당뇨병 합병증: 고혈당성 혼수, 당뇨병성 산혈증, 저혈당증, 동맥경화증, 망막증, 당뇨병성 신증, 신경 장애, 말초혈관 장애(당뇨병성 괴저) 등

96　　　　　　　　　　　　　　정답 ②

- 저혈당증: 인슐린 과다 사용, 심한 운동, 구토, 경구 혈당 강하제의 과다 복용 등에 의해 혈당이 50mg/dl 이하로 저하되었을 경우 공복감, 두통, 안면 창백, 경련, 혼동, 불안, 흥분 등이 나타나며 꿀, 설탕, 사탕, 젤리, 포도당 등 단순당을 10~15g 공급한다.

97　　　　　　　　　　　　　　정답 ③

- 비타민 D: 장 점막에서 칼슘 결합 단백질을 합성하여 장관에서 칼슘 흡수를 촉진시키고, 신장의 세뇨관에서 칼슘의 재흡수를 증가시키며, 또한 뼈에서 칼슘의 용해를 촉진시켜서 혈중 칼슘 농도를 증가시킨다.

98　　　　　　　　　　　　　　정답 ③

■ 제2형 당뇨병(인슐린 비의존형 당뇨병)
- 40대 이후 상체 비만자에게 많이 발생한다.
- 제1형보다 유전적 요인이 많다(부모 모두 당뇨 병력이 있으면 자식의 58%가 발병 가능)
- 치료 시 인슐린이 반드시 필요한 것은 아니며, 체중을 감소하면 정상으로 돌아오는 경우가 많다.
- 혈중 인슐린의 양이 정상치보다 높은 경우가 많다.
- 비만, 과식, 운동 부족, 스트레스 등으로 근육의

말초 조직이 인슐린에 대한 감수성이 둔화 되어 장애가 나타난다.
- 주된 증상은 고혈당, 다뇨, 다식, 다갈, 말초신경증, 피부염, 체중 과다 등이 있다.

99　　　　　　　　　　　　　　정답 ①

■ 페닐케톤뇨증
- 원인: 필수아미노산인 페닐알라닌을 티로신으로 전환하는 효소인 페틸알라닌 히드록시라제가 선천적으로 결핍되어 혈중 또는 요중에 페닐케톤체가 현저히 증가
- 영양관리: 페닐알라닌 양(16~60mg/dl)을 정상치(2~10mg/dl)로 줄이기 위해 음식 제한

100　　　　　　　　　　　　　　정답 ④

- 체질량 지수 계산: 체중(kg)/신장$(m)^2$이므로 $55/(1.6)^2 \fallingdotseq 21.5$

101　　　　　　　　　　　　　　정답 ⑤

■ 화상 환자의 식사요법
- 수분과 전해질 보충: 일반 화상 1일에 7~10L
- 에너지: 50~90kcal/kg(화상 전 체중 기준)
- 당질: 주요 에너지급원
- 단백질: 2~3g/kg
- 지질: 에너지의 15% 이내, 필수 지방산 공급
- 비타민: 비타민 C(콜라겐 합성) 1일에 1~2g
- 무기질: 아연(식욕 부진 치료와 손상된 상처 치유)

102　　　　　　　　　　　　　　정답 ⑤

급성기에 순수 아스코르브산, 철분, 단백질, 체중 유지에 필요한 에너지 공급, 수분 부족을 예방하는 식사요법을 한다.

103　　　　　　　　　　　　　　정답 ①

해수어에 비해 담수어는 항원이 되는 일이 적다.

104　　　　　　　　　　　　　　정답 ②

쌀은 알레르기 유발이 적은 식품이다. 알레르기 유

발이 많은 식품으로는 당단백질이 많이 함유된 우유, 계란의 난백, 생선, 견과류, 옥수수, 복숭아, 초콜릿, 고등어, 두류 등이 있다.

105

정답 ③

■ 세포막의 물질 이동
- 아미노산과 포도당은 세포막을 촉진 확산으로 이동한다.
- 삼투압에 의한 이동은 농도가 낮은 곳에서 높은 곳으로 용매가 이동한다.
- 여과는 압력차에 의해 압력이 큰 곳에서 작은 곳으로 운반하는 수동적 이동이다.
- 촉진 확산은 용질의 농도가 높은 곳에서 낮은 곳으로 운반체를 이용하여 용질을 운반하는 수동적 이동이다.

106

정답 ③

■ 제1형 당뇨병(인슐린 의존성 당뇨병)
- 췌장 세포의 자가면역성 파괴로 내인성 인슐린 분비량 부족으로 발생한다.
- 다갈, 다식, 다뇨의 증상이 있다.
- 아동이나 30세 이전의 젊은 층에서 많이 발생하여 소아성 당뇨라고도 한다.
- 치료 시 인슐린 주사가 필요하다.
- 산독증, 당뇨성 케톤상증, 혼수, 탈수가 발생한다.
①, ②, ④, ⑤는 제2형 당뇨병의 내용이다.

107

정답 ①

체중을 증가시키기 위해서는 부피가 크고 섬유질이 많은 채소나 과일의 공급량을 지나치게 많이 하지 않는 것이 좋다.

108

정답 ②

핵 안의 물질에는 인과 염색체가 있는데 인에는 RNA가 많고, 염색체는 DNA로 구성된 유전자를 포함하고 있다.

109

정답 ④

부교감 신경계가 자극되면 혈압 하강, 골격근 혈관

이완, 기관지 수축, 소화기관 촉진, 동공 축소, 장액 분비 촉진 등이 일어난다.

110

정답 ⑤

- 시상 하부에 존재하는 중추: 자율신경 중추, 호르몬 분비 조절 중추, 음식물 섭취 조절 중추, 체온 조절 중추
- 연수에 존재하는 중추: 호흡 중추, 심장 중추

111

정답 ③

③은 활면 소포체에 대한 설명이다.

112

정답 ⑤

보기의 작용 외에 소화된 물질을 이동시키는 영양 작용, 체내의 노폐물을 제거하는 배설 작용, 수분 조절 작용, 혈압 조절 작용 등이 있다.

113

정답 ①

· 과립형 백혈구
- 호중성 백혈구: 강한 식균 작용, 급성 염증 시 증가
- 호산성 백혈구: 알레르기 질환, 기생충 감염 시 증가
- 호염기성 백혈구: 혈액 응고 방지 작용, 헤파린과 히스타민 함유

114

정답 ③

- 황달은 혈중 빌리루빈 농도가 높아져 나타난다.
- 물질 운반과 삼투압, pH 조절은 혈장의 기능이다.
- 적혈구는 무핵 세포다.
- 백혈구 중 가장 많은 것은 호중성 백혈구로 40~70%이다.

115

정답 ⑤

관상 순환계는 심장 근육 자체에 혈액을 공급한다. 관상동맥과 관상정맥이 있다.

116 정답 ④

심장은 자동성, 전도성, 수축성을 가진 불수의근
이다.

117 정답 ⑤

B-림프구는 백혈구의 일종으로 체액성 면역 반응
을 담당하면서 특정 병원체에 대해 항체를 생성하
는 세포로 골수의 줄기세포에서 형성된다.

118 정답 ①

다량의 나트륨 섭취 시 사구체 여과율 증가 → 자
동 조절 장치 작동 않음 → 알도스테론 분비 억제
→ 세뇨관에서 Na^+ 재흡수 감소 → 나트륨 배설 증
가
• 알도스테론 분비가 증가되면 나트륨 재흡수를
  촉진시켜 혈압이 높아진다.
• 혈장 내 교질 삼투압이 감소되면 사구체 여과압
  이 높아져 여과속도가 증가한다.

119 정답 ②

• 삼투성 이뇨 물질 : 이눌린, 만니톨 같은 물질은
  사구체에서 여과된 후 세뇨관에서 재흡수나 분
  비가 일어나지 않아 여과액의 농도를 증가시켜
  물의 재흡수를 억제하여 이뇨작용을 한다.

120 정답 ③

이자액의 $NaHCO_3$는 위에서 산성화된 내용물을
중화하여 소장을 보호하고 이자 속 효소를 활성화
시킨다.

01 ①	02 ⑤	03 ③	04 ④	05 ⑤	06 ④	07 ④	08 ④	09 ⑤	10 ①
11 ②	12 ③	13 ④	14 ①	15 ⑤	16 ⑤	17 ④	18 ③	19 ④	20 ②
21 ①	22 ②	23 ④	24 ④	25 ⑤	26 ③	27 ④	28 ④	29 ⑤	30 ③
31 ⑤	32 ①	33 ②	34 ②	35 ①	36 ④	37 ④	38 ④	39 ⑤	40 ⑤
41 ②	42 ⑤	43 ⑤	44 ④	45 ①	46 ④	47 ⑤	48 ④	49 ⑤	50 ①
51 ②	52 ③	53 ④	54 ⑤	55 ①	56 ⑤	57 ①	58 ⑤	59 ⑤	60 ⑤
61 ④	62 ③	63 ④	64 ⑤	65 ①	66 ②	67 ④	68 ⑤	69 ①	70 ⑤
71 ③	72 ②	73 ①	74 ①	75 ④	76 ③	77 ⑤	78 ④	79 ④	80 ⑤
81 ②	82 ①	83 ④	84 ②	85 ②	86 ⑤	87 ①	88 ④	89 ⑤	90 ②
91 ⑤	92 ④	93 ⑤	94 ⑤	95 ①	96 ④	97 ①	98 ④	99 ⑤	100 ④

1 식품학 및 조리원리(40)

01 정답 ①

- 용해도: 용매와 용질의 종류·온도에 따라 달라진다.
- 점성: 유체에 힘을 주었을 때 흐름에 대한 내부 저항이다.
- 표면장력: 액체가 접해있는 표면적을 최소로 유지하기 위해 분자들이 서로 잡아당겨 표면을 작게 하려는 장력이다.
- 산화(oxidation): 물질이 산소와 화합하거나 수소를 잃는 반응이다(연소, 녹이 슨 쇠).

02 정답 ⑤

- 복사: 열전달 매체 없이 열이 직접 전달되는 방식으로 열전달 속도가 가장 빠르다.
- 전도: 물체에 열이 접촉되어 식품에 전달되는 방식으로 열전달 속도가 느리다.

03 정답 ③

가, 나, 다, 라, 마의 내용이 모두 조리의 목적이다.

04 정답 ④

조개류·생선·육류(껍데기·내장·뼈)는 폐기율이 높고, 곡류·채소류는 폐기율이 낮다.

05 정답 ⑤

■ **자유수(유리수)**
- 보통의 물에 가까운 형태이다.
- 용매로 작용한다(전해질을 잘 녹임).
- 미생물의 생육·증식에 이용된다.
- 0℃ 이하에서 결빙된다.
- 100℃ 이상 가열 및 건조 시 쉽게 제거된다.
- 밀도는 4℃에서 가장 크다.

- 끓는점, 녹는점이 높다.
- 증발열, 비열, 표면장력, 점성이 크다.
- 화학 반응에 관여한다.

06 [정답] ④

황산염의 첨가는 노화를 촉진한다.

07 [정답] ④

■ **가수분해에 의한 산패**
- 유지가 과열증기, 산, 알칼리, 리파아제 등에 의해 분해되어 일어나는 산패이다.
- 저급 지방산 함량이 높을수록 산패는 커진다.
- 고급 지방산 함량이 높을수록 산패는 적어진다.

08 [정답] ④

■ **과산화물가**
- 산가와 함께 유지의 산패를 측정하는 지표이다.
- 유지 중에 함유된 과산화물의 함량을 측정하는 것이다.
- 신선한 유지의 과산화물가는 10 이하이다.

09 [정답] ⑤

- 불포화도가 높을수록, 탄소사슬이 길수록, 평균 분자량이 클수록 굴절률이 커진다.
- 불포화도가 높을수록 요오드가가 크다.
- 저급 지방산 함량이 많을수록 검화(비누화)가와 비등점이 크다.
- 고급 지방산 함량이 많을수록 검화(비누화)가가 작다.

10 [정답] ①

- 아세틸화가 : 유지에 존재하는 수산기의 양을 측정하는 것으로 아세틸화한 유지 1g을 비누화하여 유리되는 아세트산을 중화하는데 필요한 수산화칼륨의 mg 수이다.

11 [정답] ②

설탕 가열 시의 갈변은 카라멜화(caramelization)

반응이다. 당을 높은 온도로 가열하면 당이 분해하여 갈색으로 변하는 반응(당류만 반응하는 것)을 말한다.

12 [정답] ③

육류의 색이 Metmyoglobin(갈색)의 형성으로 변색되는 것을 방지하기 위해 가공 시 질산염, 아질산염을 첨가하게 되면 Nitrosomyoglobin을 형성하여 공기의 산화 방지 및 선명한 붉은 색을 나타낸다.

13 [정답] ④

가당연유에는 당과 단백질이 있어 열을 가하면 마이야르 반응에 의해 갈변이 된다.

14 [정답] ①

카제인은 pH 4.6에서 응고·침전 되며 유화 작용을 한다.

15 [정답] ⑤

- 사과, 바나나 박피·절단 → 산화 → 효소(polyphenol oxidase)와 반응 → 멜라닌 색소 생성(갈색, 흑색의 갈변)

16 [정답] ⑤

초산균은 알코올을 산화하여 초산을 만드는 균으로 식초의 제조에 이용된다.

17 [정답] ④

버섯은 스스로 영양분을 만들지 못한다. 보통 나무 껍질, 낙엽, 나무 밑동 등 죽은 생물로부터 영양분을 얻는 과정에서 생물들의 사체를 작은 조각으로 분해하고, 점점 더 썩게 해서 흙을 기름지게 하는 분해자 역할을 한다.

18 [정답] ③

최적 발효 온도인 60℃에서 β-아밀라아제에 의해 가수분해 되어 맥아당을 만든다.

19 정답 ④

아포는 고온, 건조, 동결, 방사선, 약품 등 물리적, 화학적 조건에 대해서 저항력이 강하다.

20 정답 ②

• 펠라그라: 니아신과 그 전구체인 트립토판이 부족한 옥수수를 주식으로 하는 지역에서 많이 발생하는 피부병이다.

21 정답 ①

• 식육의 숙성 기간 : 쇠고기, 양고기, 말고기(7~14일) 〉 돼지고기(1~2일) 〉 닭고기(8~12시간)

22 정답 ②

자기 소화에 의해 히스티딘이 히스타민(유독 물질)으로 분해된다.

23 정답 ④

섬유상 단백질은 액틴, 미오신, 액토미오신이 있다.

24 정답 ④

■ **신선란의 특징**
• 비중이 큰 것
• 농후난백이 높고 수양난백의 양이 작은 것
• 난각이 거칠고 두꺼우며 광택이 없는 것
• 난황계수가 0.36~0.44인 것 (오래된 달걀의 난황계수는 0.3)

25 정답 ⑤

UHT(초고온 순간 살균법)은 영양소 손실과 화학적 변화를 최소화하고 완전 멸균이 가능하여 살균효과를 극대화하는 살균 방법이다.

26 정답 ③

미생물을 액체 배지에 접종하여 배양하면 배양 시간과 균체의 수에 따라 증식 곡선이 생긴다.

27 정답 ②

대부분의 버섯은 담자균류에 속하며, 일부는 자낭균류에 속한다. 담자균류는 균사에 격막이 있다. 일부 곰팡이들이 조정기와 조낭기를 갖는다.

28 정답 ③

식혜는 젖산균이다.

29 정답 ⑤

■ **간장의 균주**
• 곰팡이: *Aspergillus oryzae*와 *Aspergillus sojae* 사용
• 효모: *Saccharomyces rouxii* 사용
• 세균: 젖산균 - *Pediococcus halophilus* 사용

30 정답 ③

• 통조림 및 병조림 제조 공정: 원료 → 고르기 → 씻기 → 데치기 → 씨 빼기 → 껍질 벗기기 → 고르기 → 담기 → 조미액 넣기 → 탈기 → 밀봉 → 살균 → 냉각 → 검사 → 제품

31 정답 ⑤

조리 시간이 짧기 때문에 갈변 현상이 일어나지 않는다.

32 정답 ①

반죽 내에서 단백질의 연화 작용을 하는 것은 설탕이다.

32 정답 ②

클로로필은 중금속 이온과 결합하기 쉬운 성질이 있어 황산구리($CuSO_4$)와 같이 가열하면 안정한 녹색의 Cu-chlorophyll이 되는데 이것을 완두콩 등 녹색 식품의 가공, 저장에 이용한다.

34

정답 ②

■ 유화액
- 유중수적형 유화액: 버터, 마가린
- 수중유적형 유화액: 우유, 마요네즈, 아이스크림, 난황, 그레이비 등

35

정답 ①

단백질의 함량이 많고 전분의 함량이 적은 점질 감자는 강한 점성이 있어 기름에 볶는 요리에 적당하고 전분 함량이 높은 분질감자는 찌는 요리에 적당하다.

36

정답 ③

식육은 냉장고에서 천천히 해동하는 편이 제품의 복원성이 좋아 품질이 우수하다.

37

정답 ④

■ 어취 성분
- trimethylamine(TMA): 해수어의 주요 어취 성분
- piperidine: 담수어의 주요 어취 성분
- indole, skatole, H₂S: 단백질 부패취
- ammonia: 홍어의 코를 찌르는 냄새

38

정답 ④

김이 오래되면 붉게 되는 것은 오랫동안 광선 또는 공기와의 접촉을 통하여 잔토필이나 클로로필이 분해되기 때문이다.

39

정답 ③

생선의 어취 제거법으로는 파, 마늘, 쑥갓, 들깻잎, 식초, 술 등을 이용하기도 하고 우유에 담그기도 한다.

40

정답 ⑤

80℃에서는 30분간 가열해도 녹변 되지 않고, 삶은 직후 냉수에 즉시 담그면 녹변을 방지할 수 있지만 끓는 물에서 15분 이상 가열하면 냉수에 담가도 변색이 방지되지 않는다.

---

2 급식, 위생 및 관계법규(60)

41

정답 ②

■ 식단 작성 시 고려사항
- 대상 급식자의 영양 필요량
- 식습관 및 기호
- 식품 선택과 조리 기술
- 예산
- 조리에서 배식까지의 노동 시간

42

정답 ⑤

■ 급식 시설 계획 시 고려사항
- 급식의 목표와 급식 수
- 급식 시간대와 영업 일수
- 식사 내용 및 메뉴의 패턴
- 후생 복리 시설
- 식재료의 반입, 반출 방법
- 사용 연료
- 식품 내용과 가공식품 사용 빈도
- 설치한 조리 기기의 종류
- 장래의 계획 (급식 인원 증가, 기구, 설비 증설 계획 등)

43

정답 ⑤

⑤는 직계 조직의 장점이다.

44

정답 ④

■ 배수관의 종류
- 곡선형: S 트랩, P 트랩, U 트랩
- 수조형: 관 트랩, 드럼 트랩, 그리스 트랩, 실형 트랩

45

정답 ①

■ 물품 구매명세서 구성 내용
- 일반적으로 통용되는 상표명, 재료명
- 품질 등급, 무게 범위, 냉장 및 냉동 등의 온도 상태
- 포장 단위, 용량

- 가공 처리 상태, 숙성 정도
- 품종, 산지, 통조림 내의 성분 함량 및 고형물 중량 등을 간단, 정확, 현실적으로 작성
- 구매부서, 납품업자, 검수부서 세 곳의 구매명세서는 동일해야 함

46 　　　　　　　　　　　　　　정답 ②

- 식탁 높이: 바닥에서 0.7m 내외
- 통로의 폭: 1.0 ~ 1.5m
- 식탁 사이: 1.2m 이상

47 　　　　　　　　　　　　　　정답 ③

식당이 지하에 위치할 경우 채광, 통풍, 온도, 습도, 환기, 배수 등의 위생상의 문제가 있다.

48 　　　　　　　　　　　　　　정답 ④

■ **급식소의 작업 영역별 조도**
- 검수대: 500lux
- 주조리 공간, 배선 공간: 300lux
- 식품 저장실, 식기 세척 공간: 200lux

49 　　　　　　　　　　　　　　정답 ⑤

■ **동작 연구가 이용되는 영역**
- 기계·기구의 배치 효율화
- 손·발·눈 등의 표준적 동작법
- 기계 취급 방법의 개선
- 피로 테스트와 능률의 연구
- 가공 공정 설계의 분석 등

50 　　　　　　　　　　　　　　정답 ①

- 외적 요인: 종업원 수급, 생계비, 노동 시장 조건, 지리적 위치, 생활 비용, 노동조합, 정부의 입법
- 내적 요인: 직무 가치, 인센티브, 기업의 경영 상태, 직무 평가 결과, 단체교섭

51 　　　　　　　　　　　　　　정답 ②

① 건어물: 건조 상태가 좋고 이상한 냄새가 없으며 불순물이 붙지 않은 것

③ 밀가루: 건조 상태가 좋고 덩어리와 이상한 맛이 없는 것
④ 난류: 껍질이 꺼칠꺼칠하고 광택이 없는 것
⑤ 토란: 자른 면이 단단하고 점도가 강한 것

52 　　　　　　　　　　　　　　정답 ③

병원 급식의 목적은 환자에게 영양 필요량에 맞는 식사를 공급하여 빨리 건강이 회복되는 것이다. 식단은 의사의 처방에 따라 작성한다.

53 　　　　　　　　　　　　　　정답 ④

법적인 검식 담당자는 영양사이며 조리실장, 조리종사자 등 최소 2인 이상 검식하거나 5인 이상이 모니터링 하여 결과를 기록한다.

54 　　　　　　　　　　　　　　정답 ⑤

- 인사관리의 영역: 확보관리, 개발관리, 활동관리, 보상관리, 유지관리

55 　　　　　　　　　　　　　　정답 ①

인사고과는 객관적으로 종업원의 업무 수행 능력을 평가하는 절차이므로 비밀리에 운영되어서는 안 된다.

56 　　　　　　　　　　　　　　정답 ⑤

돼지고기는 옅은 핑크색에 윤기가 있는 것이 신선하다.

57 　　　　　　　　　　　　　　정답 ①

급식 종업원에 대한 건강관리 및 개인 위생관리, 업무에 대한 책임, 식품위생, 영양관리 등의 지도·교육이 중요하다.

58 　　　　　　　　　　　　　　정답 ②

■ **교육 훈련의 목적**
- 적절한 능력의 인재 양성
- 인력 부족 해소

- 사기 양양과 동기유발
- 잠재 능력 개발 등

59 　　　　　　　　　　　　　　　　정답 ③

조리 기기 선정 조건에는 조리 방법, 조리 기구의 능력, 내구성, 유지 관리의 용이성 등이 있고 이 중 가장 먼저 고려할 사항은 조리 방법이다.

60 　　　　　　　　　　　　　　　　정답 ④

- 직무 분석: 특정 직무의 특성을 파악하여 그 직무를 수행하는데 필요한 경험, 기능, 지식, 능력, 책임 등과 그 직무가 다른 직무와 구별되는 요인을 명확하게 분석하여 명료하게 기술하는 작업 과정이다.

61 　　　　　　　　　　　　　　　　정답 ④

- 하향적 의사소통: 명령, 통보
- 상향적 의사소통: 보고, 제안

62 　　　　　　　　　　　　　　　　정답 ③

■ 임금 체계
- 연공급 체계: 임금이 근속 중심으로 변하며, 일반적으로 낮은 임금으로 시작해서 정년까지 정기 승급제도를 통해 증액됨(종신 고용이 전제)
- 직능급 체계: 직무 수행 능력에 따라 임금 격차를 두는 체계
- 직무급 체계: 직무의 중요성과 난이도에 따라 각 직무의 상대적 가치를 평가하고 그 결과에 의해 임금액 결정

63 　　　　　　　　　　　　　　　　정답 ④

■ 서비스의 특성
- 무형성: 보거나 만질 수 없다.
- 비일관성: 품질이 일정하지 않다.
- 동시성: 생산과 소비가 분리되지 않는다.
- 소멸성: 남은 용량의 서비스는 저장되지 않는다.

64 　　　　　　　　　　　　　　　　정답 ⑤

■ 세 끼 영양 양의 분배 결정
- 전체 열량에 대한 주식 대 부식 비율 - 6 : 4
- 주식 - 1 : 1 : 1 또는 0.9 : 1 : 1
- 부식 - 1 : 1.5 : 1.5

65 　　　　　　　　　　　　　　　　정답 ①

부족한 영양소를 보충하기 위해서 강화 식품을 이용하거나 강화제를 첨가한다.

66 　　　　　　　　　　　　　　　　정답 ②

- 식품 소독: 크롬석회수, 차아염소산소다액
- 식기·손 소독: 역성비누, 계면활성제

67 　　　　　　　　　　　　　　　　정답 ④

- 조리원과 관리자의 노동 생산량이 증진되는 것이 아니라 노동 생산성이 증대된다.
- 표준 레시피: 음식별로 적정 재료 분량, 조리 방법 등을 나타낸 것으로 적정 구매량, 배식량의 기준이 되고 조리 작업의 효율화, 일정한 음식 품질의 유지에 중요한 자료이다.

68 　　　　　　　　　　　　　　　　정답 ⑤

- 손익분기점 매출액 = 고정 비용/공헌 이익률
- 손익분기점 판매량 = 고정 비용/(판매 가격 − 변동비)

  1,000만 원/(4,000원-3,000원) = 10,000식

69 　　　　　　　　　　　　　　　　정답 ①

직무 명세서는 직무 수행에 필요한 인적 특성 즉 육체적·정신적 능력, 지식, 기능 등 인적 자격 요건을 명시한 서식이다.

70 　　　　　　　　　　　　　　　　정답 ②

작업 관리는 생산 활동의 여러 과정 중 작업 요소를 조사·연구하여 합리적인 방법을 종업원에게 지도하는 관리 활동으로 인건비가 절약된다.

71

- 기능화의 원칙: 경영 조직은 업무 중심 즉 기능 본위로 형성하고 그 후에 합당한 요건을 갖춘 적임자를 배치해야 합리적이고 능률적으로 운영된다는 원칙이다.

72 정답 ②

■ 식품의 종류별 부패에 관여하는 미생물
- 곡류 부패: 수분 함량이 낮으므로 주로 곰팡이가 관여
- 신선 어패류: 수중 세균으로 *Acinetobacter*, *Pseudomonas* 등
- 소세지 표면 부착균: *Micrococcus*속, 점질물질 생성
- 우유: 저온성 세균
- 달걀: 다른 물질에 비해 부패가 느린 것은 lysozyme이 gram 양성균을 용혈시킴
- 통조림: 포자 형성 세균
- 육류: 장내 세균, 토양 세균

73 정답 ①

곰팡이류가 생산하는 독소, 맥각, 황변미, 아플라톡신 등은 발암물질로 밝혀졌다.

74 정답 ①

식품위생이란 식품의 재배, 생산, 수확, 저장, 제조로부터 유통 과정과 판매, 조리 과정 및 인간이 섭취하는 과정까지의 모든 단계에 걸쳐 식품의 안전성, 건강성을 확보하기 위한 모든 수단을 말한다.

75 정답 ④

모두 병원성 대장균의 특성이다.

76 정답 ③

식품의약품안전처에서는 '식품 안전관리 인증기준'으로 번역하고 있다.

77 정답 ⑤

대장균의 검출은 다른 미생물이나 분변 오염을 추측할 수 있다. 대장균의 오염이 분변의 오염과 반드시 일치한다고 볼 수 없지만, 검출 방법이 간편하고 정확하기 때문에 대표적인 지표 미생물로 삼고 있다. 2차 감염은 거의 없다.

78 정답 ④

■ 식품위생법 시행 규칙
- 제62조(식품 안전관리 인증기준 대상 식품)
① 법 제48조 제2항에서 "총리령으로 정하는 식품"이란 다음 각 호의 어느 하나에 해당하는 식품을 말한다.
   1. 수산 가공 식품류의 어육 가공품류 중 어묵·어육 소시지
   2. 기타 수산물 가공품 중 냉동 어류·연체류·조미 가공품
   3. 냉동식품 중 피자류·만두류·면류
   4. 과자류, 빵류 또는 떡류 중 과자·캔디류·빵류·떡류
   5. 빙과류 중 빙과
   6. 음료류[다류 및 커피류는 제외한다]
   7. 레토르트 식품
   8. 절임류 또는 조림류의 김치류 중 김치(배추를 주원료로 하여 절임, 양념 혼합 과정 등을 거쳐 이를 발효시킨 것이거나 발효시키지 아니한 것 또는 이를 가공한 것에 한한다)
   9. 코코아 가공품 또는 초콜릿류 중 초콜릿류
   10. 면류 중 유탕면 또는 곡분, 전분, 전분질 원료 등을 주원료로 반죽하여 손이나 기계 따위로 면을 뽑아내거나 자른 국수로서 생면·숙면·건면
   11. 특수 용도 식품
   12. 즉석 섭취·편의 식품류 중 즉석 섭취 식품
   12의2. 즉석 섭취·편의 식품류의 즉석 조리 식품 중 순대
   13. 식품 제조·가공업의 영업소 중 전년도 총 매출액이 100억 원 이상인 영업소에서 제조·가공하는 식품

79   정답 ④

④는 소비자 측면의 효과이다.

80   정답 ③

원핵세포 생물은 대부분 단세포로 되어있다. 이 생물들은 핵산이 막으로 둘러싸이지 않고 분자 상태로 세포질 내에 존재하며, 미토콘드리아 등이 없는 것이 특징이다. 바이러스, 세균 등이 속한다.

81   정답 ②

하구가 강, 바다를 오염시키므로 분변 세균은 강과 바다에 존재한다.

82   정답 ①

• 통조림 부패균: *Clostridium butylicum*, *Clostridium pasteurianum*, *Clostridium botulinum*, *Bacillus coagulans*

83   정답 ④

■ 포도상구균
• *Staphylococcus aureus*이며 그람 양성, 통성 혐기성균이다.
• 식중독 증상의 원인이 되는 것은 enterotoxin이며 이것은 내열성이 강하여 218~248℃에서 30분 이상 가열해야 파괴되므로 일반 가열 조리법으로는 파괴되지 않는다.
• 6℃ 이하에서는 4주, 9℃에서는 7일, 25~30℃에서는 5시간으로 식품을 6℃ 이하에 저장하면 독소의 생성이 억제된다.
• 잠복기는 1~6시간으로 평균 3시간이며 증상은 구역질, 구토, 복통, 설사이며 열은 거의 없다. 일반적으로 증상이 가볍고 경과가 빨라 1~3일이면 회복되며 사망하는 경우는 거의 없다.

84   정답 ②

Botulinus 식중독의 사망률은 30~80%(평균 40%)로 세균성 식중독 중에서 사망률이 가장 높다.

85   정답 ②

살모넬라 식중독은 감염형이며, 장독소는 세균이 생산하는 단백질이다. 황색 포도상구균의 경우에는 분자량이 30,000달톤 내외로서 A, B, C, D, E형이 있다.

86   정답 ⑤

■ 메탄올
• 과일주의 알코올 발효 과정 중에 펙틴으로부터 생성되며, 과일주 및 정제가 불충분한 증류주에 미량 함유되어 있다.
• 중독 증상은 급성일 때 두통, 현기증, 구토, 복통, 설사 등을 일으키는 외에 시신경에 염증을 일으켜 실명하거나 사망에 이르게 된다.

87   정답 ①

■ 식품위생법
• 제100조(양벌 규정)
법인의 대표자나 법인 또는 개인의 대리인, 사용인, 그 밖의 종업원이 그 법인 또는 개인의 업무에 관하여 제93조 제3항 또는 제94조부터 제97조까지의 어느 하나에 해당하는 위반 행위를 하면 그 행위자를 벌하는 외에 그 법인 또는 개인에게도 해당 조문의 벌금형을 과하고, 제93조 제1항의 위반 행위를 하면 그 법인 또는 개인에 대하여도 1억5천만 원 이하의 벌금에 처하며, 제93조 제2항의 위반 행위를 하면 그 법인 또는 개인에 대하여도 5천만 원 이하의 벌금에 처한다. 다만, 법인 또는 개인이 그 위반 행위를 방지하기 위하여 해당 업무에 관하여 상당한 주의와 감독을 게을리 하지 아니한 경우에는 그러하지 아니하다.

88   정답 ④

■ 식품위생법
• 제1조(목적)
이 법은 식품으로 인하여 생기는 위생상의 위해를 방지하고 식품영양의 질적 향상을 도모하며 식품에 관한 올바른 정보를 제공하여 국민보건의 증진에 이바지함을 목적으로 한다.

89 정답 ⑤

■ 먹는 물 관리법
- 제5조(먹는 물 등의 수질 관리)
① 환경부장관은 먹는 물, 샘물 및 염지하수의 수질 기준을 정하여 보급하는 등 먹는 물, 샘물 및 염지하수의 수질 관리를 위하여 필요한 시책을 마련하여야 한다.

90 정답 ②

■ 식품위생법
- 제2조(정의)
5. "용기·포장"이란 식품 또는 식품첨가물을 넣거나 싸는 것으로서 식품 또는 식품첨가물을 주고받을 때 함께 건네는 물품을 말한다.

91 정답 ⑤

■ 식품위생법
- 제2조(정의)
11. "식품위생"이란 식품, 식품첨가물, 기구 또는 용기·포장을 대상으로 하는 음식에 관한 위생을 말한다.

92 정답 ④

- 식품의약품안전처 고시 제2019-31호(2019.4.26.)
  식품의 기준 및 규격: 표준 온도는 20℃, 상온은 15~25℃, 실온은 1~35℃, 미온은 30~40℃로 한다.

93 정답 ⑤

■ 식품위생법
- 제14조(식품 등의 공전)
식품의약품안전처장은 다음 각 호의 기준 등을 실은 식품 등의 공전을 작성·보급하여야 한다.
1. 제7조 제1항에 따라 정하여진 식품 또는 식품첨가물의 기준과 규격
2. 제9조 제1항에 따라 정하여진 기구 및 용기·포장의 기준과 규격

94 정답 ⑤

■ 국민건강증진법 시행령
- 제21조(조사 항목)
① 영양조사는 건강 상태 조사·식품 섭취 조사 및 식생활 조사로 구분하여 행한다.
② 건강 상태 조사는 다음 각 호의 사항에 대하여 행한다.
   1. 신체 상태
   2. 영양 관계 증후
   3. 그밖에 건강 상태에 관한 사항
③ 식품 섭취 조사는 다음 각 호의 사항에 대하여 행한다.
   1. 조사 가구의 일반 사항
   2. 일정한 기간의 식사 상황
   3. 일정한 기간의 식품 섭취 상황
④ 식생활 조사는 다음 각 호의 사항에 대하여 행한다.
   1. 가구원의 식사 일반 사항
   2. 조사 가구의 조리 시설과 환경
   3. 일정한 기간에 사용한 식품의 가격 및 조달 방법

95 정답 ①

■ 국민건강증진법 시행 규칙 (영양지도원)
영 제22조 제2항에 따른 영양지도원의 업무는 다음 각 호와 같다.
   1. 영양지도의 기획·분석 및 평가
   2. 지역 주민에 대한 영양 상담·영양교육 및 영양 평가
   3. 지역 주민의 건상 상태 및 식생활 개선을 위한 세부 방안 마련
   4. 집단 급식 시설에 대한 현황 파악 및 급식업무 지도
   5. 영양교육 자료의 개발·보급 및 홍보
   6. 그밖에 제1호부터 제5호까지의 규정에 준하는 업무로서 지역주민의 영양관리 및 영양개선 을 위하여 특히 필요한 업무

96 정답 ④

■ 식품위생법 시행 규칙
- 제49조(건강진단 대상자)

① 법 제40조 제1항 본문에 따라 건강진단을 받아야 하는 사람은 식품 또는 식품첨가물(화학적 합성품 또는 기구 등의 살균·소독제는 제외한다)을 채취·제조·가공·조리·저장·운반 또는 판매하는 일에 직접 종사하는 영업자 및 종업원으로 한다. 다만, 완전 포장된 식품 또는 식품첨가물을 운반하거나 판매하는 일에 종사하는 사람은 제외한다.

97 　　　　　　　　　　　　　　　[정답] ①

- **학교 급식법**
- 제8조(경비 부담 등)
③ 학교 급식을 위한 식품비는 보호자가 부담하는 것을 원칙으로 한다.

98 　　　　　　　　　　　　　　　[정답] ④

- **학교 급식법**
- 제16조(품질 및 안전을 위한 준수 사항)
① 학교의 장과 그 학교의 학교 급식 관련 업무를 담당하는 관계 교직원(이하 "학교 급식 관계 교직원"이라 한다) 및 학교 급식 공급업자는 학교 급식의 품질 및 안전을 위하여 다음 각 호의 어느 하나에 해당하는 식재료를 사용하여서는 아니 된다.
   1. 「농수산물의 원산지 표시에 관한 법률」 제5조 제1항에 따른 원산지 표시를 거짓으로 적은 식재료
   2. 「농수산물 품질관리법」 제56조에 따른 유전자 변형 농수산물의 표시를 거짓으로 적은 식재료
   3. 「축산법」 제40조의 규정에 따른 축산물의 등급을 거짓으로 기재한 식재료
   4. 「농수산물 품질관리법」 제5조 제2항에 따른 표준 규격품의 표시, 같은 법 제14조 제3항에 따른 품질인증의 표시 및 같은 법 제34조 제3항에 따른 지리적 표시를 거짓으로 적은 식재료
- 제23조(벌칙)
① 제16조 제1항 제1호 또는 제2호의 규정을 위반한 학교 급식 공급업자는 7년 이하의 징역 또는 1억 원 이하의 벌금에 처한다.

② 제16조 제1항 제3호의 규정을 위반한 학교 급식 공급업자는 5년 이하의 징역 또는 5천만 원 이하의 벌금에 처한다.
③ 다음 각 호의 어느 하나에 해당하는 자는 3년 이하의 징역 또는 3천만 원 이하의 벌금에 처한다.
   1. 제16조 제1항 제4호의 규정을 위반한 학교 급식 공급업자
   2. 제19조 제1항의 규정에 따른 출입·검사·열람 또는 수거를 정당한 사유 없이 거부하거나 방해 또는 기피한 자

99 　　　　　　　　　　　　　　　[정답] ⑤

- **학교 급식법**
- 제25조(과태료)
③ 제1항 및 제2항의 규정에 따른 과태료는 대통령령이 정하는 바에 따라 교육부장관 또는 교육감이 부과·징수한다.

100 　　　　　　　　　　　　　　　[정답] ④

- **학교 급식법 시행령**
- 제7조(시설·설비의 종류와 기준)
① 법 제6조 제2항에 따라 학교 급식 시설에서 갖추어야 할 시설·설비의 종류와 기준은 다음 각 호와 같다.
   1. 조리장: 교실과 떨어지거나 차단되어 학생의 학습에 지장을 주지 않는 시설로 하되, 식품의 운반과 배식이 편리한 곳에 두어야 하며, 능률적이고 안전한 조리 기기, 냉장·냉동 시설, 세척·소독 시설 등을 갖추어야 한다.
   2. 식품 보관실: 환기·방습이 용이하며, 식품과 식재료를 위생적으로 보관하는데 적합한 위치에 두되, 방충 및 방서 시설을 갖추어야 한다.
   3. 급식 관리실: 조리장과 인접한 위치에 두되, 컴퓨터 등 사무 장비를 갖추어야 한다.
   4. 편의 시설: 조리장과 인접한 위치에 두되, 조리 종사자의 수에 따라 필요한 옷장과 샤워 시설 등을 갖추어야 한다.

1교시

01 ⑤	02 ①	03 ②	04 ①	05 ②	06 ③	07 ③	08 ④	09 ①	10 ①
11 ②	12 ⑤	13 ②	14 ③	15 ④	16 ③	17 ④	18 ④	19 ③	20 ①
21 ⑤	22 ⑤	23 ④	24 ④	25 ④	26 ③	27 ⑤	28 ④	29 ③	30 ②
31 ①	32 ②	33 ③	34 ③	35 ③	36 ④	37 ③	38 ①	39 ④	40 ④
41 ①	42 ②	43 ①	44 ②	45 ④	46 ④	47 ⑤	48 ①	49 ③	50 ①
51 ②	52 ⑤	53 ②	54 ④	55 ①	56 ③	57 ③	58 ⑤	59 ④	60 ①
61 ⑤	62 ①	63 ④	64 ③	65 ①	66 ②	67 ②	68 ④	69 ①	70 ⑤
71 ③	72 ①	73 ①	74 ②	75 ④	76 ①	77 ④	78 ②	79 ⑤	80 ③
81 ①	82 ①	83 ③	84 ④	85 ④	86 ⑤	87 ④	88 ⑤	89 ②	90 ④
91 ⑤	92 ④	93 ①	94 ③	95 ④	96 ②	97 ③	98 ④	99 ①	100 ①
101 ③	102 ②	103 ①	104 ④	105 ①	106 ②	107 ③	108 ④	109 ⑤	110 ④
111 ①	112 ②	113 ③	114 ④	115 ⑤	116 ①	117 ③	118 ②	119 ④	120 ④

1 영양학 및 생화학(60)

01 　　　　　　　　　　　　　　　　　정답 ⑤

난황에는 $12.8mg$의 콜레스테롤을 함유하고 있어 혈중 콜레스테롤 수준이 높은 사람은 주의해야 할 식품이다.

02 　　　　　　　　　　　　　　　　　정답 ①

- 케톤 생성 아미노산(지방 생성 아미노산): 류신, 리신
- 포도당 생성 아미노산: 알라닌, 글루탐산, 시스테인, 글리신, 프롤린, 발린, 메티오닌, 트레오닌, 히스티딘 등
- 케톤 및 포도당 생성 아미노산: 이소류신, 티로신, 트립토판, 페닐알라닌

03 　　　　　　　　　　　　　　　　　정답 ②

■ 체내 인(P)의 작용
- 완충 작용, 산과 염기의 평형
- 골격과 치아 등 신체 구성 성분
- 비타민 및 효소의 활성화
- 핵산의 구성 성분

• 에너지 대사 등

04 정답 ①

• 항이뇨 호르몬(바소프레신, ADH) – 뇌하수체 후엽에서 분비되는 호르몬으로 신장에서 물을 재흡수하는 기능을 하며 체내 수분 량을 조절한다.
② LTH(황체 자극 호르몬): 성숙한 유선에 작용하여 젖 분비 조절
③ LH(항체 형성 호르몬): 프로게스테론 분비 촉진
④ TSH(갑상선 자극 호르몬): 티록신의 분비 촉진
⑤ ACTH(부신피질 자극 호르몬): 당질 코르티코이드 분비 촉진

05 정답 ②

지용성 비타민은 열에 강하기 때문에 조리 중에 덜 손실된다.

06 정답 ③

신장은 1년 후 약 1.5배, 4세가 되면 2배로 증가하고 체중은 3개월 후 2배, 1년 후 3~3.5배로 증가한다.

07 정답 ③

페닐알라닌에서 티로신으로의 산화를 촉진하는 효소인 페닐알라닌 수산화 효소가 선천적으로 결여되어 혈중 페놀알라닌이 증가하고 페닐케톤체가 소변으로 배설된다. 백인에게 많다.

08 정답 ④

아연이 많이 함유된 식품으로 소고기, 굴, 갑각류 등이다.

09 정답 ①

아동은 성인보다 단위 체중 당 수분필요량이 많다.

10 정답 ①

오탄당 인산 경로 결과 핵산 합성에 필요한 리보스-5-인산과 지방산 생합성에 필요한 NADPH가 생성된다.

11 정답 ②

지방산은 CoA와 결합하여 아세틸 CoA로 된 후 미토콘드리아 내로 운반되어 산화된다. 아세틸 CoA는 미토콘드리아 내막을 통과할 수 없는데 카르니틴이 운반해 준다.

12 정답 ⑤

cellulose는 β-D-glucose 중합체로 사람에게는 분해할 수 있는 소화 효소가 없다.

13 정답 ②

HDL은 조직의 콜레스테롤을 간으로 운반하며 항동맥경화성 지단백이라고도 한다.

14 정답 ③

식물성 기름에 더 많이 함유된 것은 α-리놀렌산이다. 리놀레산과 아라키돈산은 n-6계 지방산이며 DHA와 EPA는 n-3계이지만 식물성 기름보다 생선 기름에 많이 함유되어 있다.

15 정답 ④

케톤체, 콜레스테롤 생합성의 기본 물질은 아세틸 CoA이다.

16 정답 ③

고단백 식사를 하면 산성의 황 아미노산 대사물질이 중화 과정에서 소변을 통해 배출된다. 단백질에 함유된 인, 황은 음이온을 형성하여 양이온인 칼슘과 배설된다. 신장의 부담이 많아지므로 신장 질환자는 단백질 섭취에 주의해야 한다.

17 정답 ④

• 포스파티딜콜린(레시틴): 양극성 물질로 수용액에서 비극성 물질 안쪽, 비극성 물질은 물 바깥

쪽으로 향하는 미셀을 형성한다.
- 중성 지방: 비극성이며 콜레스테롤은 약간 극성이나 단독으로 미셀을 형성하지 못한다.
- 글리세롤: 완전히 수용성으로 미셀을 형성하지 못한다.

18

■ 콜레스테롤
- 세포의 구성 성분이다.
- 불포화지방산의 운반체 역할
- 담즙산의 전구체이다.
- 스테로이드 호르몬의 전구체이다.

19

당질 코르티코이드는 글루코코르티코이드라고도 한다. 부신피질에서 분비되는 스테로이드 호르몬이며 간에서 당생성을 촉진하여 간글리코겐과 혈당을 증가시킨다. 단백질과 지질에서 당질을 만드는 작용을 돕고 염증 억제 작용이 있다.

20

히스티딘은 글루탐산을 통해 아미노기 전이로 α-케토글루탐산으로 된 후 TCA 회로로 들어가지만 알라닌, 글리신, 트레오닌 등은 들어갈 수 있다.

21

기아상태가 장기적으로 지속되면 뇌에서 포도당 외에 케톤체를 에너지원으로 사용한다.

22

- 엽산당량(μg DFE): 엽산의 형태, 음식의 섭취 여부 등에 따라 체내의 엽산 흡수율 및 생체 이용률의 차이가 있으므로 이를 고려하여 나타낸 엽산의 함량이다.

23

에너지대사 과정에서 이산화탄소를 제거하는 탈탄산반응은 비타민 B_1(티아민)의 작용이다.

24

칼슘과 철은 능동적 운반 기전에 의해 흡수되며 체내 요구량이 높은 임신, 수유, 성장기, 섭취량이 충분하지 않을 때 흡수율이 증가된다.

25

지질 과잉 시에는 산독증이나 콜레스테롤 증가, 간기능 장애 등이 초래된다.

26

임신중독증의 식사 기본은 저염분식, 고단백식을 원칙으로 한다. 식염은 신장에 부담을 주고, 혈압을 상승시키므로 저염식을 권장한다. 수분도 너무 많이 섭취하지 않도록 하고 비타민, 무기질은 충분히 섭취한다.

27

임신 시 프로게스테론은 나트륨 배설을 증가시킨다.

28

■ 초유의 숙주 방어 요소
- 락토페린: 세균의 번식에는 철분이 필요한데 이러한 철분의 공급을 세균이 공급받기 전 락토페린이 차단해 세균의 증식을 억제하며 사멸시키는 기능을 한다.
- 인터페론: 세포 내 바이러스성 복제를 방해하여 증식을 억제한다.
- 리소자임: 미생물 분해 효소로 직접적으로 세균을 파괴하는 효소이며 항생물질의 효율성을 간접적으로 증가시키는 역할을 한다.
- 항포도상구균 인자: 포도상구균성의 감염을 방해한다.
- 비피더스 인자: 아미노당으로 인체에 유리한 비피더스의 성장을 자극하고 유해한 장 세균의 생존을 막는다.
- 락토페록시다제: 박테리아를 죽인다.
- 프로스타글란딘: 유해한 물질이 장내 침입 시 위장관의 상피층 안정성을 유지한다.

29 　　　　　　　　　　　　　　　　정답 ⑤

출생 후 1년까지 뇌세포의 형성과 중추신경계 조직이 급격히 발달한다.

30 　　　　　　　　　　　　　　　　정답 ②

모유 1일 분비량이 평균 750㎖이고, 1일 모유 섭취량도 750㎖이다.

31 　　　　　　　　　　　　　　　　정답 ①

■ **마그네슘**
- 칼슘, 인과 함께 복합체를 형성하여 골격과 치아를 이룸
- 근육, 신경이 떨리게 되는 신경성 근육 경련인 테타니 증상을 일으킴
- 대두, 푸른잎 채소, 견과류, 코코아, 전곡 등에 풍부

32 　　　　　　　　　　　　　　　　정답 ②

- 나트륨: 섭취한 나트륨은 소량 위에서 흡수되고 98% 정도는 소장에서 흡수한다. 포도당, 아미노산과 함께 운반체에 결합 후 세포 안으로 이동(능동 수송)한다.

33 　　　　　　　　　　　　　　　　정답 ③

- 과일과 채소는 마그네슘, 칼슘 등 양이온이 많아 알칼리도가 높다. → 알칼리 식품
- 동물성 육류 및 어류는 인, 황, 염소와 같은 음이온이 많아 산성도가 높다. → 산성 식품

34 　　　　　　　　　　　　　　　　정답 ③

- 포도당 부하 검사: 공복 시 포도당 부하 검사를 실시하여 그 후 혈당치에 대해 판정한다. 혈당치가 공복 시 정맥혈에서 140㎎/dL 이상, 모세혈관에서 120㎎/dL 이상 또는 2시간 후 혈장 포도당 농도가 200㎎/dL 이상일 때 당뇨병으로 진단한다.

35 　　　　　　　　　　　　　　　　정답 ③

혈액 내에서 생긴 대사산물들은 탄산, 젖산, 케토산 등의 산화물질이고, 이 물질들이 지속적으로 세포 외액으로 방출되어도 세포의 pH는 변화가 없는데 이것은 중탄산염의 작용이 가장 크고, 단백질, 헤모글로빈, 인산염 등이 완충제 역할을 하기 때문이다.

36 　　　　　　　　　　　　　　　　정답 ④

체내 수분의 ① 2% 손실 – 갈증, ② 4% 손실 – 근육 피로, ③ 10% 손실 – 탈수 증세, ④ 20% 이상 손실 – 생명 위험

37 　　　　　　　　　　　　　　　　정답 ⑤

- 다음 5개 기준 중 3개 이상일 때 대사증후군으로 진단됨
  - 공복 혈당: 100㎎/dl 이상
  - 혈압: 130/85㎜Hg 이상
  - 중성 지방: 150㎎/dl 이상
  - HDL-콜레스테롤: 남 40㎎/dl 미만, 여 50㎎/dl 미만
  - 허리둘레: 남 90㎝ 이상, 여 85㎝ 이상

38 　　　　　　　　　　　　　　　　정답 ①

비타민 A, C에는 저항력을 증가시키는 효능이 있다.

39 　　　　　　　　　　　　　　　　정답 ⑤

당질 섭취 부족 시 지방의 불완전 연소로 케톤체가 생성되어 산독증을 일으키므로 지방의 완전 산화를 위해서 적어도 1일 100g 이상의 당질 섭취가 필요하다.

40 　　　　　　　　　　　　　　　　정답 ⑤

노년기에는 지방 조직, 근육 조직 등의 인슐린 저항성 증가에 따른 당내성의 감소가 있고, 동맥벽에 칼슘과 콜레스테롤이 침착하여 점차 경화된다. 적혈구량이 감소하고 약해져서 용혈성이 증가된다.

41 　　　　　　　　　　　　　　　　　정답 ①

노인들은 수분이 필요함에도 불구하고 갈증을 느끼지 못해 체내 수분 저하가 될 수 있다. 요 농축 능력이 저하되기 때문에 수분의 섭취는 매우 중요하다.

42 　　　　　　　　　　　　　　　　　정답 ②

• 위산 분비의 감소로 소화력이 떨어지고 산성 조건에서 흡수가 잘 이루어지는 영양소의 흡수가 저하된다.
• 근육량의 감소로 기초 대사량이 저하되고 인슐린 분비 능력 감소로 혈당 조절 능력이 떨어진다.

43 　　　　　　　　　　　　　　　　　정답 ①

베네딕트 시약 5ml를 환원당에 혼합하여 가열하면 환원당의 양에 따라 적색 침전물이 생기며, 자당은 비환원당으로 적색 침전이 생기지 않는다.

44 　　　　　　　　　　　　　　　　　정답 ②

인체 내에 간과 골격근에 글리코겐이 저장된다. 간에서는 간 중량의 6%에 해당하는 50~100g의 글리코겐이 저장되고, 골격근에는 200~300g의 글리코겐이 저장되어 총 함량이 많다.

45 　　　　　　　　　　　　　　　　　정답 ③

피루브산은 호기적 조건 하에서 아세틸 CoA를 거쳐 TCA 회로에 의해 완전히 산화된다.

46 　　　　　　　　　　　　　　　　　정답 ④

• 적혈구는 미토콘드리아가 없어 젖산이 최종 산물이다.
• 젖산까지의 대사는 혐기적 조건에서 일어나며 젖산 탈수소 효소에 의해 일어난다.
• 해당 과정에 필요한 NAD 공급을 위해 일어날 수 있다.
• 근육에는 포도당-6 인산 산화 효소가 없어 젖산으로부터 직접 포도당을 만들 수 없고 근육 내 에너지원으로 쓰인다.

47 　　　　　　　　　　　　　　　　　정답 ⑤

미토콘드리아에서 만들어진 아세틸 CoA를 지방산 생합성에 사용하기 위해 미토콘드리아 내에서 옥살로아세트산과 결합하여 시트르산을 형성한 후 미토콘드리아 막을 통과하여 세포질로 나온다. 그 후 시트르산은 분해되어 아세틸 CoA를 지방산 생합성 재료로 쓰고, 같이 생성된 옥살로아세트산은 말산으로 환원되어 미토콘드리아로 돌아간다.

48 　　　　　　　　　　　　　　　　　정답 ①

비타민 A는 소장에서 흡수되어 주로 간, 일부는 신장 등에 저장된다.

49 　　　　　　　　　　　　　　　　　정답 ④

DNA는 산소 원자를 포함하고 있지 않아 반응성이 작고 RNA보다 안정적이다.

50 　　　　　　　　　　　　　　　　　정답 ③

• 한국인의 1일 당류 섭취 기준: 총 당류 섭취량을 총 에너지 섭취량의 10~20%로 제한하고, 식품의 조리 및 가공 시 첨가되는 첨가당은 총 에너지 섭취량의 10% 이내로 섭취하도록 한다. 첨가당의 주요 급원으로는 설탕, 액상과당, 당밀, 꿀, 시럽, 물엿, 농축 과일 주스 등이 있다.

51 　　　　　　　　　　　　　　　　　정답 ②

항지방간 인자에는 choline, betaine, methionine, inositol 등이 있다.

52 　　　　　　　　　　　　　　　　　정답 ⑤

• 니아신: NAD, NADP(지방산 생합성)
• 비오틴: 이산화탄소 고정 작용(지방산 생합성)
• 리보플라빈: FAD, FMN(당질, 지질, 지단백 에너지대사)
• 판토텐산: CoA 합성

53 　　　　　　　　　　　　　　　　　정답 ②

가. 팔미트산은 β-산화를 통해 8개의 아세틸 CoA

로 분해된다.

다. 세포질에서 지방산의 합성이 일어나고, 미토콘드리아에서 지방산의 산화가 일어난다.

54 〔정답〕②

비타민 K는 장내 세균에 의해 합성되어 이용되는 영양소로서 일상적인 식사를 하는 사람의 경우 결핍증이 잘 나타나지 않으며, 흡수 과정에 필요한 담즙 분비에 장애가 있거나 항비타민제나 항생제를 복용할 때 결핍증이 나타나기 쉽다. 치즈, 차, 녹색채소, 난황, 간 등에 함유되어 있다.

55 〔정답〕①

당원성 아미노산은 당으로 변하는데 간에서 주로 일어나며 당신생이라고 한다.

56 〔정답〕③

지방의 β-산화는 아세틸 CoA를 생성하며 미토콘드리아에서 일어난다.

57 〔정답〕③

■ 소화 효소
- 프티알린: 입 – 전분
- 아밀롭신: 췌장 – 전분
- 리파아제: 췌장 – 지방
- 수크라아제: 자당 분해 효소

58 〔정답〕⑤

비타민 D는 칼슘과 인의 흡수를 돕고, 비타민 C는 칼슘과 철분의 흡수를 돕는다.

59 〔정답〕④

- 잔틴 산화 효소에 의해 잔틴 산화가 일어나 요산 생성
- 과다한 요산 생성은 통풍의 원인이 된다.

60 〔정답〕①

- 프로스타글란딘: 에이코사노이드의 하나로 필

수 지방산 중 아라키돈산에서 만들어지며 EPA에서도 만들어진다. C_{20}의 불포화지방산으로 되어 있다.
- 아라키돈산의 전구체는 리놀레산
- EPA의 전구체는 리놀렌산

---

2 영양교육, 식사요법 및 생리학(60)

61 〔정답〕⑤

■ 2015 한국인 영양소 섭취 기준
- 2010년 10차 개정에서 사용한 '영양 섭취 기준' 용어를 2015년 11차 개정을 통해 '2015 한국인 영양소 섭취 기준'으로 변경했다.
- 국민보건과 체위 향상을 목적으로 평균 필요량, 충분 섭취량, 권장 섭취량, 상한 섭취량 등으로 세분화하여 영양 섭취 기준을 제시했다.
- 식품 구성 자전거는 다섯 가지 식품군을 기준으로 한 균형 잡힌 식사와 수분 섭취, 적절한 운동의 중요성을 강조했다.

61 〔정답〕①

■ 국민건강 영양조사의 실시 내용
- 검진 조사: 신체 계측(신장, 체중, 허리둘레), 혈압 측정, 악력 검사, 혈액 검사(이상지혈증, 신장 기능, 당뇨병, 간질환, 빈혈, 일반 검사, 염증 지표, 혈중 요산), 소변 검사, 구강 검사, 폐 기능 검사, 안 검사, 이비인후과 검사
- 건강 설문 조사: 가구 조사, 흡연, 음주, 비만 및 체중 조절, 신체 활동, 이환, 의료 이용, 예방 접종 및 건강검진, 활동 제한 및 삶의 질, 손상(사고, 중독), 안전의식, 정신건강, 여성 건강, 교육 및 경제활동, 구강 건강
- 영양 조사: 식품 및 영양소 섭취 현황, 식생활 행태, 식이보충제, 영양 지식, 식품 안정성, 수유 현황, 이유 보충식, 식품 섭취 빈도

63 〔정답〕④

■ 영양교육 효과 판정

영양교육의 효과는 장기간에 걸쳐 나타나며 1차적, 2차적 효과 판정으로 나누어 실시할 수 있다.

- 1차적 효과 판정(직접적): 면접, 질문지 등을 이용한 의견이나 태도 조사에 의한 판정으로 영양교육 참가 횟수 변화, 식품 섭취상의 변화 등이 있고 수량화하기 어렵다.
- 2차적 효과 판정: 1차적 효과 판정 후 장기간에 걸쳐 식생활 실천이 이루어졌는지를 판정하는 것으로 신체 발육상의 변화, 건강 상태 변화 등이 있고 수량화 할 수 있다.

64 〔정답〕③

- 푸드뱅크: 결식 해소를 위한 '민간 사회 안전망' 역할 수행과 식·생활 필수품 나눔 문화의 확산을 통해 상시 지원 가능 전달 체계 구축을 목표로 2015년 12월을 기준으로 전국적으로 437개소의 푸드뱅크가 설치·운영 중에 있다.

65 〔정답〕①

과거 한국보건사회연구원, 한국보건산업진흥원, 질병관리본부 등 여러 기관에서 나누어 실시하던 것을 2007년 시행한 제4기 조사부터는 질병관리본부에서 통합하여 연중 조사 체계로 개편되었다.

66 〔정답〕②

- 방법 시범 교수법(시연): 참가자들의 이해 여부를 확인하면서 정확하게 단계적으로 교육을 실시하는 방법이다.

67 〔정답〕②

사진은 전시·게시 매체이다.

68 〔정답〕④

식사 횟수를 줄이기보다 섭취 열량과 소비 열량의 균형을 유지하도록 한다.

69 〔정답〕①

식품 및 음식의 모형은 나무, 금속, 진흙, 파라핀, 석고, 플라스틱 등을 이용해 만든다.

70 〔정답〕⑤

■ 개인 영양 상담

- 수용: 내담자에게 지속적으로 시선을 주어 관심을 표현한다.
- 반영: 내담자의 말과 행동 (감정, 생각. 태도)을 상담자가 부연해 줌으로써 내담자가 이 해 받고 있다는 느낌이 들도록 한다.
- 명료성: 내담자가 애매모호하거나 깨닫지 못하는 내용을 상담자가 명확하게 표현해 줌으로써 상담의 신뢰성을 주어야 한다.
- 질문: 적절한 질문을 통해 내담자를 깊이 이해해야 한다. 개방형 질문을 통해 심리적인 부담 없이 자기의 문제점을 드러내도록 유도하며, 폐쇄성 질문을 통해 신속히 질문한 사항에 대한 답변을 얻는다.

71 〔정답〕③

- 당뇨병의 영양지도: 당뇨병에서 에너지의 과잉 섭취는 가장 위험하므로 공복감을 느껴도 하루의 필요량을 꼭 지키도록 해야 한다. 당질 식품 중 소화 속도가 빠른 설탕, 포도당, 과당 등은 혈당치를 상승시키게 되므로 제한하지만 전적으로 금지하는 것은 어렵다.

72 〔정답〕①

- 24시간 회상법: 기억이 분명하지 않거나 면접 상태에 따라 섭취한 식품의 종류와 양 측정에 정확도가 떨어질 수 있으므로 기억력이 약한 어린이, 노인, 장애인에게는 적합하지 않다.

73 〔정답〕①

- 임상 조사: 영양 판정법 중 가장 예민하지 못한 방법 중 하나로 장기간의 영양 불량으로 인해 나타나는 신체 징후를 판정하는 방법이다.

74 〔정답〕②

- 생화학적 검사: 다른 방법들에 비해 가장 객관적

이고 정량적인 영양 판정법이다. 성분 검사(혈액, 소변, 조직 내 영양소와 그 대사 산물 농도 측정)와 기능 검사(효소 활성, 면역 기능 분석)로 분류한다.

75 　　　　　　　　　　　　　　　　정답 ④

■ **사회인지론**
- 사회학습론에서 발전한 이론으로 인간 개인의 인지적 요인과 행동적 요인, 환경적 요인이 서로 상호작용하면서 결정되는 상호결정론에 기반을 두고 있다.
- 적용: 영양교육을 계획할 때 개인의 식행동 변화에 영향을 주는 다양한 요인들을 파악하여 행동 수정 방법을 제시할 수 있다.

76 　　　　　　　　　　　　　　　　정답 ①

지방 섭취는 안 되므로 우유는 탈지유를 사용한다.

77 　　　　　　　　　　　　　　　　정답 ④

- 덤핑 증후군: 위 절제술을 받은 후 당분이 많이 들어있는 음식을 섭취했을 때 음식물이 소장 내로 급속히 이동하는 것에 의하여 나타나는 현상이다. 위에 오래 머무를 수 있는 고단백, 중등 지방을 준다.

78 　　　　　　　　　　　　　　　　정답 ②

■ **글루텐 과민 질환**
- 원인: 유전적 결함에 의해 글리아딘이 흡수 장애를 일으키는 병이다. 글리아딘은 밀의 글루텐(gluten)에 들어 있는 단백질이다.
- 증상: 증세가 심하면 지질, 탄수화물, 철, 비타민류까지도 흡수 장애를 일으킨다(지방변, 악취가 심하고, 빈혈과 비타민 결핍 증세도 나타난다).
- 식사요법: 글루텐 성분이 들어 있는 밀, 보리, 호밀, 오트밀 등을 금하고, 주식으로는 쌀이나 잡곡 등으로 한다.

79 　　　　　　　　　　　　　　　　정답 ⑤

전분질이나 설탕은 과량 복용 시 장에서 발효를 일으킬 수 있다. 음료는 가능한 따뜻하게 해서 주고 섬유소나 잔사는 어느 정도 제한하는 것이 좋다.

80 　　　　　　　　　　　　　　　　정답 ③

우유 및 유제품은 세균에 의해 발효를 일으켜 장점막을 자극하는 물질을 발생하게 하여 증상을 더욱 악화시키므로, 증상이 없어질 때까지는 우유 및 유제품을 제한한다.

81 　　　　　　　　　　　　　　　　정답 ①

췌장액 분비를 억제해야 하므로 단백질을 제한하고, 지방도 엄중히 제한한다. 탄수화물이 주 급원이고, 수용성 비타민의 섭취를 유의해야 하며, 가스 발생 식품은 제한하고, 부드러운 형태로 급식한다.

82 　　　　　　　　　　　　　　　　정답 ①

엄격한 당질 제한식은 케토시스를 일으키기 쉽고, 수분의 엄격한 제한은 탈수를 초래할 수 있다.

83 　　　　　　　　　　　　　　　　정답 ③

- 요요 현상: 식이요법에 의한 체중 감량 후 기초 대사량 저하로 감량했던 체중이 다시 원래의 체중으로 돌아가는 현상이다.
- 갈색 지방 세포: 골격근의 수축을 수반하지 않은 열 생산으로 기초 대사량을 높이고 백색 지방은 에너지를 저장하여 비만을 유발한다.

84 　　　　　　　　　　　　　　　　정답 ②

고혈압을 예방하기 위해서는 동물성 지방을 줄이고 식물성 기름을 섭취해야 한다.

85 　　　　　　　　　　　　　　　　정답 ④

혈압은 언제나 여러 가지 요인으로 변동이 있어 일정하지 않다. 혈액의 양이 많아지거나 나트륨의 흡수가 증가하거나 동맥경화가 생기면 혈압이 상승한다.

86 정답 ③

- **나트륨의 급원**
- 자연 식품에 함유된 나트륨: 우유, 치즈, 고기, 생선, 근대, 쑥갓, 케일, 시금치 등
- 음료수 중의 나트륨
- 식품 조리 시 첨가되는 소금, 간장, 된장, 고추장 등
- 나트륨 화합물: 베이킹파우더, MSG, 염화나트륨
- 기타: 항생제, 감기약, 치약

87 정답 ④

- 동맥경화증의 위험 인자: 고콜레스테롤혈증, 고지혈증, 고혈압, 당뇨병, 스트레스, 흡연 등이며 식이 인자로는 과다한 지방, 포화지방, 콜레스테롤 섭취 및 식이섬유 섭취가 적은 것 등이다.
- **식사요법**
- 열량: 표준 체중을 유지할 정도로 섭취량 조절
- 당질: 복합 당질과 섬유소를 충분히 공급
- 단백질: 총 열량의 15~20% 정도
- 지방: 총 열량의 15~20% 정도, 불포화지방산이 많은 식물성 지방이 좋고 등푸른 생선의 EPA는 혈소판 응집 억제에 좋음
- 비타민: 니아신, 판토텐산, 콜린, 비타민 E 등은 동맥경화 예방을 위해 충분히 공급
- 나트륨은 1일 3g을 초과하지 않고 설탕, 알코올, 커피 등은 제한

88 정답 ⑤

칼륨은 과일, 채소를 다양하게 섭취하여 증가시키는 것이 좋으며 탈수 방지를 위하여 수분도 제한하지 않는다. 단백질은 특별히 제한할 필요 없다.

89 정답 ②

- 당뇨병 치료법: 총 열량 섭취 제한, 신선한 과일, 채소 공급, 운동 장려, 복합 당질 섭취 권장, 양질의 단백질을 1일 체중 ㎏당 1~1.5g으로 충분히 공급한다.

90 정답 ④

담석증은 여성에게 많으며 콜레스테롤 결석이 가장 많다.

91 정답 ⑤

철분 결핍성 환자의 감미료로 당밀은 적당하나 각설탕, 흰 설탕, 콘시럽, 과당은 좋지 않다.

92 정답 ④

케톤체가 요로 배설될 때 상당량의 염기성 물질이 필요하다. 따라서 당뇨병은 혈액의 산, 염기의 균형을 파괴하여 산혈증을 유발하며 알칼리혈증은 일어나지 않는다.

93 정답 ①

불포화지방산은 주로 산화되어 에너지로 이용되는 반면, 포화지방산은 체지방과 지단백 합성에 주로 이용되기 때문에 불포화지방산보다 포화지방산의 섭취가 비만을 초래하므로 불포화지방산을 공급한다.

94 정답 ③

- 당뇨병의 경우 간, 근육의 단백질 이화 작용이 항진되고, 아미노산은 당신생에 의해 포도당으로 전환되어 혈당이 상승한다. (간의 알라닌이 분해 → 요중 질소 배설량 증가)
- 체단백은 에너지원으로도 이용되므로 체단백 감소로 병에 대한 저항력이 낮아진다.

95 정답 ⑤

갈락토스혈증 어린이에게는 유당이나 갈락토오스가 없는 식품을 주어야 하므로 우유나 유제품, 조제 분유 등을 피하고 두유를 사용해야 한다.

96 정답 ②

통풍 환자에게는 고단백 섭취를 피하며, 지방은 과잉되지 않게 적정 수준으로 공급한다. 열량원은 당질에서 많이 취하도록 하며 수분을 많이 공급해야 한다.
퓨린은 핵단백질 구성 물질의 하나이다.

97

정답 ③

결석은 수분을 증가시키면 요석이 소변에 머무는 시간이 줄어들어 요석의 형성을 줄일 수 있고, 통풍은 수분을 증가시키면 소변을 통해 요산이 배설되어 요산 수치를 낮춰준다.

98

정답 ④

- 페닐케톤뇨증(phenylketonuria, PKU): 페닐알라닌을 분해하는 효소의 결핍으로 페닐알라닌이 체내에 축적되어 경련 및 발달장애를 일으키는 상염색체성 유전 대사 질환이다. 소변과 땀에서 곰팡이 또는 쥐 오줌 비슷한 냄새가 난다.
- **PKU 어린이 영양관리**
- 식사 중 페닐알라닌 엄격 제한
- 성장 발육을 위한 티로신 제공, 충분한 열량과 비타민, 무기질 사용

99

정답 ①

수술 후 이화 작용이 항진되어 혈청 단백질 농도가 저하되고 질소 배설이 증가되며 상처의 빠른 회복, 빈혈 예방, 항체와 효소 생성을 위해 단백질을 충분히 공급해야 한다.

100

정답 ①

식도암 수술 후 통증이 있는 목 부위에 자극을 비교적 적게 주는 반유동식(곱게 간 음식)이 가장 먹기 쉽다.

101

정답 ③

의식 불명인 경우는 음식을 입으로 섭취할 수 없으므로 튜브를 통해 필요한 영양분을 섭취시킨다. 정맥 영양은 위장관의 기능이 비정상적일 때 고려한다.

102

정답 ②

암 환자는 인슐린에 대한 저항이 증가하여 말초혈관에서 포도당의 흡수가 감소되고 글리코겐 생성이 저하됨과 동시에 당신생이 증가한다.

103

정답 ①

비타민 A는 암세포의 발전을 둔화시키지만 치료 효과는 거의 없고, 오히려 과량 섭취하면 과잉증이 문제가 된다.

104

정답 ④

- **칼슘은 골격과 치아 구성**
- 비타민 D는 칼슘 결합, 운반체의 합성 촉진으로 칼슘 흡수 증가
- 불소는 충치 예방 및 억제, 골다공증과 관계
- 단백질의 리신, 아르기닌은 염으로 존재하는 칼슘의 용해성 증가 → 칼슘 흡수 증진

105

정답 ①

시상하부는 자율 신경계의 최고 중추부로서 호르몬 분비 중추, 체온 조절 중추 등이 존재하며 내부 환경의 항상성을 관장한다.

106

정답 ②

근수축계의 기본 물질에는 액틴과 미오신으로 이들이 결합하여 액토미오신이 된다.

107

정답 ③

반고리관은 회전 감각이고 전정기관은 기울어짐을 감지한다.

108

정답 ④

- 미각의 역치가 가장 낮은 것은 쓴맛이다.
- 안구 안쪽의 투명한 막은 공막이 변형된 각막이다.
- 피부 감각점 수는 통점 〉 압점 〉 촉점 〉 냉온 〉 온점 순이다.
- 미각은 미각 신경을 통해 대뇌로 전달된다.

109

정답 ⑤

- 오줌의 배출 경로: 신동맥 → 모세혈관 → 사구체 → 보먼주머니 → 근위 세뇨관 → 헨레의 고

리 → 원위 세뇨관 → 집합관 → 신우 → 수뇨관
→ 방광 → 요도

110 정답 ④

스탈링 법칙은 심장이 이완 상태에서 많은 혈액량
때문에 섬유길이가 늘어나게 됨으로써 더욱 강력
히 수축되어 심박출량이 증가하게 된다는 내용이
다. 즉 심장 자체가 혈액순환의 중요한 조절을 한
다는 법칙이다.

111 정답 ①

아드레날린은 부신 수질에서 분비되며 중추로 부
터의 전기적 자극에 의해 교감 신경 말단에서 분비
되어 근육에 자극을 전달한다.

112 정답 ②

호흡계수(RQ)는 '생성된 CO_2양/소비된 O_2양'으
로 탄수화물 1, 지방 0.7, 단백질 0.8이다.

113 정답 ③

호흡 주기는 연수의 호흡 중추에서 조절된다.

114 정답 ④

• 호흡 지수 = 생성된 CO_2량/소비된 O_2량

115 정답 ⑤

담즙에는 소화 효소가 없어 지방의 소화는 일어나
지 않고 소화를 돕기 위해 지방을 유화시킨다.

116 정답 ①

• 지용성 비타민, 지방산과 글리세롤은 융털의 림
프관으로 흡수된다.
• 단당류, 아미노산은 융털의 모세혈관으로 흡수
된다.
• 나트륨 이온은 능동적으로 염화 이온은 수동적
으로 운반된다.

117 정답 ③

췌장의 α-세포는 글루카곤을 분비하고, β-세포는
인슐린을 분비한다. 또한 췌장은 탄수화물, 단백
질, 지방의 소화 효소를 모두 분비하므로 외분비선
과 내분비선을 겸하는 기관이다.

118 정답 ②

부갑상선 호르몬의 분비 저하는 혈중 칼슘 이온
농도를 저하시키고 저칼슘증, 테타니병 등을 유발
한다.

119 정답 ④

■ **호르몬 분비 이상 시 나타나는 증상**
• 성장 호르몬: 과다 - 거인증 / 결핍 - 왜소증
• 갑상선 호르몬: 과다 - 바제도병, 갑상샘종 / 결
핍 - 크레틴병
• 부갑상선 호르몬: 과다 - 골다공증 / 결핍 - 테
타니
• 부신피질 호르몬: 과다 - 쿠싱 증후군 / 결핍 -
에디슨병
• 부신수질 호르몬: 에피네프린, 노르에피네프린
- 혈당과 혈압 상승

120 정답 ④

탄수화물, 단백질, 지방의 에너지 대사과정은 TCA
회로에 들어가기 전 공통의 중간대사 산물인 아세
틸CoA로 전환되어야 한다.

01 ③	02 ②	03 ④	04 ③	05 ②	06 ③	07 ①	08 ⑤	09 ②	10 ⑤
11 ①	12 ⑤	13 ②	14 ①	15 ④	16 ①	17 ③	18 ②	19 ①	20 ④
21 ②	22 ③	23 ①	24 ②	25 ⑤	26 ②	27 ①	28 ③	29 ②	30 ⑤
31 ⑤	32 ④	33 ④	34 ⑤	35 ①	36 ①	37 ④	38 ②	39 ①	40 ④
41 ②	42 ③	43 ④	44 ⑤	45 ④	46 ②	47 ④	48 ④	49 ①	50 ④
51 ②	52 ③	53 ④	54 ⑤	55 ④	56 ④	57 ⑤	58 ①	59 ②	60 ⑤
61 ④	62 ⑤	63 ①	64 ②	65 ③	66 ④	67 ⑤	68 ①	69 ②	70 ④
71 ③	72 ①	73 ④	74 ②	75 ①	76 ⑤	77 ③	78 ②	79 ⑤	80 ②
81 ①	82 ②	83 ①	84 ⑤	85 ①	86 ①	87 ④	88 ②	89 ③	90 ④
91 ③	92 ⑤	93 ②	94 ④	95 ⑤	96 ③	97 ③	98 ④	99 ⑤	100 ②

1 식품학 및 조리원리(40)

01 　　　　　　　　　　　　　　　정답 ③

■ 결합수
- 식품 내의 고분자 화합물(단백질, 탄수화물 등)과 강한 수소 결합이 되어 있는 물이다.
- 용매로 작용하지 않는다.
- 미생물의 생육·증식에 이용되지 못한다.
- 0℃ 이하에서 결빙되지 않는다.
- 밀도가 자유수 보다 크다.
- 증기압이 낮다(100℃ 이상 가열 및 건조, 압착에 의해 제거 안 됨).
- 화학 반응에 관여하지 않는다.

02 　　　　　　　　　　　　　　　정답 ②

사후 강직 후 근육은 시간이 흐르면 연화되며, 육 조직 중의 효소에 의해 육단백질이 분해되어 자가 소화가 일어난다.

03 　　　　　　　　　　　　　　　정답 ④

일반적으로 식품의 수증기압은 순수한 물의 수증기압보다 작으므로 Aw는 1 이하이다.

$$Aw = \frac{\text{물의 몰수}}{\text{용액의 전몰수} + (\text{물의 몰수} + \text{용질의 몰수})}$$

$$= \frac{\dfrac{30}{18}}{\dfrac{30}{18} + \dfrac{10}{58.5}} = \frac{1.667}{1.667 + 0.170} = 0.91$$

04 　　　　　　　　　　　　　　　정답 ③

호화, 노화에 영향을 주는 요인으로는 전분의 종류, 수분 함량, pH, 온도, 염의 농도·종류가 있다.

05 　　　　　　　　　　　　　　　정답 ②

카라멜화 반응(caramelization)은 아미노 화합물 등이 존재하지 않는 상태에서 당류의 가열에 의한 산화와 분해에 의해 갈변 반응이 생긴다.

06 　　　　　　　　　　　　　　　　　정답 ③

보기는 인지질의 설명이다.

07 　　　　　　　　　　　　　　　　　정답 ①

포화지방산인 stearic acid, palmitic acid 등에는 이중 결합이 없어 트랜스지방을 만들 수 없다. 트랜스지방은 불포화지방산의 이중 결합에 수소를 첨가하여 포화지방산으로 변환한 것이다.

08 　　　　　　　　　　　　　　　　　정답 ⑤

■ 비누화(saponification)
• 유지 1g을 비누화하는데 필요한 KOH의 mg으로 표시한다.
• 비누화될 수 있는 지질(중성지질, 왁스, 인지질 등)과 없는 지질(스테롤류, 탄화수소, 일부 지용성 색소 등)로 나눈다.
• 야자유, 팜유 등 분자량이 작은 글리세리드가 들어있는 유지는 비누화값이 크다.

09 　　　　　　　　　　　　　　　　　정답 ②

• 단백질의 3차 구조: α-나선 구조나 β-병풍 구조로 이루어진 폴리펩티드 사슬이 구성하는 아미노산 잔기의 특성에 따라 수소 결합, 이황화 결합, 소수성 결합, 정전기적 결합, 이온 결합 등이 형성된다.

10 　　　　　　　　　　　　　　　　　정답 ⑤

• 변성 단백질의 특징: 점도 증가, 용해도 감소, 등전점 변화, 응고, 침전, 생물학적 활성의 상실, 반응성 증가, 효소 작용의 용이함, 결정성 상실 등
■ 변성 요인
• 물리적 요인: 가열, 동결, 교반, 고압, 자외선 조사, 초음파 등
• 화학적 요인: 산, 알칼리, 염류, 요소, 계면활성제, 유기용매, 알칼로이드, 중금속염류 등

11 　　　　　　　　　　　　　　　　　정답 ①

Hop 암꽃의 쓴 맛 성분인 humulone과 lupulone이 있고, 맥주의 특유한 쓴 맛은 이들 성분에 의한다.

12 　　　　　　　　　　　　　　　　　정답 ⑤

• 짠맛은 온도가 높을수록 감소(잘 느껴지지 않음)되고, 낮을수록 강하게 느껴진다. 예) 뜨거울 때 짜다고 느끼지 못하고 먹던 탕이 식어가며 짜게 느껴진다.
• 단맛은 짠맛과 반대로 온도가 높을수록 강하게 느껴지며 낮을수록 감소(잘 느껴지지 않음) 한다. 예) 아이스커피, 아이스크림 등은 설탕을 더 넣어야 단맛이 난다.

13 　　　　　　　　　　　　　　　　　정답 ②

맛의 대비(contrast effect)란 주된 맛에 다른 맛을 혼합할 경우 주된 맛이 더욱 강하게 느끼게 되는 현상이다.

14 　　　　　　　　　　　　　　　　　정답 ①

밥물의 pH가 7~8일 때 밥맛이 가장 좋고, 산도가 높아질수록 밥맛은 나빠진다.

15 　　　　　　　　　　　　　　　　　정답 ④

저급 지방산은 카르복시기를 한 개 갖는 화합물이다. 개미산, 초산, 낙산 등의 저급 지방산은 물에 녹고, 자극적인 냄새와 산미를 띤다.

16 　　　　　　　　　　　　　　　　　정답 ①

■ 장류의 균주가 갖추어야 할 조건
• protease의 효소 활성이 강해야 한다.
• glutamic acid의 생성능력이 강해야 한다.
• 전분 당화작용이 강해야 한다.

17 　　　　　　　　　　　　　　　　　정답 ③

제빵에서의 설탕은 글루텐의 형성을 억제해 연화 작용을 하고, 이스트의 먹이, 카라멜화 작용을 한다.

18   정답 ②

- 크리밍성: 고형 유지를 교반하여 내부에 공기를 넣는 작업이다.

19   정답 ①

식육의 단백질은 필수 아미노산이 풍부하고 단백가가 높은 양질의 우수한 단백질 급원이다.

20   정답 ④

콜라겐을 뜨거운 물로 처리하면 젤라틴이라는 유도 단백질이 얻어지는데 이 변화는 펩티드 사슬이 가수분해되어 생긴다.

21   정답 ②

■ **콩의 성분**
- 주요 단백질인 글리시닌(글로불린의 일종)이 약 84% 차지
- 아미노산 조성 중 라이신 함량 높음
- 전분질 함량, 인지질 함량 많음
- 비타민 C 함량은 낮으나 발아시킨 콩나물은 다량 함유
- 불포화도가 높으며 약 8%의 리놀렌산이 함유되어 있고, 산패되기 쉬움

22   정답 ③

- 대두의 주요 단백질인 글리시닌은 열에 안정하고 산과 금속염에 불안정하여 응고된다.
- 소금은 두부의 수분에 존재하는 Ca^{2+}와 결합하여 수축을 방지하며, 간수는 약 70℃ 이상에서 넣어야 응고가 잘된다.

23   정답 ①

사포닌은 계면활성이 있는 식물 성분으로 주로 콩류, 시금치, 아스파라거스에 많이 들어있다.

24   정답 ②

미생물의 생육에 필요한 무기염류로 세포 성분, 보

효소로 필수무기질은 P, Mg S, K이고 미량 무기질은 Cu, Co, Fe, Mn, Na, Zn이다.

25   정답 ⑤

균사는 격벽이 없는 호상균류와 난균류, 접합균류로 나뉜다.

26   정답 ②

부패란 유기물이 미생물의 작용에 따라 악취를 내며 분해되는 현상을 말하며 주로 단백질이 분해되는 것을 의미한다.

27   정답 ①

영양소의 손실이 가장 큰 조리법은 삶기이다.

28   정답 ③

고구마의 단맛은 전분에 아밀라아제가 작용하여 맥아당이 생겨 강해지는 것으로 효소가 작용하는 시간이 길고, 약간의 수분 증발도 일어나 고형분이 농축되는 굽기가 가장 단맛이 강해진다.

29   정답 ②

- 끓이기를 하면 조직의 연화, 전분의 호화, 콜라겐의 젤라틴화 등 소화 흡수가 잘 되게 하지만, 수용성 비타민과 무기질의 손실이 크다.
- 튀김은 식품의 수분을 감소시키고 기름을 흡수하며 특히 가열시간이 짧으므로 영양 손실이 적다.
- 볶음은 튀김과 구이의 중간에 속하는 조리법으로 단시간에 조리함으로써 영양 손실이 적으며 조리하면서 조미할 수 있다.
- 구이는 식품 자체의 성분이 용출되지 않고 표피 가까이 보존되므로 본래의 맛과 향을 지닌다.

30   정답 ④

전자레인지에 사용하는 전자파(마이크로파)는 도자기, 유리, 합성수지 등을 투과하므로 식품을 그릇에 담은 채 조리할 수 있다. 그러나 금속 용기는 전자파를 반사하므로 사용해서는 안 된다.

31

정답 ⑤

끓는 물에 삶아야 외부의 단백질 변성으로 인한 근육 내의 수용성 추출물의 손실이 방지된다. 찬물에서 익히면 익히는 동안 단백질의 변성으로 근육 내의 수용성 추출물의 손실이 크다.
육류를 찬물에 넣어 끓이면 맛 성분의 용출이 잘되어 맛있는 국물이 된다.

32

정답 ④

돼지기름인 라드는 불포화지방산이 상당량 포함되어 있어 보존 중 산패에 의해 변질되기 쉬우므로 유의해야 한다.

33

정답 ④

육류의 사후경직은 근육의 글리코겐이 분해되어 젖산이 생성되기 때문에 나타나는 현상이다.

34

정답 ⑤

■ 습열 조리
• boiling
• steaming
• blanching
• simmering
• braising

35

정답 ①

사태는 질겨서 구이에 적합하지 않다.

36

정답 ①

분리된 마요네즈를 재생시키는 방법은 난황을 준비하고 분리된 마요네즈를 조금씩 넣어 주면서 저으면 된다.

37

정답 ④

한천의 응고력은 젤라틴보다 약 10배 강하다.

38

정답 ③

소금, 식초, 매운맛 성분인 고추의 캡사이신, 후추의 차비신, 마늘의 알리신 등은 살균력을 갖고 있으나 생강의 매운맛 성분인 쇼가올은 살균력이 없다.

39

정답 ①

난백의 기포성을 이용한 조리로는 스펀지케이크, 케이크의 장식, 머랭, 수플레 등이 있다.

40

정답 ②

생강은 육류의 누린내와 생선의 비린내를 없애는 데 효과적이다.

2 급식, 위생 및 관계법규(60)

41

정답 ②

■ 장표
• 장부와 전표를 통합한 개념으로 문서 중에서 일정한 형식을 갖추고 있는 것을 말한다.
• 장표의 종류: 식품 수불표, 급식 일지, 영양 출납표, 영양 소요량 산출표, 식단표, 식품 사용 일계표, 구매청구서, 구매표, 납품전표, 수령용 장표

42

정답 ③

물품의 수요가 발생했을 때 신속하고 경제적으로 적응하기 위해 재고 관리를 한다.

43

정답 ④

• 공동 구매: 경영자나 소유주가 다른 업체가 모여 공동으로 구매하는 방식
• 중앙 구매: 기관 내의 구매 담당 부서에서 구매하는 방식

44

정답 ⑤

적절한 영양 공급은 단체 급식의 목표이며, 균형

잡힌 식단 작성을 위해 노력한다.

45 정답 ⑤

찌꺼기가 많은 오수는 수조형이 효과적이며 유지가 많은 오수는 수조형 중 그리스 트랩이 효과적이다.

46 정답 ②

- SWOT 분석: Strengths(강점), Weaknesses(약점), Opportunities(기회), Threats(위협)의 약자로 조직이 처한 환경을 분석하기 위한 기법이다. 장점과 기회를 규명하고 약점과 위협을 축소하기 위한 전략이다.

47 정답 ③

■ **직계 조직**
- 장점
  - 조직 구조가 단순
  - 권한과 책임 관계가 명확
  - 신속한 결정
  - 직공 훈련 용이
  - 강한 통솔력
- 단점
  - 직공장 양성의 어려움
  - 직공장이 만능이 되어야함
  - 각 부문 간의 유기적 조정 곤란
  - 유능한 사람이 떠나면 후임자 구하기가 어려움
  - 지휘자의 독단적 처사로 피해가 큼

48 정답 ④

■ **발췌 검사법**
- 납품된 물품 중 일부 시료를 뽑아 검사하는 방법
- 대량 구입 품목에 어느 정도 불량품이 혼입되어도 무방한 경우 실시

49 정답 ①

- 감가상각비: 경비의 하나로 제품 제조를 위하여 소비되는 가치이다. 건물이나 설비 가치가 시간이 지남에 따라 하락되는 것을 말한다.

50 정답 ⑤

고가 물품이어서 하나하나 검사하며 조금이라도 불량품이 없어야 하는 경우와 손쉽게 검사할 수 있는 물품의 경우, 위생과 관계된 경우 전수 검사법 이용

51 정답 ②

- OJT(On the Job training): 직장 내부에서 수행되는 훈련 방식

52 정답 ③

- 오픈 숍: 노동자의 자유의지에 따라 노동조합의 가입 여부 결정. 노동조합의 가입 여부가 고용이나 해고의 조건이 되지 않음
- 프레퍼렌셜 숍: 채용에 있어 노동조합원에게 우선순위를 주는 제도
- 에이전시 숍: 대리기관 숍 제도라고도 하며 조합원이 아니더라도 모든 종업원에게 단체교섭의 당사자인 노동조합이 조합비를 징수하는 제도

53 정답 ④

급식 예산 계획 시 고려할 사항은 예정 급식수, 급식 시설의 종류, 식단의 내용 등이다.

54 정답 ⑤

■ **분산 구매의 장점**
- 구매 수속이 간단하여 비교적 단기간에 구입 가능하며 자주적 구매 가능
- 긴급 수요의 경우 특히 유리. 거래업자가 근거리에 있는 경우 운임 등 기타 경비가 절감됨

55 정답 ④

복수 식단은 동일한 영양을 섭취하면서 식품과 조리법을 선택할 수 있도록 계획된 식단이다.

56 정답 ④

비저장 식품(채소, 육류, 생선 등)은 필요할 때 마

다 수시로 구매하므로 수의계약 방식이 좋고 저장성이 높은 쌀, 조미료, 건어물 등은 경쟁 입찰 계약 방식이 더 좋다.

57 정답 ⑤

테일러가 고안한 직능식 조직의 특징은 라인 조직에서 무시되었던 전문화의 원칙이다.

58 정답 ①

필요한 양이 아닌 무조건적인 대량 구매를 목적으로 상품 구매를 하지 않도록 한다.

59 정답 ②

검수 시 필요한 장표는 발주서, 식품 명세서, 검수일지, 납품서이다.

60 정답 ⑤

■ 급식소에서 재고 기록을 하는 목적
• 식품 구매 필요량 결정을 위해서
• 물품의 도난 및 손실 방지를 위해서
• 식품의 원가 통제를 위해서
• 재고량 파악을 위해서
• 물품 부족으로 인한 생산 계획의 차질이 없도록 하기 위해서
• 최소의 가격으로 좋은 질의 물품 구매를 위해서

61 정답 ④

간트는 과업 상여급제와 간트 도표를 만들어 작업의 능률과 관리 과정 효율화를 위한 방법을 고안했다.

62 정답 ⑤

• 종합적 품질경영(TQM): 경영자가 소비자 지향적인 품질 방침을 세워 최고 경영진에서부터 전 종업원이 참여하여 품질 향상을 꾀하는 활동

63 정답 ①

음식 생산을 계획할 때는 1인분 양을 기준으로 급

식 인원 계산 후 필요한 재료 분량을 계산하고 다량 조리의 방법 및 소요시간, 식품 취급시의 손실, 조리시의 손실, 1인분 분배 방법 등을 고려한다.

64 정답 ②

• 가식부율은 100 − 폐기율
• 출고계수는 100/가식부율
• 발주량 = 1인분 당 중량÷(100 − 폐기율)×100 ×예상 식수

65 정답 ③

• 카페테리아: 다양한 종류별로 음식을 진열하고 음식 뒤의 안내인이 음식 선택에 도움을 주는 방식으로 선택한 음식별로 금액을 지불하는 가장 바람직한 급식 서비스 형태

66 정답 ④

급식 예정수 결정법은 평균 급식 수보다 10% 적게 하거나, 전체 종업원 수보다 20% 적게 한다.

67 정답 ⑤

손익분기점은 총수익과 총비용이 일치하여 손해도 이익도 발생되지 않은 지점이다.

68 정답 ①

■ 식품의 구매 계약의 기간별 분류
• 주간 단위: 채소류, 어패류, 육류, 난류, 과실류 등
• 월간 단위: 설탕, 식용유, 밀가루, 단무지, 오이지 등
• 3개월 단위: 조미료, 깨, 고춧가루 등

69 정답 ②

인사관리의 다섯 가지 기능은 계획, 조직, 지휘, 통제, 조정이다.

70 정답 ④

■ 미나마타병
• 발병: 1953~1960년 일본 미나마타만 연안 주변

어업 가족에게 발생하였다.

- 원인: 미나마타만 상류의 한 공장에서 흘러나온 폐수의 염화 제2 수은에 오염된 어패류를 섭취한 사람에게 발생하였다.
- 증상: 팔다리 마비, 언어 장애, 보행 장애, 난청, 시야 협착 등으로 6개월 후에 사망하였다.

71　　　　　　　　　　　　　　　　정답 ③

$$발주량 = 1인분\ 당\ 중량 \div (100 - 폐기율) \times 100 \times$$
$$예상\ 식수$$
$$= 45 \div (100 - 10) \times 100 \times 500$$
$$= 25,000(\,g\,) = 25(kg)$$

72　　　　　　　　　　　　　　　　정답 ①

■ **진균독증**
- Mycotoxin을 경구적으로 섭취하여 일어나는 급·만성의 건강장애이다.
- 쌀, 땅콩 등 특정 식품의 섭취와 관련이 있다.

73　　　　　　　　　　　　　　　　정답 ④

■ **황변미독**
- 페니실리움속의 곰팡이가 저장 중인 쌀에 번식할 때 생성하는 독소이다.
- Islandia 황변미 독소(Islanditoxin 간장독) → 생산곰팡이(*Pen. islandicum*)
- Toxicarium 황변미 독소(citreoviridin 신경독) → 생산곰팡이(*Pen. citreoviride*)
- Thai 황변미 독소(citrinin 신장독) → 생산곰팡이(*Pen. citrinum*)

74　　　　　　　　　　　　　　　　정답 ②

■ **맥각독**
- 맥각균이 라이맥의 씨방에 기생하여 만드는 일종의 알칼로이드(맥각알칼로이드)이다.
- 독성분: ergotoxine, ergotamine, ergometrin 등이 있다.
- 증상: 교감신경 마비, 자궁 수축에 의한 유산, 지각 이상, 괴저, 경련 등

■ **붉은 곰팡이독**
- 생산곰팡이: *Fusarium graminearum*

- 증상: 백혈구 감소(무백혈구증), 생식기 이상

75　　　　　　　　　　　　　　　　정답 ①

요코가와흡충은 다슬기를 제1 중간 숙주로 담수어(잉어, 붕어, 은어)를 제2 중간 숙주로 하여 자란다.

76　　　　　　　　　　　　　　　　정답 ⑤

돼지고기의 섭취로 감염되는 기생충에는 톡소플라스마, 선모충, 유구조충 등이 있다.

77　　　　　　　　　　　　　　　　정답 ③

채소류에서 감염되는 기생충은 회충, 구충(십이지장충), 편충, 요충, 동양모양선충 등이다.

78　　　　　　　　　　　　　　　　정답 ②

회충은 중간 숙주가 없으며, 분변과 함께 외계로 배출된 수정란이 분열 과정을 거친 후 감염 능력이 있는 자충란이 된다. 이를 섭취하게 되면 장에서 부화하고 폐를 거쳐 소장에 이르러 성장한다.

79　　　　　　　　　　　　　　　　정답 ⑤

간헐 살균법, 고압 증기 멸균법, 초고온 단시간 살균법 등은 세균의 아포까지 죽일 수 있다.

80　　　　　　　　　　　　　　　　정답 ②

■ **발색제(색소 고정제)**
- 자신은 무색이어서 스스로 색을 내지 못하지만 식품 중의 색소와 반응하여 그 색을 고정시키거나 나타내게 하는 데 사용되는 첨가물이다.
- 식육 제품에는 아질산나트륨, 질산나트륨, 질산칼륨만 허용된다.
- 식물성 색소 발색제는 황산제1철(결정), 황산제2철(건조) 등이 있다.

81　　　　　　　　　　　　　　　　정답 ①

- 호료(증점제): 식품의 접착성을 증가시켜 입 안에서의 촉감을 좋게 해주는 첨가물로 알긴산나

트륨을 사용한다.

82 **정답** ②

감미료 중 D-소르비톨, 자일리톨, 이소말트 등은 사용 기준의 제한이 없다.

83 **정답** ①

타르 색소는 유독하므로 허용된 것이라 하더라도 사용에 주의하여야 한다. 소시지, 분말 청량음료, 과실주, 과자, 캔디, 빙과 등에 사용 가능하다.

84 **정답** ⑤

식품첨가물 중 조미료, 산미료, 유화제, 팽창제는 사용 기준의 제한이 없다.

85 **정답** ①

- 인디고카민: 식용 색소 청색 2호를 말한다.
- 파라니트로아닐린: 황색의 결정성 분말로 혈액독, 신경독 등의 증세가 있어 사용 금지되었다. 대부분의 유해 착색제는 발암성과 장에 대한 만성질환 등의 문제가 있다.
- 아우라민: 엷은 녹색을 띤 황색의 염기성 색소로 독성이 강해 사용 금지되었다.
- 로다민: 핑크빛의 색소로 과자, 어묵 등의 착색에 사용되었으나 전신 착색, 색소뇨 등의 증세로 사용 금지되었다.

86 **정답** ①

■ 식품위생법
- 제6조(기준·규격이 정하여지지 아니한 화학적 합성품 등의 판매 등 금지)
누구든지 다음 각 호의 어느 하나에 해당하는 행위를 하여서는 아니 된다. 다만, 식품의약품안전처장이 제57조에 따른 식품위생심의위원회(이하 "심의위원회"라 한다)의 심의를 거쳐 인체의 건강을 해칠 우려가 없다고 인정하는 경우에는 그러하지 아니하다.
1. 제7조 제1항 및 제2항에 따라 기준·규격이 정하여지지 아니한 화학적 합성품인 첨가물과 이

를 함유한 물질을 식품첨가물로 사용하는 행위
2. 제1호에 따른 식품첨가물이 함유된 식품을 판매하거나 판매할 목적으로 제조·수입·가공·사용·조리·저장·소분·운반 또는 진열하는 행위

87 **정답** ④

■ 식품위생법
- 제9조(기구 및 용기·포장에 관한 기준 및 규격)
① 식품의약품안전처장은 국민보건을 위하여 필요한 경우에는 판매하거나 영업에 사용하는 기구 및 용기·포장에 관하여 다음 각 호의 사항을 정하여 고시한다.
   1. 제조 방법에 관한 기준
   2. 기구 및 용기·포장과 그 원재료에 관한 규격

88 **정답** ②

■ 식품위생법
- 제80조 (면허 취소 등)
① 식품의약품안전처장 또는 특별자치시장·특별자치도지사·시장·군수·구청장은 조리사가 다음 각 호의 어느 하나에 해당하면 그 면허를 취소하거나 6개월 이내의 기간을 정하여 업무정지를 명할 수 있다. 다만, 조리사가 제1호 또는 제5호에 해당할 경우 면허를 취소하여야 한다.
   1. 제54조 각 호의 어느 하나에 해당하게 된 경우
   2. 제56조에 따른 교육을 받지 아니한 경우
   3. 식중독이나 그밖에 위생과 관련한 중대한 사고 발생에 직무상의 책임이 있는 경우
   4. 면허를 타인에게 대여하여 사용하게 한 경우
   5. 업무정지 기간 중에 조리사의 업무를 하는 경우

89 **정답** ③

■ 식품위생법 시행 규칙
- 제61조(우수업소·모범업소의 지정 등) 관련 별표 19
2. 모범업소 - 가. 집단 급식소
   1) 법 제48조 제3항에 따른 식품안전관리인증기준(HACCP) 적용 업소로 인증받아야 한다.
   2) 최근 3년간 식중독 발생하지 아니하여야 한다.

3) 조리사 및 영양사를 두어야 한다.

4) 그밖에 나목의 일반음식점이 갖추어야 하는 기준을 모두 갖추어야 한다.

 90 〔정답〕 ④

■ **식품위생법 시행 규칙**

• 제64조(식품안전관리인증기준 적용 업소의 영업자 및 종업원에 대한 교육 훈련)

③ 제1항에 따른 교육 훈련의 시간은 다음 각 호와 같다.

1. 신규 교육 훈련: 영업자의 경우 2시간 이내, 종업원의 경우 16시간 이내
2. 정기 교육 훈련: 4시간 이내
3. 제1항 제3호에 따른 교육 훈련: 8시간 이내

91 〔정답〕 ③

■ **식품위생법 시행 규칙**

• 제70조(등록 사항)

법 제49조 제1항에 따른 식품 이력 추적 관리의 등록 사항은 다음 각 호와 같다.

1. 국내 식품의 경우

가. 영업소의 명칭(상호)과 소재지

나. 제품명과 식품의 유형

다. 유통 기한 및 품질 유지 기한

라. 보존 및 보관 방법

2. 수입 식품의 경우

가. 영업소의 명칭(상호)과 소재지

나. 제품명

다. 원산지(국가명)

라. 제조회사 또는 수출회사

92 〔정답〕 ⑤

■ **식품위생법 시행령**

• 제17조(식품위생 감시원의 직무)

법 제32조에 따른 식품위생 감시원의 직무는 다음 각 호와 같다.

1. 식품 등의 위생적인 취급에 관한 기준의 이행 지도
2. 수입·판매 또는 사용 등이 금지된 식품 등의 취급 여부에 관한 단속

3. 「식품 등의 표시·광고에 관한 법률」 제4조부터 제8조까지의 규정에 따른 표시 또는 광고 기준의 위반 여부에 관한 단속
4. 출입·검사 및 검사에 필요한 식품 등의 수거
5. 시설 기준의 적합 여부의 확인·검사
6. 영업자 및 종업원의 건강진단 및 위생교육의 이행 여부의 확인·지도
7. 조리사 및 영양사의 법령 준수 사항 이행 여부의 확인·지도
8. 행정처분의 이행 여부 확인
9. 식품 등의 압류·폐기 등
10. 영업소의 폐쇄를 위한 간판 제거 등의 조치
11. 그밖에 영업자의 법령 이행 여부에 관한 확인·지도

93 〔정답〕 ②

■ **식품위생법 시행령**

• 제16조(식품위생 감시원의 자격 및 임명)

① 법 제32조 제1항에서 "대통령령으로 정하는 그 소속 기관"이란 지방식품의약품안전청을 말한다.

② 법 제32조 제1항에 따른 식품위생 감시원(이하 "식품위생 감시원"이라 한다)은 식품의약품안전처장(지방식품의약품안전청장을 포함한다), 시·도지사 또는 시장·군수·구청장이 다음 각 호의 어느 하나에 해당하는 소속 공무원 중에서 임명한다.

1. 위생사, 식품기술사·식품기사·식품산업기사·수산제조기술사·수산제조기사·수산제조산업기사 또는 영양사
2. 「고등교육법」 제2조 제1호 및 제4호에 따른 대학 또는 전문대학에서 의학·한의학·약학·한약학·수의학·축산학·축산가공학·수산제조학·농산제조학·농화학·화학·화학공학·식품가공학·식품화학·식품제조학·식품공학·식품과학·식품영양학·위생학·발효공학·미생물학·조리학·생물학 분야의 학과 또는 학부를 졸업한 자 또는 이와 같은 수준 이상의 자격이 있는 자
3. 외국에서 위생사 또는 식품제조기사의 면허를 받은 자나 제2호와 같은 과정을 졸업한 자로서 식품의약품안전처장이 적당하다고 인정하는 자

4. 1년 이상 식품위생 행정에 관한 사무에 종사한 경험이 있는 자

94　　　　　　　　　　　　　　　　　정답 ④

■ **식품위생법 시행령**
• 제21조(영업의 종류)
법 제36조제2항에 따른 영업의 세부 종류와 그 범위는 다음 각 호와 같다.
8. 식품 접객업
　가. 휴게음식점 영업: 주로 다류, 아이스크림류 등을 조리·판매하거나 패스트푸드점, 분식 점 형태의 영업 등 음식류를 조리·판매하는 영업으로서 음주 행위가 허용되지 아니하는 영업. 다만, 편의점, 슈퍼마켓, 휴게소, 그밖에 음식류를 판매하는 장소(만화가게 및 「게임산업진흥에 관한 법률」 제2조 제7호에 따른 인터넷 컴퓨터게임 시설 제공업을 하는 영업소 등 음식류를 부수적으로 판매하는 장소를 포함한다)에서 컵라면, 일회용 다류 또는 그밖의 음식류에 물을 부어 주는 경우는 제외한다.
　나. 일반음식점 영업: 음식류를 조리·판매하는 영업으로서 식사와 함께 부수적으로 음주 행위가 허용되는 영업
　다. 단란주점 영업: 주로 주류를 조리·판매하는 영업으로서 손님이 노래를 부르는 행위가 허용되는 영업
　라. 유흥주점 영업: 주로 주류를 조리·판매하는 영업으로서 유흥 종사자를 두거나 유흥 시설을 설치할 수 있고 손님이 노래를 부르거나 춤을 추는 행위가 허용되는 영업
　마. 위탁 급식 영업: 집단 급식소를 설치·운영하는 자와의 계약에 따라 그 집단 급식소에서 음식류를 조리하여 제공하는 영업
　바. 제과점 영업: 주로 빵, 떡, 과자 등을 제조·판매하는 영업으로서 음주 행위가 허용되지 아니하는 영업

95　　　　　　　　　　　　　　　　　정답 ⑤

■ **식품위생법 시행 규칙**
• 제57조(식품 접객 영업자 등의 준수 사항 등) 관련 별표 17

7. 식품 접객업자(위탁 급식 영업자는 제외한다)와 그 종업원의 준수 사항
　가. 물수건, 숟가락, 젓가락, 식기, 찬기, 도마, 칼, 행주, 그 밖의 주방용구는 기구 등의 살균·소독제, 열탕, 자외선 살균 또는 전기 살균의 방법으로 소독한 것을 사용하여야 한다.

96　　　　　　　　　　　　　　　　　정답 ③

■ **국민영양관리법**
• 제7조(국민영양관리 기본 계획)
① 보건복지부장관은 관계 중앙 행정기관의 장과 협의하고 「국민건강증진법」 제5조에 따른 국민건강증진정책심의위원회(이하 "위원회"라 한다)의 심의를 거쳐 국민영양관리 기본 계획(이하 "기본 계획"이라 한다)을 5년마다 수립하여야 한다.
② 기본 계획에는 다음 각 호의 사항이 포함되어야 한다.
　1. 기본 계획의 중장기적 목표와 추진 방향
　2. 다음 각 목의 영양관리 사업 추진 계획
　　가. 제10조에 따른 영양·식생활 교육 사업
　　나. 제11조에 따른 영양 취약 계층 등의 영양관리 사업
　　다. 제13조에 따른 영양관리를 위한 영양 및 식생활 조사
　　라. 그밖에 대통령령으로 정하는 영양관리 사업
　3. 연도별 주요 추진 과제와 그 추진 방법
　4. 필요한 재원의 규모와 조달 및 관리 방안
　5. 그밖에 영양관리 정책 수립에 필요한 사항

97　　　　　　　　　　　　　　　　　정답 ③

■ **국민영양관리법**
• 제15조(영양사의 면허)
① 영양사가 되고자 하는 사람은 다음 각 호의 어느 하나에 해당하는 사람으로서 영양사 국가시험에 합격한 후 보건복지부장관의 면허를 받아야 한다.
　1. 「고등교육법」에 따른 대학, 산업대학, 전문대학 또는 방송통신대학에서 식품학 또는 영양학을 전공한 자로서 교과목 및 학점 이수

등에 관하여 보건복지부령으로 정하는 요건
을 갖춘 사람
2. 외국에서 영양사 면허(보건복지부장관이 정
하여 고시하는 인정기준에 해당하는 면허를
말한다)를 받은 사람
3. 외국의 영양사 양성학교(보건복지부장관이
정하여 고시하는 인정 기준에 해당하는 학
교를 말한다)를 졸업한 사람

98 정답 ④

■ 국민영양관리법 시행령
• 제3조(영양 및 식생활 조사의 유형)
법 제13조 제1항 제4호에 따른 영양 문제에 필요
한 조사는 다음 각 호와 같다.
1. 식품의 영양 성분 실태 조사
2. 당·나트륨·트랜스지방 등 건강 위해 가능 영양
성분의 실태 조사
3. 음식별 식품 재료량 조사
4. 그밖에 국민의 영양관리와 관련하여 보건복지
부장관 또는 지방자치단체의 장이 필요하다고
인정하는 조사

99 정답 ⑤

■ 원산지표시법
• 제5조(원산지 표시)
① 대통령령으로 정하는 농수산물 또는 그 가공품
을 수입하는 자, 생산·가공하여 출하하거나 판
매(통신판매를 포함한다. 이하 같다)하는 자 또
는 판매할 목적으로 보관·진열하는 자는 다음
각 호에 대하여 원산지를 표시하여야 한다.
1. 농수산물
2. 농수산물 가공품(국내에서 가공한 가공품은
제외한다)
3. 농수산물 가공품(국내에서 가공한 가공품에
한정한다)의 원료
② 다음 각 호의 어느 하나에 해당하는 때에는 제1
항에 따라 원산지를 표시한 것으로 본다.
1. 「농수산물 품질관리법」 제5조 또는 「소금산
업 진흥법」 제33조에 따른 표준 규격품의 표
시를 한 경우
2. 「농수산물 품질관리법」 제6조에 따른 우수

관리 인증의 표시, 같은 법 제14조에 따른
품질 인증품의 표시 또는 「소금산업 진흥법」
제39조에 따른 우수 천일염 인증의 표시를
한 경우
2의2. 「소금산업 진흥법」 제40조에 따른 천일
염 생산 방식 인증의 표시를 한 경우
3. 「소금산업 진흥법」 제41조에 따른 친환경 천
일염 인증의 표시를 한 경우
4. 「농수산물 품질관리법」 제24조에 따른 이력
추적 관리의 표시를 한 경우
5. 「농수산물 품질관리법」 제34조 또는 「소금
산업 진흥법」 제38조에 따른 지리적표시를
한 경우
5의2. 「식품산업진흥법」 제22조의2에 따른 원
산지 인증의 표시를 한 경우
5의3. 「대외무역법」 제33조에 따라 수출입 농
수산물이나 수출입 농수산물 가공품의 원산
지를 표시한 경우
6. 다른 법률에 따라 농수산물의 원산지 또는
농수산물 가공품의 원료의 원산지를 표시한
경우

100 정답 ②

■ 원산지표시법
• 제8조(영수증 등의 비치)
제5조 제3항에 따라 원산지를 표시하여야 하는 자
는 「축산물 위생관리법」 제31조나 「가축 및 축산
물 이력 관리에 관한 법률」 제18조 등 다른 법률에
따라 발급받은 원산지 등이 기재된 영수증이나 거
래명세서 등을 매입일부터 6개월간 비치·보관하
여야 한다.